针刀治疗腰腿痛

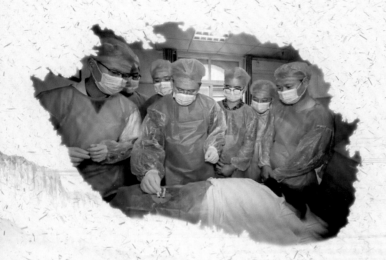

主编 陈永亮 李翔 冉传生 杨以平

中国科学技术出版社

·北京·

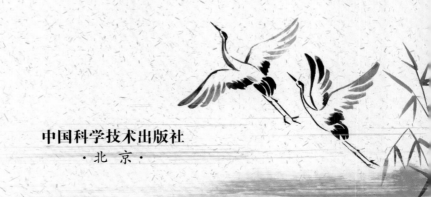

图书在版编目（CIP）数据

针刀治疗腰腿痛 / 陈永亮等主编 . — 北京 : 中国科学技术出版社 , 2024.7
ISBN 978-7-5236-0761-9

Ⅰ . ①针… Ⅱ . ①陈… Ⅲ . ①腰腿痛—针刀疗法 Ⅳ . ① R274.915

中国国家版本馆 CIP 数据核字 (2024) 第 097980 号

策划编辑	王久红
责任编辑	王久红
文字编辑	靳　羽
装帧设计	佳木水轩
责任印制	徐　飞

出　　版	中国科学技术出版社
发　　行	中国科学技术出版社有限公司
地　　址	北京市海淀区中关村南大街 16 号
邮　　编	100081
发行电话	010-62173865
传　　真	010-62179148
网　　址	http://www.cspbooks.com.cn

开　　本	710mm×1000mm　　1/16
字　　数	343 千字
印　　张	19.75
版　　次	2024 年 7 月第 1 版
印　　次	2024 年 7 月第 1 次印刷
印　　刷	北京顶佳世纪印刷有限公司
书　　号	ISBN 978-7-5236-0761-9/R · 3285
定　　价	78.00 元

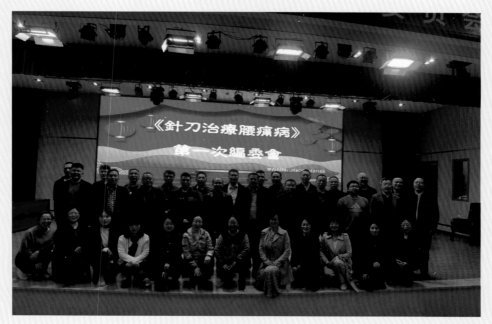

2023 年 3 月 11 日,《针刀治疗腰痛病》(初拟名)第一次编委会在重庆市江津区召开

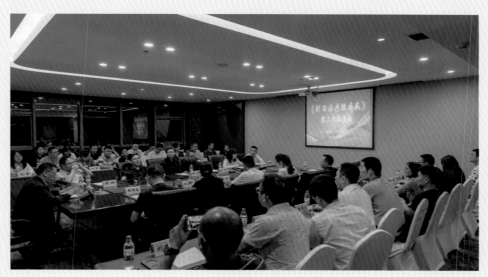

2023 年 5 月 26 日,《针刀治疗腰痛病》(初拟名)第二次编委会在四川省大英县召开

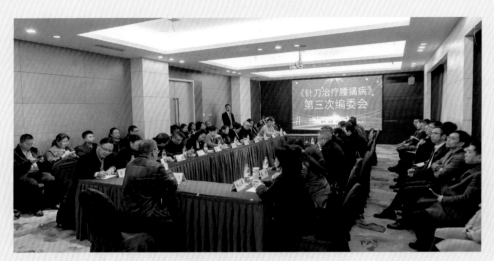

2023 年 11 月 18 日,《针刀治疗腰痛病》(初拟名) 第三次编委会在重庆市忠县召开

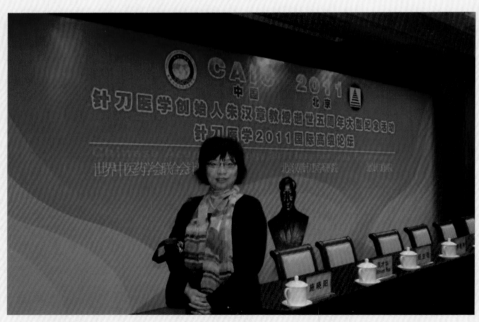

2011 年 10 月 13 日, 重庆市名中医来明主任出席针刀医学创始人朱汉章教授逝世五周年大型纪念活动暨针刀医学 2011 国际高级论坛

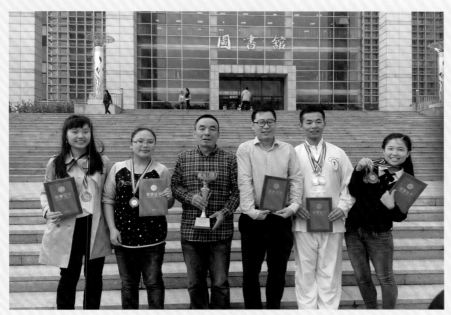

2016 年 9 月 23 日，周康艳（左一）代表成都中医药大学赴长春中医药大学参加第四届全国针灸推拿技能大赛，荣获团体一等奖

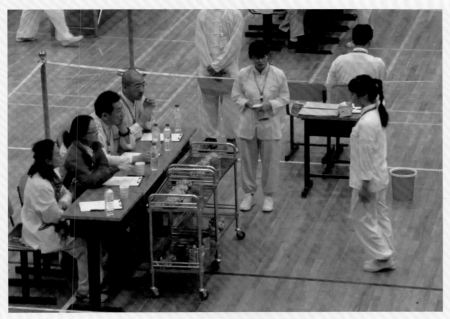

2016 年 9 月 23 日，周康艳代表成都中医药大学赴长春中医药大学参加第四届全国针灸推拿技能大赛，荣获团体一等奖(比赛中)

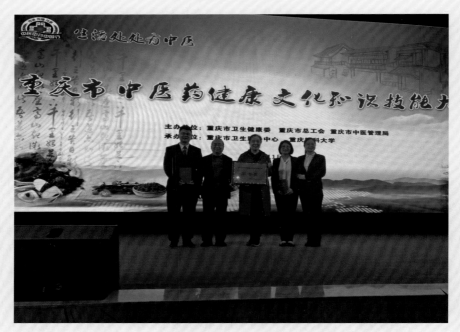

2018 年 11 月 28 日，赵常亮（左一）在重庆市中医药健康文化知识技能大赛决赛中获得个人技能竞赛一等奖

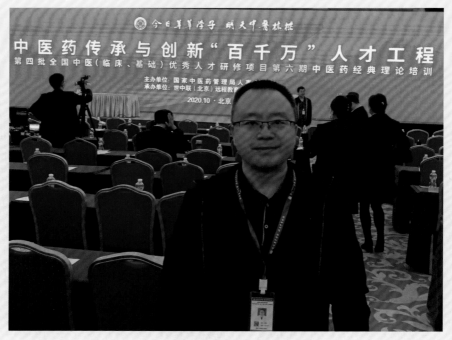

2020 年 10 月 8 日，岐黄工程全国中医临床优秀人才郭云主任中医师在北京参加岐黄工程全国中医临床优秀人才培训

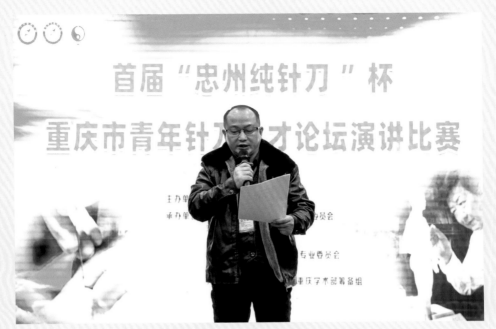

2021 年 1 月 13 日，刁鹏副院长担任首届"忠州纯针刀"杯重庆市青年针刀人才论坛演讲比赛评委会主任并组织比赛

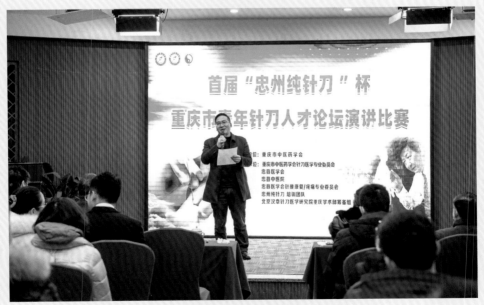

2021 年 1 月 13 日，重庆市首届基层名中医陈润林院长担任首届"忠州纯针刀"杯重庆市青年针刀人才论坛演讲比赛总点评

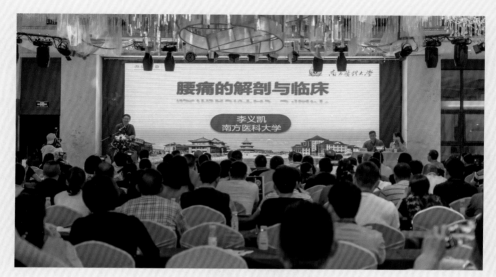

2021 年 5 月 24 日，首届岐黄学者李义凯教授在忠县授课

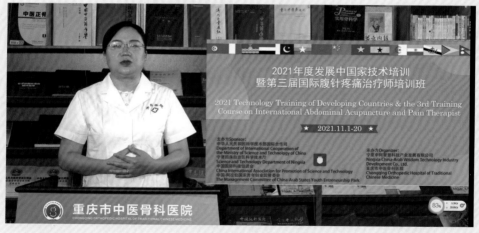

2021 年 11 月 1 日，岐黄工程首届全国中医临床骨干人才叶承莉主任在
2021 年度发展中国家技术培训暨第三届国际腹针疼痛治疗师培训班作
专题讲座

2022 年 6 月 18 日，重庆市首届基层名中医黄宗菊（左二）在湖南参加的第五届国际风湿与疼痛三联序贯疗法高峰论坛中获得年度"最佳关节卫士"称号

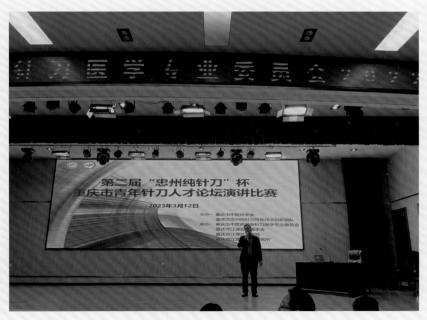

2023 年 3 月 12 日，陈润林院长在第二届"忠州纯针刀"杯重庆市青年针刀人才论坛演讲比赛担任专家总点评

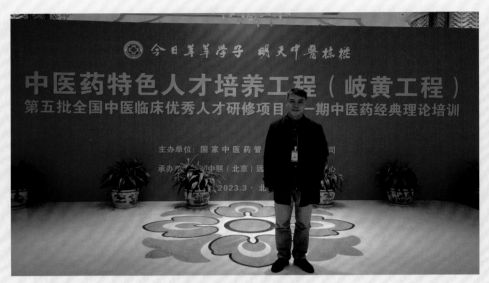

2023 年 3 月 21 日，岐黄工程全国中医临床优秀人才冉传生在北京参加第五批全国中医临床优秀人才研修项目第一期中医药经典理论培训

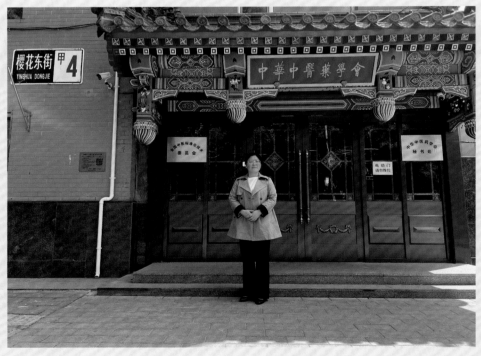

2023 年 5 月 13 日，重庆市名中医刘宏玲在北京参加全国针刀年会期间于中华中医药学会留影

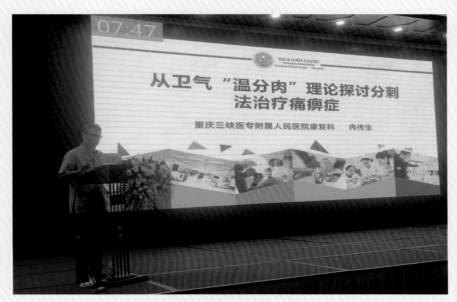

2023 年 5 月 27 日，冉传生在上海参加全国中医临床优秀人才交流论坛作学术报告

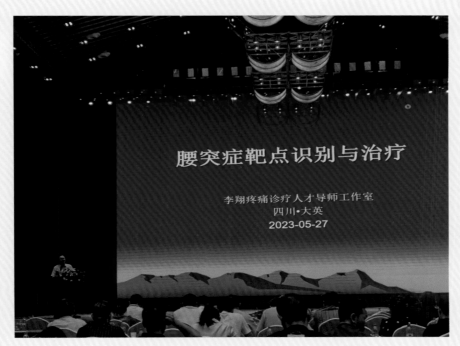

2023 年 5 月 27 日，重庆市首届基层名中医李翔副院长在四川省大英县举办的成渝双城经济圈针刀医学学术论坛上作专题讲座

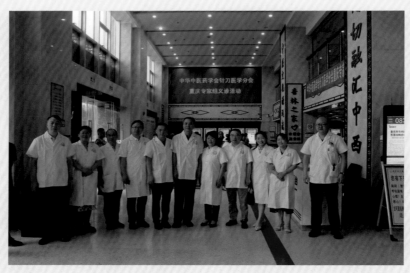

2023 年 8 月 13 日，中华中医药学会针刀医学分会重庆专家组赴丰都县中医院义诊

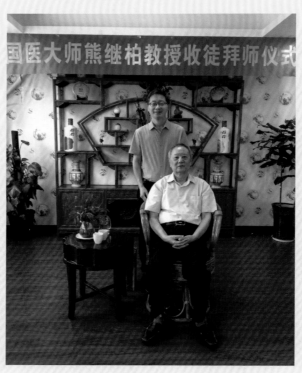

2023 年 8 月 19 日，岐黄工程全国中医临床优秀人才程永在湖南长沙国医大师熊继柏传承工作室拜师

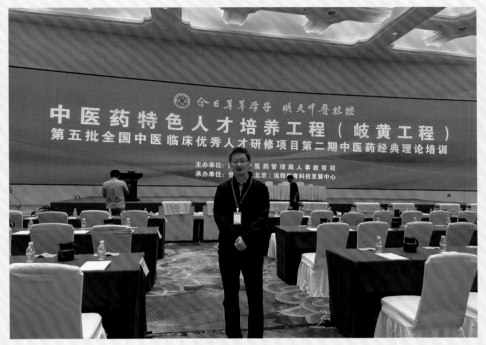

2023 年 8 月 22 日，重庆市名中医程永在南京参加岐黄工程第五批全国中医临床优秀人才研修项目第二期中医药经典理论培训

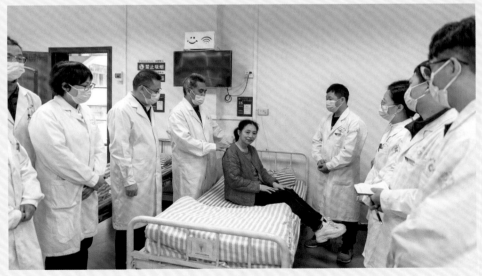

2023 年 11 月 17 日，中华中医药学会针刀医学分会第二届主任委员董福慧教授在重庆市忠县中医医院查房示教

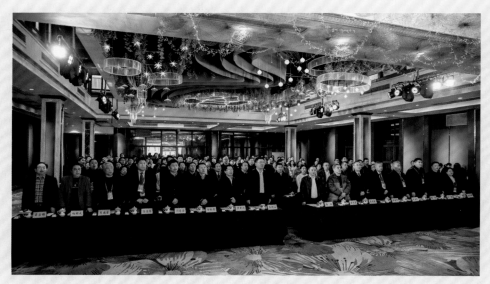

2023 年 11 月 18 日，重庆市中医药学会针刀医学专委会在重庆市忠县召开 2023 年年会

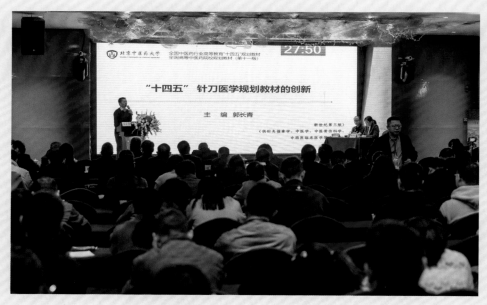

2023 年 11 月 18 日，中华中医药学会针刀医学分会第三届主任委员郭长青教授在重庆市忠县授课

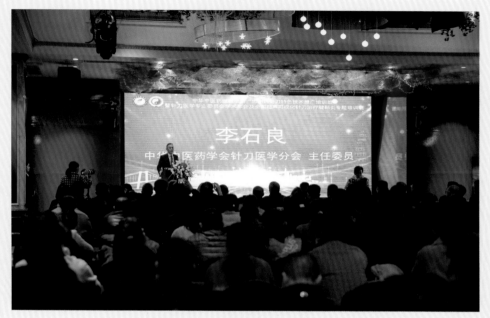

2023 年 11 月 18 日，中华中医药学会针刀医学分会主任委员李石良教授在重庆市中医药学会针刀医学专委会年会致辞

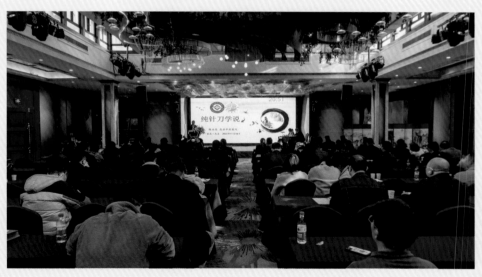

2023 年 11 月 18 日，陈永亮主任中医师在中华中医药继续教育项目"忠州纯针刀特色技术推广培训班"授课

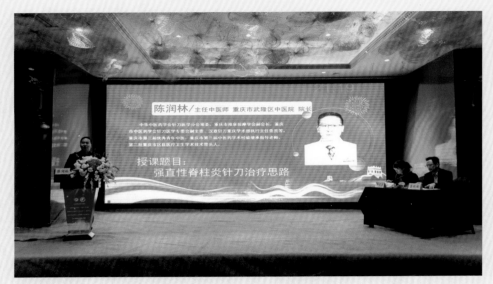

2023 年 11 月 19 日，陈润林在重庆市中医药学会针刀专委会 2023 年学术年会作"强直性脊柱炎针刀治疗思路"专题讲座

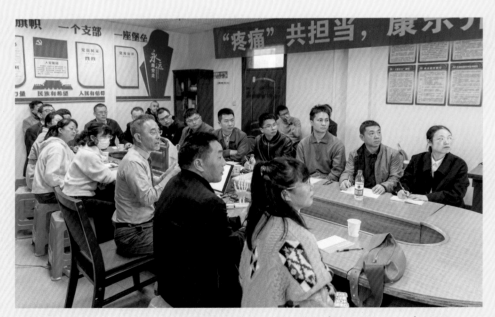

2023 年 11 月 20 日，李石良教授在重庆市忠县举办的全国超声可视化针刀治疗腱鞘炎专题培训班授课

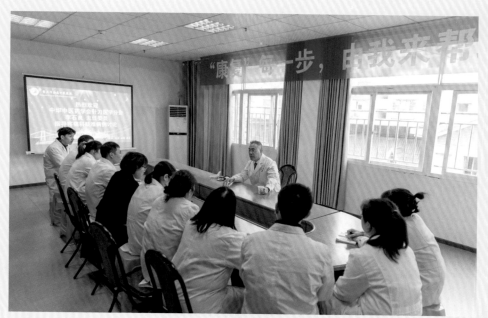

2023 年 11 月 21 日，李石良教授在重庆市忠县指导疑难病例讨论

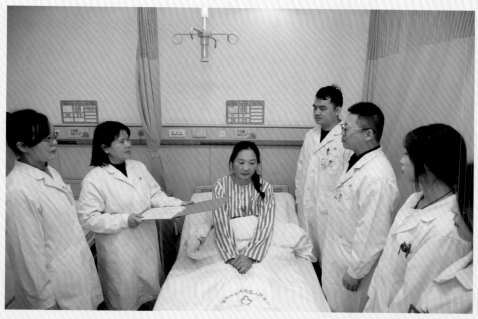

2023 年 11 月 22 日，重庆市九龙坡区人民医院党委书记杨以平在查房

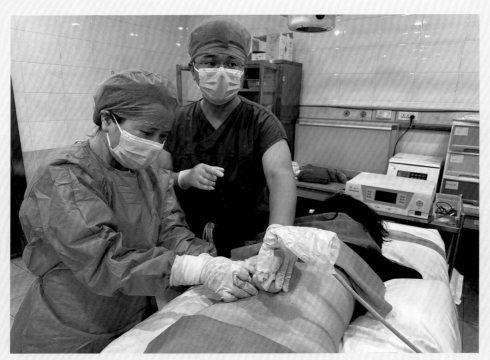

2023 年 11 月 23 日，杨以平书记、赵常亮主任行超声可视化针刀治疗

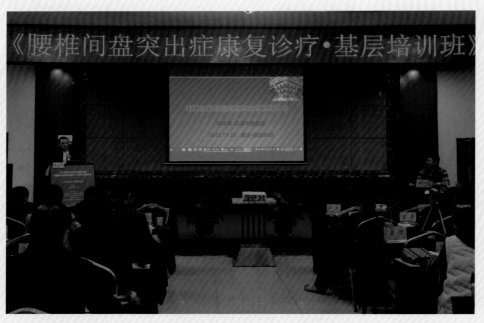

2023 年 11 月 25 日，陈永亮在重庆嘉陵医院举办的中华中医药继续教育培训班授课

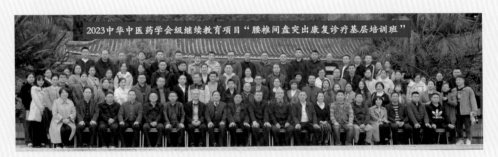

2023 年 11 月 25 日，中华中医药继续教育项目"腰椎间盘突出症康复诊疗基层培训班"在重庆嘉陵医院举办

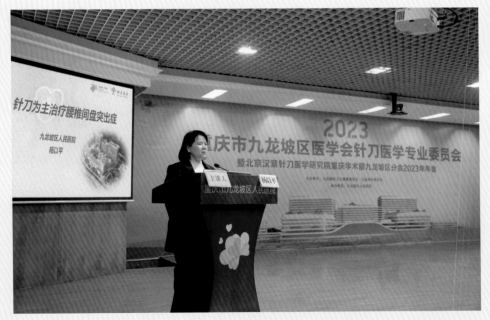

2023 年 12 月 1 日，杨以平书记在重庆市九龙坡区医学会针刀医学专业委员会年会上主讲"针刀为主治疗腰椎间盘突出症"

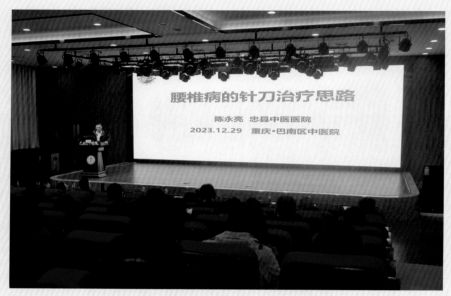

2023 年 12 月 29 日，陈永亮在巴南区中医院举办的重庆市巴南区针灸理疗质控中心 2023 年工作会暨腰椎病诊疗培训班授课

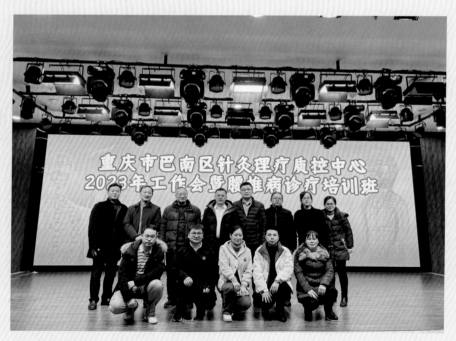

2023 年 12 月 29 日，刘莉（后排左七）、谭飞（前排左四）在巴南区中医院举办的重庆市巴南区针灸理疗质控中心 2023 年工作会暨腰椎病诊疗培训班上与相关领导合影

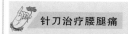

编著者名单

主　编　陈永亮　李　翔　冉传生　杨以平

副主编　陈润林　刘宏玲　杨俊荣　程　永　来　明　叶承莉
　　　　黄宗菊　郭　云　周康艳

编　者　（以姓氏笔画为序）

刁　鹏　重庆市江津区第三人民医院

王　进　丰都县中医院

王朝健　忠县中医医院

木巴热克·麦麦提　新疆维吾尔自治区维吾尔医医院

文　雯　重庆市长寿区中医院

艾　韩　忠县中医医院

龙　瑶　忠县中医医院

叶承莉　重庆市中医骨科医院

冉传生　重庆三峡医药高等专科学校附属人民医院

冉秋月　重庆医科大学附属第二医院宽仁康复医院

冉涛声　重庆市武隆区中医院

代　勇　大英县中医医院

乔红军　忠县黄金镇卫生院

刘　杰　忠县中医医院

刘　莉　重庆市巴南区中医院

刘　琼　忠县中医医院

刘宏玲　酉阳土家族苗族自治县人民医院

刘晓嵘　丰都县中医院

刘浚苇　重庆市梁平区中医医院

杜　燕　重庆市南川区中医院

李　翔　重庆市涪陵区人民医院

李　强　大英县中医医院

李光春　重庆市綦江区人民医院

李宗花　重庆市大足区中医院

杨　松　重庆市大渡口区中医院

杨以平　重庆市九龙坡区人民医院

杨荔勇　永州市零陵区中医医院

杨俊荣　重庆市长寿区中医院

来　明　奉节县中医院

何明江　彭水苗族土家族自治县中医院

何彧砚　酉阳土家族苗族自治县人民医院

佟恒博　重庆市綦江区人民医院

邹旭冬　重庆市潼南区中医院

邹德生　重庆市九龙坡区人民医院

张　勇　巫山县人民医院

张　燕　万盛经济技术开发区中医院

张大军　巫溪县中医院

张富祥　城口县中医医院

陈　丽　重庆市渝北区中医院

陈　杰　重庆市沙坪坝区中医院

陈大翠　重庆市梁平区中医医院

陈永亮　忠县中医医院

陈润林　重庆市武隆区中医院

陈睿姣　重庆市荣昌区中医院

尚青龙　重庆大学附属三峡医院

罗树雄　广州中医药大学附属东莞医院

金京国　重庆市开州区中医院

周　平　垫江县中医院

周　强　重庆市荣昌区人民医院

周康艳　成都中医药大学

赵　勇　重庆两江新区人民医院

赵常亮　重庆市九龙坡区人民医院

胡光禄　重庆市南川区中医医院

秦中枢　石柱土家族自治县中医院

晏　飞　重庆市江北区中医院

高小龙　秀山土家族苗族自治县中医医院

郭　云　重庆市铜梁区中医院

陶　静　忠县中医医院

黄召兰　重庆市璧山区中医院

黄宗菊　重庆市江北区中医院

曹晓刚　重庆益民医院

梁峻明　南川软外医院

梁琴琴　重庆市铜梁区中医院

董　涛　眉山市彭山区人民医院

戴炳金　重庆市北碚区中医院

程　永　重庆市渝北区中医院

谢　寒　重庆三峡医药高等专科学校附属人民医院

谢小林　忠县中医医院

赖晓君　重庆市渝北区中医院

谭　飞　重庆市巴南区中医院

谭黎明　云阳县中医院

熊莲娟　重庆市武隆区中医院

樊　峰　重庆市黔江区中医院

潘先明　重庆市合川区中西医结合医院

潘传慧　重庆市北碚区中医院

潘海燕　重庆市开州区人民医院

魏云鹏　酉阳土家族苗族自治县铜鼓镇卫生院

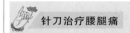

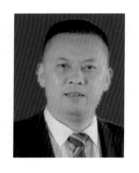

陈永亮　主任中医师，专技三级，忠县中医医院党委副书记、院长；岐黄工程首届全国中医临床骨干人才，重庆市忠州纯针刀特色技术创新团队带头人，巴渝忠州针刀流派负责人，忠州纯针刀非遗项目代表性传承人。

兼任中华中医药学会针刀医学分会副主任委员，中国医药教育协会针刀医学专业委员会副主任委员，中国民族医药学会微创技术分会副会长，全国颈肩腰腿痛研究会副理事长，汉章针刀重庆学术部主任委员，重庆市中医药学会针刀医学专委会主任委员等学术职务 30 余项。

先后荣获第六届重庆市先进工作者、第六批重庆市有突出贡献的中青年专家，重庆市五一劳动奖章、重庆市中医药文化传承创新十佳专家工作室、重庆市中医药专家学术经验继承导师等称号 60 余项。主持省部级重点针刀科研等 27 项，荣获重庆市医学会科技三等奖等 20 余项，出版专著 8 部，于 SCI 期刊及科技核心期刊发表论文 16 篇。

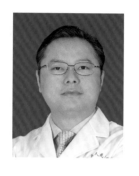

李　翔　主任中医师，重庆市涪陵区人民医院党委副书记、副院长，涪陵区疼痛医学科创中心主任、疼痛与康复医学科主任。兼任中国医药教育协会针刀医学专业委员会副秘书长，中华中医药学会针刀医学分会常务委员，重庆市中医药学会针刀专委会副主任委员，汉章针刀重庆学术部执行主任委员，汉章针刀重庆学术部涪陵分会会长，涪陵区中医药学会针刀医学专委会主任委员。荣获首届重庆市基层名中医、重庆市优秀青年中医、重庆市好医生、重庆市区县医疗卫生学术技术带头人、重庆市涪陵区中医师带徒指导老师。主持和参与省部级、市区级科研 11 项，主编专著 1 部，发表论文 10 余篇。

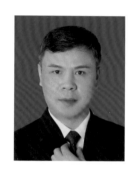

冉传生　主任中医师，重庆三峡医药高等专科学校附属人民医院康复科主任，岐黄工程第五批全国中医临床优秀人才，中国中医科学院名医传承计划优秀学员，忠州纯针刀特色技术创新团队后备带头人。兼任中华中医药学会针刀医学分会常务委员，中国医药教育协会针刀医学专业委员会常务委员，汉章针刀重庆学术部执行主委。主持和参与省部级重点针刀课题等 10 余项，副主编、参编专著 2 部，发表论文 10 余篇。

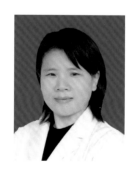

杨以平　硕士，主任护师，主治医师，中共党员，重庆市九龙坡区人民医院党委书记，中西医结合护理专家，《现代医药卫生》期刊编委。兼任重庆市中医药学会针刀专委会常务委员，重庆市九龙坡区医学会针刀医学专委会主任委员。曾多次被评为市优秀共产党员、抗震救灾优秀共产党员、优秀基层党组织书记，荣立三等功 3 次。主持和参与科研课题 10 余项，主编专著 1 部，获实用新型专利 3 项，发表论文近 20 篇，其中 SCI 收载论文 1 篇。

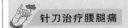

副主编简介

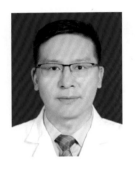

陈润林　主任中医师，重庆市武隆区中医院党委副书记、院长。兼任中华中医药学会针刀医学分会常务委员，重庆市中医药学会针刀医学专委会副主任委员、汉章针刀重庆学术部执行主任委员等学术职务10余项。荣获首届重庆市基层名中医、重庆市优秀青年中医、重庆市中医药学术经验继承导师、重庆市区县医疗卫生学术技术带头人等称号10余项。

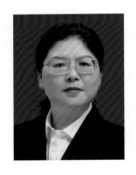

刘宏玲　主任中医师，酉阳土家族苗族自治县人民医院康复医学科主任，重庆市名中医，重庆市中医药学术经验继承导师。兼任中华中医药学会针刀医学分会委员，汉章针刀重庆学术部执行主任委员，重庆市中医药学会针刀专委会常务委员。主研和参研国家、市、县级科研课题6项，参编著作1部，发表论文16篇。

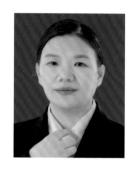

　　杨俊荣　主任中医师，重庆市长寿区中医院针灸科主任、学术带头人。兼任汉章针刀重庆学术部常务副主任委员、重庆市中医药学会针刀医学专业委员会委员、重庆市长寿区中医药学会副会长。先后荣获中国好医生、全国五一劳动奖章、重庆市名中医等荣誉。主持和参与省部级、市区级科研 16 项，参编专著 1 部，发表论文 20 余篇。

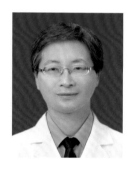

　　程　永　主任中医师，重庆市渝北区中医院针灸科主任。岐黄工程第五批全国中医临床优秀人才，首批重庆市中医药高级人才，重庆市名中医，首批重庆市区县医疗卫生学术技术带头人。主要从事颈肩腰腿疼痛与神经系统疾病的中医临床与机制研究。主持省部级等科研 5 项，主参编专著 6 部，发表论文 20 余篇。

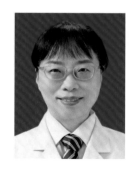

　　来　明　主任中医师，奉节县中医院康复分院院长。兼任中华中医药学会针刀医学分会委员，汉章针刀重庆学术部执行主任委员。先后荣获全国（基层）名老中医药专家传承工作室导师、重庆市名中医、重庆市好医生、奉节县首届优秀专业人才、奉节名中医、夔州名医等称号。主持市级科研 2 项，获县科技进步奖 2 项，发表论文 30 余篇。

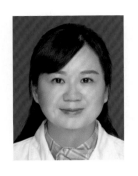

叶承莉　主任中医师，重庆中医药学院附属骨科医院治未病科主任。全国名中医郭剑华传承工作室成员，岐黄工程首届全国中医临床骨干人才，渝中区名中医。曾游学吴佩衡扶阳学术流派、澄江针灸流派、龙砂学术流派等国家级中医学术流派。兼任中华中医药学会针刀医学分会委员，重庆市针灸学会理事，汉章针刀重庆学术部常务副主任委员。

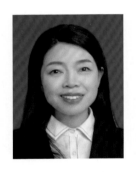

黄宗菊　主任中医师，重庆市江北区中医院针灸科主任，首届重庆市基层名中医。兼任中华中医药学会针刀医学分会委员，汉章针刀重庆学术部常务副主任委员，重庆市区县医疗卫生学术技术带头人，重庆市健促会针灸推拿专委会主任委员。主持省部级科研课题 2 项，厅局级 2 项，主编专著 1 部、参编 4 部，发表论文 20 余篇。

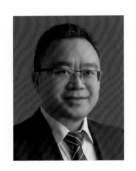

郭　云　主任中医师，岐黄工程第四批全国中医临床优秀人才，首批重庆市区县医疗卫生学术技术带头人，重庆中医药学院硕士导师。兼任中华中医药学会针刀医学分会委员，重庆市中医药学会针刀医学专委会常务委员。师承国医大师施杞、全国名中医郭剑华、龙砂医学流派顾植山教授等。

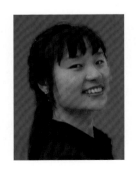

周康艳　执业中医师，重庆中医药学院博士后，成都中医药大学针灸推拿学院在读博士研究生，忠州纯针刀特色技术创新团队后备带头人。兼任中华中医药学会整脊分会青年委员、汉章针刀重庆学术部执行秘书长。师承全国名老中医周建伟、青年科学家曾芳、四川省名中医彭德忠、首届全国中医临床骨干人才陈永亮等。于 SCI 期刊及北大核心期刊发表论文 7 篇，参编专著 2 部。

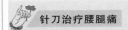

内容提要

　　本书由重庆市中医药学会针刀医学专委会组织来自重庆、四川、广东、湖南、新疆维吾尔自治区等省市自治区的77位专家学者共同编写。全书详细介绍了腰痛的中医理论、解剖、病理生理、诊断与鉴别诊断、预防和治疗；重点从病史采集、腰椎查体、辅助检查、力线检查、精细评估、骨盆旋移、下交叉综合征对腰痛的影响等方面分析了腰痛的诊断要素；概括列举了11种疑难、容易混淆的腰痛的临床特点及鉴别要点；详细解读十三大类常见腰痛的诊断措施和治疗技法；真实记录了51种腰痛62个临床医案的诊治实操。全书几乎囊括了临床所有常见腰腿痛疾病类型，病例真实生动，文风质朴简洁，药物治疗、非药物治疗翔实可参，尤其是针刀技术分步操作的论述精妙精当，是继《针刀治疗颈椎病》之后的又一力作，是针刀医师不可多得的临床实用专著。

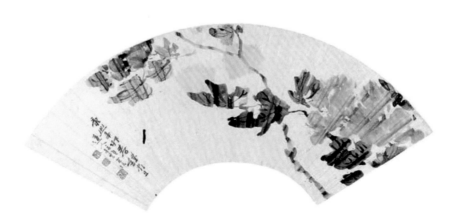

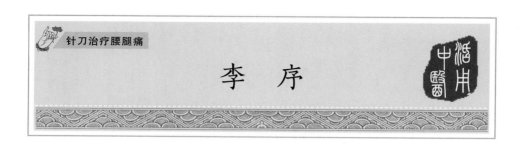

李 序

　　20世纪70年代朱汉章教授创立了针刀疗法，经过近50年的普及和发展，因其"简、便、效、廉"的特点和神奇的疗效，现已成为治疗颈肩腰腿痛行之有效的常用疗法之一，并在学科界产生了很大的影响。

　　1988年我在空军乌鲁木齐医院（现中国人民解放军第四七四医院）软伤科工作时，初步接触了针刀，有幸接受朱汉章老师的亲手指导，并亲身体验朱老师的精湛医术。1989年底参加朱老师在西安的针刀学习班，系统学习了针刀理论。作为中华中医药学会针刀医学分会副主任委员和广东省中医药学会针刀医学专业委员会主任委员，我见证了针刀的发展历程：从一个不起眼的民间疗法，发展到众多三甲医院设立的科室，并且作为中国创造走出国门，从业人数达百万，这些都是对针刀显著疗效的肯定。

　　针刀医学是基于针灸学、临床解剖学和外科技术发展而成的一门新兴的交叉学科，是中西医结合的典范。针刀疗法作为一种侵入性的治疗手段，需要术者熟悉局部解剖学和相关疾病的病理学知识。在目前广泛服务临床和适应证不断扩大的现状下，我们也应清醒地意识到，作为一个蓬勃发展的新兴疗法，如何在保证安全和提高疗效的前提下，加强基础研究，探索其作用机制与安全性，提升学科地位是我们努力的方向。

　　我曾多次受邀到山城讲学，还因疫情防控困在忠县，有幸成为重庆针刀医学快速发展的亲历者、见证者和参与者。这次在陈永亮院长的带领下，以重庆针刀同仁为主，编写了本部专著；该书从腰痛的中医理论、相关精细解剖、病理生理、诊断、鉴别诊断、预防和治疗、常见疾病、医案等八个方面，全景式讲述了针刀治疗腰腿痛的理论与临床实践，对针刀医学发展起到了良好的推动作用。本书理论与实践相结合，图文并茂，是针刀科、疼痛科、中医骨伤科和针灸科医师，以及在校学生不可多得的一部参考书。

　　陈永亮院长精心钻研中医经典理论，对人体解剖结构也如数家珍，对针刀事业充满挚爱，是一名优秀的学科带头人和组织者；近年来先后获批忠州纯针刀特色技术创新团队、巴渝忠州针刀流派、省部级重点针刀课题及忠州纯针刀非遗项目，成果丰硕。我相信在他的带领下，重庆针刀人定会奋发进取、勇攀高峰，重庆针刀的明天会更加辉煌！遂欣然为之作序。

首届岐黄学者、广东省名中医

南方医科大学二级教授、博士研究生导师　李义凯

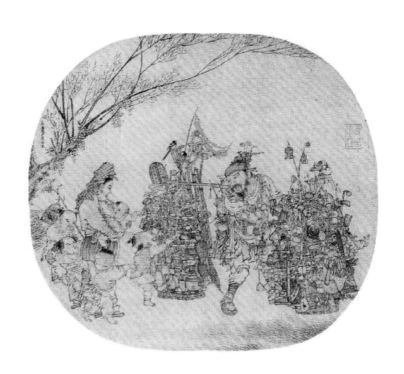

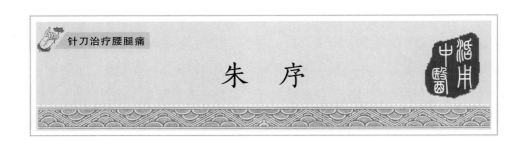

受陈永亮院长之托，为其领衔编撰的新作《针刀治疗腰腿痛》作序；永亮院长在针刀医学的发展中做出了不懈的努力和贡献，故欣然应允。

针刀医学从创立至今四十余年，在这艰难的过程中有太多的人前仆后继，从社会的认可到技术的革新、理论的完善及临床的实践，都离不开像永亮院长这样坚定的针刀人的坚持探索和接续奋进！

古人言，著书立说为"立德、立功、立言"三大不朽之一，现阶段的针刀医学专著还相对有限，这部《针刀治疗腿腰痛》的出版是重庆为主体的针刀专家学者们的经验总结和创新探索，对后学有很强的指导意义。每一部著作的完成，都是作者对自己宝贵经验的总结与分享，是一种无私奉献的精神，也是我们所传承的汉章精神！本书是永亮院长继《针刀治疗颈椎病》之后的第二部著作，可见他本人对针刀医学领域的认识和临床应用有较高水平。书中对针刀治疗腰痛病做了详细的解析和描述，对病因病理及诊断治疗方面进行了细致讲解，有助于读者深刻了解针刀治疗腰腿痛并规范临床实践。

永亮院长虽然肩负着医院的行政职务和全国性学术职务，任务繁重，却依然能够坚持一线临床工作，并带领他的团队研究、学习、奋进，足见他对针刀医学的执着和热爱！在他团队里的一些小友，我也基本都见过，个个英姿勃发，年轻有为，都是针刀医学的宝贵财富和未来。名师必能出高徒，希望这些后生也能在永亮院长的带领下继往开来、奋楫扬帆，不断学习创新，为针刀医学的发展做出更多、更杰出的贡献。

再次祝贺本书顺利出版，在针刀医学发展的历程中又增加了一部宝贵的文献资料！不积跬步，无以至千里；没有这些点点滴滴的积累就不会有针刀医学灿烂的文库；没有临床艰辛有益的探索，就不会有实践经验教训的结晶！

在这个物质横流的社会，已经很少有人能够静下心来去写书了，因此我认为每一位作者都是有大爱的奉献者，对针刀医学的发展发挥着不可或缺的重要作用！在此我也隆重地向广大同仁推荐此书，无论是从事中医还是西医的朋友都可以阅读，以解决患者疾病为第一标准和原则，以科学、客观的态度从书中吸取精华，并应用于临床，希望通过此书能够提高大家在临床治疗中的疗效，让永亮院长等专家学者的心血真正发挥指导作用。

朱汉章先生长子

北京汉章针刀医学研究院院长 　朱勇川

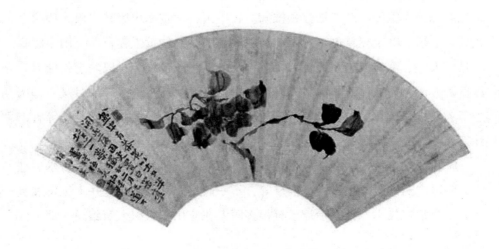

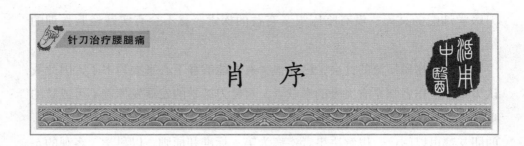
　　针刀医学是已故北京中医药大学针灸推拿学院针刀医学教育研究中心主任朱汉章老师创立的学科，2003 年，经国家中医药管理组织 27 个高等院校 29 名博士生导师论证，其属于中国的原创性医学，有完整的理论体系、独特的诊疗理念和简单实用的治疗器具。2023 年 10 月 13 日，在北京汉章针刀医学研究院第十五届国际针刀医学学术交流大会上，世界中医药联合会创会副主席、国家中医药管理局原副局长李振吉教授提出了"朱汉章现象"，一名基层医生能在三十年间，从基层医疗单位走到北京中医药大学的中医界最高学府，实属罕见。一个医学体系的形成一般需要一二百年的时间，而针刀医学至今四十余年时间，从 1992 年我学习小针刀疗法时全国不足 500 人，到现在近百万人从事针刀医学，说明针刀治疗的神奇！疗效决定发展的宽度、广度和速度。

　　2022 年 5 月，陈永亮时任重庆忠县中医医院副院长，组织杨以平、李翔和陈润林等主编的《针刀治疗颈椎病》在中国科学技术出版社出版，读后令我耳目一新。陈永亮首创"忠州纯针刀"培训，是岐黄工程首届全国中医临床骨干人才、重庆市忠州纯针刀特色技术创新团队带头人、巴渝忠州针刀流派负责人、忠州纯针刀非物质文化遗产代表性传承人。2023 年 9 月又主编出版了《岐黄薪传录》，真是"百年不鸣，一鸣惊人"，现在又组织重庆等省市针刀人编写《针刀治疗腰腿痛》，读者诸君值得期待。

　　腰腿痛是常见病、多发病、疑难病，治疗方法多种多样，西医手术、理疗，中医中药内服外用、针灸推拿等，不一而足。针刀治疗是几十年发展起来的特色治疗技术。针刀治疗已有很多医者在应用，组织大家编写一部《针刀治疗腰腿痛》的专业著作，应该是首开先河的组织者；听闻此消息令我喜出望外，真是"事隔三日当刮目相看"啦！

结识永亮院长是在 2018 年 2 月中华中医药学会第六届针刀医学分会征集论文之时，征集论文发现文笔好，思路描述清晰，这时我打电话给当时的副院长陈永亮，从此结下缘分；5 年多，见证了陈永亮院长的古文功底、针刀技术和组织能力。2021 年 1 月 11 日成立重庆中医药学会针刀医学专业委员会、同年 5 月成立北京汉章针刀医学研究院重庆学术部，为重庆针刀事业发展装上了加速器！近年推出的"纯针刀治疗冻结肩"等先进特色技术，锦绣芳华，好生欢喜；在陈永亮院长团队多次获批省部级针刀医学创新团队、省部级重点针刀科研课题、省市级针刀医学流派、市外知名中医药专家在渝工作室、针刀医学县级非遗等项目，抬眼惊艳，令人敬佩！

清代著名医学家喻嘉言曰："吾执方以疗人，功在一时；吾著书以教人，功在万里。"临床实践和著书立说，是每位医家的共同追求。

在《针刀治疗腰腿痛》即将付梓之际，永亮院长邀我作序，欣然接受。愿本书能够提升更多针刀人对针刀治疗腰痛病的认知，让更多针刀爱好者扩大思路，提高疗效。这是作者和我的共同愿望！

中华中医药学会针刀医学分会原副会长兼秘书长
北京中医药学会针刀医学专业委员会主任委员　　肖德华
中国中医药研究促进会针刀医学专业委员会主任委员

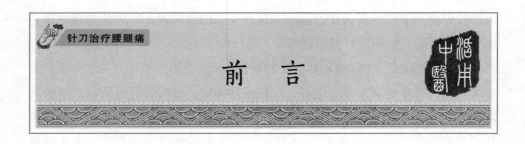

前　言

　　针入躯体愈顽疾，刀触寰宇显神奇！腰腿痛是临床常见的、多发的、疑难的、困扰临床医生的大难题，素有"病人腰痛，医生头痛"之说。1976 年，朱汉章先生发明了"小针刀"，"变不治为可治、变难治为易愈"，石破天惊，惊艳四座！其操作简便、疗效神奇，令全球治疗软组织疼痛的医师眼前一亮。朱汉章先生先后编撰出版了《小针刀疗法》《针刀医学原理》等专著和教材。2003 年 9 月，由国家中医药管理局主持、国内 27 所大学 29 位专家参加的"针刀疗法的临床研究"听证会，将"针刀疗法"界定为一门新学科，并正式命名为"针刀医学"。2006 年 2 月，在北京召开主题为"针刀医学发展与中医现代化"的第 272 次香山学术讨论会，史称"针刀医学香山科学会议"；刘德培院士、石学敏院士、王雪苔教授、李振吉教授和陈君长教授担任会议执行主席；吴咸中院士等 40 多位有关专家应邀出席会议；会议认为，针刀医学是中医界理论和技术原创、有中国特色的、有自主知识产权的成果，属于中医范围内的新学科。董福慧、郭长青、李石良等三位教授继朱汉章先生之后，先后担任中华中医药学会针刀医学分会主任委员，赓续奋进、薪火传承，为针刀医学的发展壮大，起到了关键性作用。

　　用努力打造精彩，用拼搏开拓未来。近年来，重庆市中医药学会针刀医学专业委员会、汉章针刀重庆学术部，先后在涪陵区、九龙坡区、江津区、丰都县、荣昌区、梁平区等成立了区县针刀学术组织，开展了学术讲座、会议、义诊等形式多样的针刀学术活动；重庆其他区县也都成立了筹委会，明确了牵头人；2023 年在忠县成功召开了首届重庆市区县针刀专委会主任委员及秘书长（含筹，下同）工作会议，共有 36 个区县的主任委员及秘书长参会，有力地推动了重庆市针刀医学事业发展。本书是以重庆市区县针刀专委会主任委员及秘书长为主体，吸纳了广东省、四川省、湖南省、新疆维吾尔自治区的针刀医学骨干人才，共同组成编委会；先后3次在重庆江津区、四川大英县、重庆忠县召开编委工作会，共商编写事宜。

黄金非宝书为宝，万事皆空善不空。本书为重庆针刀界继《针刀治疗颈椎病》之后的第二部针刀医学专著，集合了渝、川、粤、湘、新五地70余位专家学者的智慧，立足于实用，理论与实践相结合，重视经验、教训的总结，从真实医案入手条分缕析、阐幽发微，对针刀医学临床和研究都有较好的参考价值；尤其对在校大学生、针刀初学者、针刀医学爱好者，实用价值尤为突出。

一路芳华，浓怡感恩。本书的顺利出版得到了朱秀川院长、肖德华教授的鼎力支持，解剖、病理生理部分文稿，亦得到了李义凯教授逐字逐句的审核，在此向他们长期以来对重庆针刀医学事业发展给予的支持表示诚挚的感谢！向以罗建明主任、张宽平教授、陈剑主任为代表的老一代针刀人，为重庆针刀医学事业发展所做的贡献，致以崇高的敬意。

聚星成火，微光成芒。在本书编写过程中，成都中医药大学针推学院周康艳博士（在读）作为统稿人，统筹整理文稿、协调编写工作，付出了艰辛的努力；李翔、冉传生、程永、杨俊荣、刁鹏、郭云、来明、陈润林、李强、赵常亮、谢小林、刘琼等参与审稿、校稿工作，组织召开编委工作会议，为本书出版提供了有力保障，在此一并致谢！

笋因落箨方成竹，鱼为奔波始化龙。针刀医学历经近五十年的发展，已成为临床诊疗颈肩腰腿疼痛的主要手段，并在脊柱相关内科疾病的诊疗中，不断拓展、深化，创造了一个又一个奇迹，渊渟岳峙，葳蕤蓬勃。相信随着针刀基础研究的不断发展，针刀医学必将更好地愍救疾苦，造福含灵！

中华中医药学会针刀医学分会副主任委员

岐黄工程首届全国中医临床骨干人才

重庆市忠州纯针刀特色技术创新团队带头人

巴渝忠州针刀流派负责人

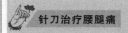

目　录

第1章　腰痛的中医理论 ········· 001

　第一节　腰的中医解剖生理 ····· 001

　　一、腰与皮部的联系 ········· 001

　　二、腰与经脉的联系 ········· 001

　　三、腰与经筋的联系 ········· 002

　　四、腰与脏腑的联系 ········· 003

　　五、腰部经筋与经络之生理联系 ··· 004

　第二节　腰痛的中医病因病机 ··· 004

　　一、腰痛的部分古文献论述 ····· 005

　　二、腰痛的常见病因 ········· 009

　　三、腰痛的中医病理三期机制 ··· 011

　　四、腰痛的关键病机与层次病机 ··· 012

　第三节　腰痛的中医辨证要点与

　　　　　　中医药论治 ········· 013

　　一、腰痛的辨证要点 ········· 013

　　二、腰痛的证候特点与中药治疗 ··· 015

　第四节　腰痛的中医治疗原则 ······· 018

　第五节　腰痛的中医九针治疗思路 ··· 020

　　一、九针形态长短大小与主治功用· 020

　　二、腰痛病中医九针治疗思路 ··· 021

第2章　腰部解剖 ········· 024

　第一节　腰椎椎骨及骨连结 ····· 024

　　一、腰椎椎骨 ············· 024

　　二、骨连结 ··············· 026

　第二节　腰部的肌肉及筋膜 ····· 029

　第三节　脊神经 ············· 031

　　一、脊神经后支 ··········· 032

　　二、脊神经前支 ··········· 033

　　三、脊膜支 ··············· 036

　　四、交通支 ··············· 036

　第四节　椎间孔、椎管和腰神经

　　　　　　通道 ············· 037

　　一、椎间孔 ··············· 037

　　二、椎管 ················· 038

　　三、腰神经通道 ··········· 039

　第五节　脊髓的被膜 ········· 040

　　一、硬脊膜 ··············· 040

　　二、脊髓蛛网膜 ··········· 040

　　三、软脊膜 ··············· 040

　第六节　脊髓及腰椎的血供 ····· 042

　　一、脊髓动脉 ············· 042

　　二、脊髓的静脉 ··········· 042

　　三、腰椎的动脉 ··········· 043

　　四、腰椎的静脉 ··········· 043

第3章　腰痛的病理生理 ········· 045

　第一节　腰痛的病因学分类 ····· 045

　　一、损伤性 ··············· 045

　　二、退行性 ··············· 045

　　三、炎症与肿瘤 ··········· 045

　　四、其他 ················· 046

　第二节　腰痛的病理生理 ····· 046

　　一、局部结构病变 ········· 046

　　二、免疫炎症 ············· 049

　　三、神经内分泌 ··········· 051

　　四、其他 ················· 053

第4章　腰痛的诊断 ·········· 055
　第一节　病史采集 ·········· 055
　第二节　腰椎查体 ·········· 057
　　一、压痛点 ·········· 057
　　二、姿势及步态观察 ·········· 058
　　三、腰椎活动度检查 ·········· 058
　　四、临床试验 ·········· 058
　　五、神经系统查体 ·········· 059
　第三节　辅助检查 ·········· 060
　　一、实验室检查 ·········· 060
　　二、超声及影像检查 ·········· 060
　第四节　力线检查 ·········· 063
　　一、力线理论 ·········· 063
　　二、腰痛的力线检查 ·········· 063
　第五节　精细评估 ·········· 065
　　一、急性腰扭伤的评估思路 ·········· 065
　　二、慢性腰痛的评估思路 ·········· 067
　第六节　骨盆旋移 ·········· 077
　　一、概述和定义 ·········· 077
　　二、骨盆 X 线表现 ·········· 077
　　三、骨盆旋转错位的临床表现 ·········· 077
　第七节　下交叉综合征对腰痛的
　　　　　　影响 ·········· 080
　　一、解剖结构 ·········· 080
　　二、病因病机 ·········· 080
　　三、诊断 ·········· 081
　　四、主要鉴别疾病 ·········· 082

第5章　鉴别诊断 ·········· 083
　　一、腰椎骨折 ·········· 083
　　二、腰椎肿瘤 ·········· 084
　　三、腰椎结核 ·········· 086
　　四、腰椎感染性疾病 ·········· 087
　　五、泌尿系结石 ·········· 089
　　六、腰部囊肿 ·········· 090
　　七、盆腔疾病 ·········· 092
　　八、肛门直肠脓肿 ·········· 093
　　九、腹主动脉瘤 ·········· 095
　　十、带状疱疹性腰痛 ·········· 096
　　十一、椎管内与椎管外病因的
　　　　　鉴别诊断 ·········· 098

第6章　腰痛的预防和治疗 ·········· 100
　第一节　针灸治疗 ·········· 100
　　一、腰痛分期 ·········· 100
　　二、证候分型 ·········· 101
　　三、针灸治疗 ·········· 101
　第二节　手法治疗 ·········· 102
　　一、概述 ·········· 102
　　二、推拿操作方法 ·········· 103
　　三、注意事项 ·········· 105
　第三节　牵伸疗法 ·········· 106
　　一、牵伸的定义 ·········· 106
　　二、牵伸的作用机制 ·········· 106
　　三、牵伸的治疗原则 ·········· 106
　　四、腰部牵伸作用 ·········· 107
　　五、禁忌证 ·········· 107
　　六、注意事项 ·········· 107
　　七、操作演示 ·········· 107
　第四节　银质针治疗 ·········· 112
　　一、银质针及作用机制 ·········· 113
　　二、银质针治疗的适应证和
　　　　禁忌证 ·········· 113
　　三、银质针治疗的基本操作步骤及
　　　　注意事项 ·········· 114
　第五节　针刀疗法 ·········· 116
　　一、概述 ·········· 116
　　二、针刀操作方法 ·········· 117
　　三、注意事项 ·········· 120
　第六节　针刀治疗腰痛风控措施 ·········· 121
　　一、筑牢针刀基础 ·········· 121
　　二、针刀术前准备 ·········· 121
　　三、规范针刀操作 ·········· 122
　　四、必要的人文关怀 ·········· 122
　　五、严格遵守相关法律法规 ·········· 123
　第七节　腰痛的预防和调养 ·········· 123
　　一、腰部保暖 ·········· 124
　　二、预防措施 ·········· 124

三、饮食调理 ……………… 125

四、穴位按摩 ……………… 125

五、守意锻炼 ……………… 125

第7章 常见腰痛诊疗 …… 127

一、急性腰扭伤 …………… 127

二、腰背肌筋膜炎 ………… 130

三、腰椎间盘突出症 ……… 132

四、腰椎管狭窄症 ………… 135

五、腰椎滑脱症 …………… 139

六、骶髂关节紊乱 ………… 141

七、梨状肌综合征 ………… 145

八、臀上皮神经卡压 ……… 147

九、强直性脊柱炎 ………… 150

十、腰方肌劳损 …………… 153

十一、腰椎退行性病变 …… 155

十二、腰椎骨质疏松症 …… 159

十三、椎间盘源性腰痛 …… 162

第8章 针刀治疗医案 …… 165

一、急性腰扭伤 …………… 165

二、腰背筋膜炎 …………… 167

三、腰椎管狭窄症 ………… 169

四、腰椎滑脱症 …………… 170

五、致密性骶髂骨炎 ……… 172

六、骶髂关节紊乱 ………… 174

七、梨状肌综合征 ………… 176

八、股外侧皮神经 ………… 179

九、腘绳肌引起的腰痛 …… 181

十、臀上皮神经卡压腰痛 … 183

十一、臀大肌劳损 ………… 185

十二、腰神经后支卡压综合征 … 186

十三、纯针刀扎刺八髎穴治疗

不孕症 …………… 188

十四、腰椎压缩性骨折 …… 190

十五、第三腰椎横突综合征 … 191

十六、中央型腰椎间盘突出症 … 193

十七、旁中央型腰椎间盘突出症 … 195

十八、极外侧型腰椎间盘突出症

伴神经根病 ……… 196

十九、棘间韧带劳损 ……… 198

二十、棘上韧带劳损 ……… 199

二十一、坐骨结节滑囊炎 … 200

二十二、股骨头缺血性坏死 … 202

二十三、腰椎小关节紊乱 … 204

二十四、风湿性多肌痛 …… 205

二十五、纤维肌痛综合征 … 207

二十六、强直性脊柱炎 …… 209

二十七、腰大肌劳损 ……… 211

二十八、腰方肌劳损 ……… 213

二十九、竖脊肌下段劳损 … 216

三十、腹内斜肌劳损 ……… 217

三十一、腹外斜肌劳损 …… 218

三十二、腹横肌劳损 ……… 219

三十三、腹直肌劳损 ……… 221

三十四、剑突综合征 ……… 223

三十五、腰椎间盘突出症 … 224

三十六、臀小肌劳损 ……… 241

三十七、阔筋膜张肌劳损 … 243

三十八、腰源性腹痛 ……… 244

三十九、腰交感神经炎 …… 246

四十、不宁腿综合征 ……… 248

四十一、髋关节滑膜炎 …… 250

四十二、髋关节骨性关节炎 … 252

四十三、黄韧带肥厚 ……… 254

四十四、腰椎退行性病变 … 256

四十五、骨质疏松症 ……… 258

四十六、脊柱侧弯性腰痛 … 259

四十七、椎间盘源性腰痛 … 261

四十八、髂腰肌劳损 ……… 263

四十九、银质针治疗椎体压缩性

骨折 ……………… 264

五十、腰椎骨质增生症 …… 266

五十一、腰椎间盘突出症伴梨状肌

综合征 …………… 268

跋 …………………………… 273

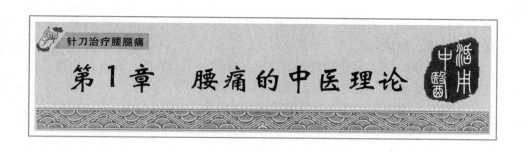

第1章　腰痛的中医理论

第一节　腰的中医解剖生理

一、腰与皮部的联系

皮部居于人体最外层，是经脉功能活动在体表的反映部位，是络脉之气散布之所在，其分布区域是以十二经脉在体表皮肤上的分属部分为依据而划分的（《素问·皮部论》指出："欲知皮部，以经脉为纪者，诸经皆然"），与经络气血相通，是机体的卫外屏障，起着护卫机体、抗御外邪和反映病证的作用。

腰部为足太阳膀胱经脉循行区域。腰后皮肤主要为足太阳皮部分布，侧方为足少阳皮部，前外侧为足厥阴皮部，前侧为足太阴、足阳明皮部，前正中为足少阴皮部。足六经皮部共同围合成腰腹部的皮部分布，生理上相互联系，病理上相互影响。

二、腰与经脉的联系

经络是气血运行的通道，具有内连脏腑、外络肢节、沟通内外、联系上下、反映病候、传注病邪、防病疗疾的作用。十二经脉、奇经八脉直接或间接与腰部各组织发生联系，运行气血、濡养腰腹皮肉筋脉骨等组织，并运走代谢产物。

（一）直接与腰脊部有关的经脉

《内经》论述的直接与腰脊部相关的经脉主要有：足太阳经脉与经别，足少阴经脉、络脉与经别，督脉及其络脉，冲脉，任脉，带脉。

1.膀胱足太阳之脉，"挟脊，抵腰中，入循膂，络肾属膀胱"，其支者"从

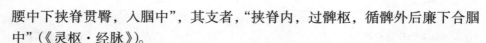

腰中下挟脊贯臀，入腘中"，其支者，"挟脊内，过髀枢，循髀外后廉下合腘中"（《灵枢·经脉》）。

2. 足太阳经别，"属于膀胱，散之肾，循膂，当心入散；直者，从膂上出于项，复属于太阳"（《灵枢·经别》）。

3. 肾足少阴之脉"贯脊属肾络膀胱"（《灵枢·经脉》）。

4. 足少阴络脉，"下外贯腰脊"（《灵枢·经脉》）。

5. 足少阴之经别，"至腘中，别走太阳而合，上至肾，当十四椎，出属带脉"（《灵枢·经别》）。

6. 督脉"其支别者，上额循巅下项中，循脊入骶，是督脉也"（《灵枢·营气》），督脉"起于下极之俞，并于脊里，上至风府，入属于脑"（《难经·二十八难》）。

7. 督脉之别，名曰长强，"挟膂上项，散头上，下当肩胛左右，别走太阳，入贯膂"（《灵枢·经脉》）。

8. 冲脉、任脉"皆起于胞中，上循背里，为经络之海"（《灵枢·五音五味》）。

（二）行于侧腰部的经脉

行于侧腰部的经脉主要有足少阳经脉与经别、足厥阴肝经、阳跷脉。如胆足少阳之脉"贯膈络肝属胆，循胁里，出气街，绕毛际，横入髀厌中"，其直者，"循胸过季胁，下合髀厌中（《灵枢·经脉》）"；肝足厥阴之脉，"循股阴入毛中，环阴器，抵少腹，挟胃属肝络胆"（《灵枢·经脉》）。

（三）行于腹部的经脉

行于腹部正中线旁开4寸的足太阴经脉，旁开2寸的足阳明经，旁开0.5寸的足少阴经，前正中线的任脉。此外，有冲脉、阴跷脉行于腹部。

手三阴经从胸走手，手三阳经从手走头，足三阳经从头走足，足三阴经从足走腹胸。手六经则通过同名经在头面部、表里经在手足末端、相衔接的阴经在胸中交接，间接与腰部发生联系。同时，带脉约束纵行躯干的诸条经脉，起于胁下，环腰一周，状如束带，属第二腰椎并加强与足少阴经别之联系。《灵枢·经别》："足少阴之正，至腘中，别走太阳而合，上至肾，当十四椎，出属带脉。"

三、腰与经筋的联系

经筋具有约束骨骼，屈伸关节，维持人体正常运动功能的作用。石学敏院士主编的《针灸学》第 7 版教材认为：十二经筋是十二经脉之气输布于筋肉骨节的体系，是附属于十二经脉的肌肉系统。其循行分布均起始于四肢末端，结聚于关节骨骼部，走向躯干头面。十二经筋行于体表，不入内脏，有刚筋、柔筋之分。刚（阳）筋分布于项背和四肢外侧，以手足阳经经筋为主；柔（阴）经分布于胸腹和四肢内侧，以手足阴经经筋为主。足三阳经筋起于足趾，循股外上行结于烦（面）；足三阴经筋起于足趾，循股内上行结于阴器（腹）；手三阳经筋起于手指，循臑外上行结于角（头）；手三阴经筋起于手指，循臑内上行结于贲（胸）。

《灵枢·经筋》中论述直接与腰脊部联属的经筋主要是足太阳经筋"挟脊"、足少阴经筋"循脊内挟膂"。而足太阴经筋在 $T_{1\sim12}$ 内侧"著于脊"，足阳明经筋在 $T_{8\sim12}$ 后"属脊"，手阳明经筋在 $T_{1\sim10}$ 后"挟脊"。在侧腰胁部，有足少阳经筋"上乘䏚季胁""结于尻"，足阳明经筋"上循胁"，足太阴经筋"结于胁"，手厥阴经筋"挟胁"，手太阴经筋"抵季胁"多条经筋分布。在腹部，有足阳明经筋"上腹而布"，足太阴经筋"上腹，结于脐，循腹里"，手少阴经筋"循贲，下系于脐"多条经筋分布。而足厥阴之筋"络诸筋"，与全身经筋发生联系。

从《灵枢·经筋》可以看出，在腰背脊部后侧主要分布有足太阳、足阳明、手阳明经筋；在腰背脊部内侧主要分布有足少阴、足太阴经筋；在腰胁部主要分布有足少阳、足阳明、足太阴、手厥阴、手太阴经筋；在腹部主要分布有足阳明、足太阴经筋；在腹部正中线主要分布有足太阴、手少阴经筋。这些经筋在腰腹部从前后左右合围成一个在生理上相互联系、病理上相互影响的筋膜系统，并通过其相应经筋之结、聚、交、合于四肢关节骨骼、胸腹（阴器、脐、胁、贲）、头面（烦、角）的特点而与远端发生联系。

四、腰与脏腑的联系

《素问·脉要精微论》指出："腰者，肾之府。"说明肾与腰的关系密切。从腰的直接联系经脉来看，腰与肾和膀胱联系密切；在奇经中，督脉入属于脑、冲脉及任脉起于胞中（在女子为女子胞），故腰与脑、女子胞等奇恒之腑关系密切。在五脏中，"肺主身之皮毛，心主身之血脉，肝主身之筋膜，脾主身之肌肉，肾主身之骨髓"（《素问·痿论》），故腰部皮、肉、筋、脉、骨各组织均可通过经脉直接或间接与五脏发生联系。《素问·太阴阳明论》指出，脾为胃行水谷精微之气于三阴三阳，腰腹气血濡养离不开胃与脾，故有"脏腑各因其经而受气于阳明，故为胃行其津液"之说。《灵枢·经脉》指出：

"骨为干，脉为营，筋为刚，肉为墙。"腰脊部的各组织相互依存、互为支撑，"谷入于胃，脉道以通，血气乃行"，才能保持腰脊部及全身组织器官的正常功能。

五、腰部经筋与经络之生理联系

腰腹部诸经筋伏藏相应经脉，为经脉的依附结构与部分实体结构，其与经脉之生理联系紧密，经脉为经筋与所附着之骨骼提供营养，经脉之卫气系统温养经筋并为经筋传导脑之神机，运动经筋、驱动关节产生运动。而经筋之舒缩屈伸运动可调节经脉之气血运行。

人体有皮、肉、筋、脉、骨、六腑、五脏等解剖结构，有气、血、精、津、液等物质基础，从气血的生成来看，"中焦出气如露，上注溪谷，而渗孙脉，津液和调，变化而赤为血，血和则孙脉先满溢，乃注于络脉，络脉皆盈，乃注于经脉"（《灵枢·痈疽》）；从筋骨的营养供应来看，营卫入于经脉后，从络脉分出支脉并层层分级，进而营养五脏六腑、四肢百骸，《灵枢·本脏》指出："经脉者，所以行血气而营阴阳，濡筋骨，利关节者也。"《灵枢·脉度》指出："经脉为里，支而横者为络，络之别者为孙络。"《灵枢·经脉》指出："诸络脉皆不能经大节之间，必行绝道而出，入复合于皮中，其会皆见于外。"由于"肝主身之筋膜"（《素问·痿论》），十二经筋均结聚环周于所过之关节（脊柱关节、四肢关节等），形成相对闭合的筋膜系统。因此，腰脊柱腹部与手足各大关节（大节）之经筋与骨骼的濡养需要通过络脉走"绝道"提供，经脉行于"分肉"之间而运行气血，渗灌十五络，进一步入渗孙络为经筋提供营养，而经筋（其间隙为"分肉之间"）为经脉提供通道与支撑。"经脉十二者，伏行分肉之间，深而不见"（《灵枢·经脉》），故"血脉和调，肌肉解利"（《灵枢·天年》），经脉通利，运动经筋是经脉与经筋的生理常态。

第二节　腰痛的中医病因病机

腰痛是指以腰部疼痛、活动不利为主症，伴或不伴背、腹、尻、骶、胯、腿、膝、踝等部位疼痛的一类病症。疼痛是一种与组织损伤或潜在组织损伤相关的感觉、情感、认知和社会维度的痛苦体验，腰痛亦然。

腰痛是患者的自觉症状，可表现在腰脊正中、腰部的一侧或两侧，也可与背、腹、尻、骶、胯、腿、膝、踝等部位疼痛合并出现，故腰部脊柱部位疼痛为主者，称为"腰脊痛"；腰部伴有背膂部位疼痛者，称"腰背痛"；腰部伴有腹部疼痛者，称为"腰腹痛"；腰部伴有胯部疼痛者，称为"腰胯痛"；腰部伴有尻骶部疼痛者，称为"腰尻痛"，腰痛伴有腿膝踝痛者，称为"腰腿痛"，以上习惯统称为"腰腿痛"。根据病因分类，又有"外感腰痛""内伤腰痛""闪挫腰痛""瘀血腰痛"等不同。

腰痛有急性和慢性之分。急性腰痛病因多明确，常因感受外邪或用力闪挫，起病较急，腰痛多为拘急疼痛、刺痛，疼痛程度较剧烈；慢性腰痛起病较缓，常无明显的外感外伤史，表现为病程缠绵、时作时止、痛势悠悠、疼痛程度较柔缓或腰部酸软疼痛等特征。

本篇讨论的腰痛是以腰部疼痛为主的病证，常和腰腹部软组织损伤、脊柱疾病和某些内脏病变有关。如腰椎骨质增生、腰椎间盘病变、腰部肌肉劳损、腰肌纤维炎、强直性脊柱炎等，以及某些内脏疾病如肾下垂、多囊肾等。心理性疾病中的慢性疼痛综合征，凡以腰痛为主要症状者，可参考本篇辨证论治。若因外科、血管科、皮肤科、妇科、肛肠、感染性疾病、结核、肿瘤疾病引起的腰部疼痛，应重点治疗原发疾病。

一、腰痛的部分古文献论述

《灵枢·经脉》论述了经脉为病腰痛或腰脊痛相关病候。膀胱足太阳之脉，是动则病"脊痛腰似折，髀不可以曲，腘如结，腨如裂，是为踝厥"，是主筋所生病者，"项背腰尻腘腨脚皆痛，小指不用"；肝足厥阴之脉，是动则病"腰痛不可以俯仰"；肾足少阴之脉，是主肾所生病者"脊股内后廉痛"；足少阴之别，"实则闭癃，虚则腰痛，取之所别者也"；胆足少阳之脉，是主骨所生病者"胸胁肋髀膝外至胫绝骨外踝前及诸节皆痛"；督脉之别，"实则脊强，虚则头重，高摇之，挟脊之有过者，取之所别也"。

《灵枢·经筋》论述了经筋为病所致的腰脊痛、不能俯仰、所过者支痛及转筋等相关症状。足太阳之筋，其病"腘挛，脊反折，项筋急"；足少阴之筋"及所过而结者皆痛及转筋……在外者不能俯，在内者不能仰。故阳病者腰反折不能俯，阴病者不能仰"；足少阳之筋，"腘筋急，前引髀，后引尻，即上乘䏶季胁痛"；足阳明之筋，其病"腹筋急"；足太阴之筋，其病"阴股引髀而痛，阴器纽痛，上引脐两胁痛，引膺中脊内痛"；足厥阴之筋，其病"阴股痛转筋，阴器不用"；"经筋之病，寒则筋急，热则筋弛纵不收，阴痿不用。阳急则反折，阴急则俯不伸"。

《素问·脉要精微论》论述了肾与腰部疾病的发生关系密切,"腰者,肾之府,转摇不能,肾将惫矣。"

《灵枢·百病始生》论述了虚邪入中从皮肤-络脉-经脉-输脉-伏冲之脉-肠胃-肠胃之外与募原之间,由浅入深的病变过程。"是故虚邪之中人也,始于皮肤……皮肤痛……传舍于络脉……痛于肌肉,其病时痛时息……传舍于经,在经之时,洒淅喜惊……传舍于输……,腰脊乃强……传舍于伏冲之脉……体重身痛。""或著孙脉,或著络脉,或著经脉,或著输脉,或著于伏冲之脉,或著于脊筋。"

《素问·五常政大论》论述了湿气为病所致腰椎痛、活动不利,"太阴司天,湿气下临,肾气上从……当其时反腰脽痛,动转不便也"。《素问·六元正纪大论》论述了感受寒邪伤阳或阳气郁滞不通所致腰椎痛、关节禁固活动不利,"终之气,寒大举,湿大化,霜乃积,阴乃凝,水坚冰,阳光不治。感于寒,则病人关节禁固,腰脽痛,寒湿推于气交而为疾也。""寒厥入胃,心痛、腰痛……初之气,地气迁,燥将去,寒乃始,蛰复藏,水乃冰,霜复降,风乃至,阳气郁,民反周密,关节禁固,腰脽痛。"《素问·热论》论述了伤寒之邪所致的腰脊强痛,"伤寒一日,巨阳受之,故头项痛,腰脊强。"

《素问·脉解》论述了季节阴盛阳气受寒邪所遏致腰痛,"少阴所谓腰痛者,少阴者肾也,十月万物阳气皆伤,故腰痛也。""太阳所谓肿腰脽痛者,正月太阳寅,寅,太阳也,正月阳气出在上而阴气盛,阳未得自次也,故肿腰脽痛也。"

《素问·脏气法时论》:"心病者……虚则胸腹大,胁下与腰相引而痛。"《灵枢·本神》:"肾盛怒而不止则伤志,志伤则喜忘其前言,腰脊不可以俯仰屈伸。"论述了脏腑内伤为病,经脉失养或不通所致的腰痛、活动不利。《景岳全书·腰痛》则指出"腰为肾之府,肾与膀胱为表里,故在经则属太阳,在脏则属肾气,而又为冲任督带之要会,所以凡病腰痛者,多由真阴不足",进一步阐述了腰痛与肾及膀胱的关系。

《素问·刺腰痛论》:"衡络之脉,令人腰痛,不可以俯仰,仰则恐仆,得之举重伤腰,衡络绝,恶血归之。"论述了举重外伤伤腰、瘀血阻滞于带脉所致的腰痛,并专题论述了足三阴、足三阳以及奇经八脉为病所出现的腰痛病证及治法(表1-1)。

《金匮要略·五脏风寒积聚病脉证并治》:"肾着之病,其人身体重,腰中冷,如坐水中,形如水状,反不渴,小便自利,饮食如故,病属下焦,身劳汗出,衣里冷湿,久久得之,腰以下冷痛,腹重如带五千钱,甘姜苓术汤主之。"论述了寒湿腰痛的病因病机、症状特点,用"甘姜苓术汤"散寒以渗

表 1-1 《素问·刺腰痛》论述诸经所致腰痛及其刺穴法（左取右、右取左）

足太阳脉	腰痛，引项脊尻背如重状；挟脊而痛至头几几然，目䀮䀮欲僵仆	刺委中穴出血
足少阳脉	腰痛，如以针刺其皮中，循循然不可以俯仰，不可以顾	刺成骨之端处出血
足阳明脉	腰痛，不可以顾，顾如有见者，善悲	刺足三里三次出血
足少阴脉	腰痛，痛引脊内廉	刺复溜穴两次出血
足厥阴脉	腰痛，腰中如张弓弩弦	刺蠡沟穴
足太阳解脉	腰痛，痛引肩，目䀮䀮然，时遗溲；如引带，常如折腰状，善恐	刺委阳出血血变止
同阴之脉	腰痛，痛如小锤居其中，怫然肿（足少阳别络）	刺绝骨穴三次
阳维之脉	腰痛，痛上怫然肿	刺阳交穴
衡络之脉	腰痛，不可以俯仰，仰则恐仆，得之举重伤腰，衡络绝，恶血归之	刺委阳、殷门两次出血
会阴之脉	腰痛，痛上漯漯然汗出，汗干令人欲饮，饮已欲走（任脉）	刺承筋穴出血
飞阳之脉	腰痛，痛上怫怫然，甚则悲以恐	刺筑宾穴
昌阳之脉	腰痛，痛引膺，目䀮䀮然，甚则反折，舌卷不能言（足少阴）	刺复溜穴
足太阴散脉	腰痛而热，热甚生烦，腰下如有横木居其中，甚则遗溲	刺地机穴三次
肉里之脉	腰痛，不可以咳，咳则筋缩急（足少阳、阳维）	刺阳辅穴
	腰痛上寒	刺足太阳阳明
	腰痛上热	刺足厥阴、足太阴
	腰痛不可以俯仰	刺足少阳
	腰痛中热而喘	刺足少阴，委中出血
	腰痛上寒，不可顾	刺足阳明
	腰痛大便难	刺足少阴
	腰痛少腹满	刺足厥阴
	腰痛如折，不可以俯仰，不可举	刺足太阳
	腰痛引脊内廉	刺足少阴
	腰痛引少腹控胁，不可以仰	刺下髎

湿、培土以制水。《金匮要略·血痹虚劳病脉证并治》:"虚劳腰痛,少腹拘急,小便不利者,八味肾气丸主之。"论述了虚劳腰痛、少腹拘急、小便不利,用"八味肾气丸"温肾化气、温经通脉治疗。此两方均为历代医家所推崇,为现代临床所常用。

《诸病源候论·腰背病诸候》认为肾虚在腰痛发病中具有重要作用,风寒侵袭、劳役伤肾、经络受损、血气痹阻则是腰痛的直接原因。"肾主腰脚,肾经虚损,风冷乘之","劳损于肾,动伤经络,又为风冷所侵,血气击搏,故腰痛也"。以突然发作者称"卒腰痛",反复发作、经久不愈者称"久腰痛"。并提出腰痛分为肾虚、肾着、劳役、闪挫、湿侵五类,"腰痛有五:一曰少阴,少阴肾也,十月万物阳气伤,是以腰痛;二曰风痹,风寒着腰,是以痛;三曰肾虚,役用伤肾,是以痛;四曰堕腰,坠堕伤腰,是以痛;五曰寝卧湿地,是以痛。"

《备急千金要方·腰痛第八》论述了肾气虚弱、气血亏虚、风寒湿侵袭所致的腰背痛,用独活寄生汤补肝肾、益气血、祛风湿治疗,"夫腰背痛者,皆由肾气虚弱、卧冷湿地当风得之,不时速治,喜流入脚膝、为偏枯冷痹、缓弱疼重,或腰痛、挛脚重痹,宜急服此方(独活寄生汤)"。此方仍为今之临床所常用。

《丹溪心法·腰痛》论腰痛病因,"腰痛主湿热、肾虚、瘀血、挫闪、有痰积"。《丹溪心法·腰痛附录》补充了腰痛肾虚为本基础上的湿热、痰积之病因,"肾气一虚,凡冲寒、受湿、伤冷、蓄热、血涩、气滞、水积、堕伤与失志、作劳,种种腰疼,叠见而层出矣"。

《三因极一病证方论·腰痛》论腰痛三因,"夫腰痛,虽属肾虚,亦涉三因所致。在外则脏腑经络受邪,在内则忧思恐怒,以至房劳坠堕,皆能致之。"并引《素问·刺腰痛论》之六经分治,总结出外因腰痛"太阳少阴多中寒,少阳厥阴多中风热,太阴阳明多燥湿"的六经辨治规律;内因提出了腰痛与脏腑内伤(失志伤肾、郁怒伤肝、忧思伤脾)证候特点的对应关系;不内外因分为劳作汗出、衣里冷湿所致之"肾着",坠堕、恶血流滞之"腰痛者,伛偻肿重,引季胁痛",耗竭精气之"房劳疲力"三种腰痛。

《仁斋直指方·腰痛》秉承《三因极一病证方论》之说,对腰痛的病因进行了一次较为具体全面的汇总,对肝、脾导致腰痛的机制进行了阐发,"宗筋聚于阴器,肝者,肾之同系也。五脏皆取气于谷,脾者,肾之仓廪也。郁怒伤肝,则诸筋纵弛,忧思伤脾,则胃气不行,二者又能为腰痛之寇"。

《兰室秘藏·腰痛门》记载有"川芎肉桂汤"(酒汉防己、防风、神曲、独活、川芎、柴胡、肉桂、当归梢、炙甘草、苍术、羌活、桃仁)治疗一例寒湿瘀血腰痛，"露宿寒湿之地，腰痛不能转侧，两胁搐急作痛，已经月余不愈……皆为足太阳、足少阴血络中有凝血作痛，间有一二证属少阳胆经外络脉病，皆去血络之凝乃愈……通其经络，破其血络中败血，以此药主之"；独活汤（炙甘草、羌活、防风、独活、煨大黄、泽泻、肉桂、当归梢、连翘、酒汉防己、酒黄柏、桃仁）"治因劳役，腰痛如折，沉重如山"的湿热瘀血相合、经络阻滞的腰痛；破血散疼汤（羌活、防风、桂枝、苏木、连翘、当归梢、柴胡、水蛭、麝香）"治乘马损伤，跌其脊骨，恶血流于胁下，其痛苦楚，不能转侧，妨于饮食"的瘀血腰痛；地龙散（当归梢、桂枝、地龙、麻黄、苏木、独活、黄柏、甘草、羌活、桃仁）"治腰脊痛，或打扑损伤，从高坠下，恶血在太阳经中，令人腰脊痛，或胫腨臂股中痛不可忍，鼻塞不通"；以及"治湿热腰腿疼痛"的苍术汤；"治阴室中汗出，懒语，四肢困倦无力，走疰疼痛。乃下焦伏火而不得伸，浮而躁热汗出，一身尽痛，盖风湿相搏也"的麻黄复煎散；"治两目如火肿痛，两足及伏兔筋骨痛，膝少力，身重腰痛，夜恶寒，痰嗽，颈项皆急痛，目外眦，目丝急，食不下"的缓筋汤；"治湿热为病，肩背沉重，肢节疼痛，胸膈不利"的拈痛汤；"治寒湿相合，脑痛恶寒，项筋脊骨强，肩背胛眼痛，膝膑痛无力，行步沉重"的苍术复煎散（红花、黄柏、柴胡、藁本、泽泻、白术、升麻、羌活、苍术）；内伤脾胃、元气不足所致的腰痛，由热伤元气、脾运呆滞而致"脚膝无力沉重"的羌活苍术汤（炙甘草、黄柏、草豆蔻、生甘草、葛根、橘皮、柴胡、升麻、独活、缩砂仁、苍术、防风、黄芪、知母、羌活）。

《景岳全书·腰痛》强调肾虚是腰痛病的根本，认为"腰痛虚证十居八九"，"其有实邪而为腰痛者，亦不过十中之二三耳"，"凡积而渐至者皆不足，暴痛甚者多有余，内伤禀弱者皆不足，外感邪实者多有余，故治者当辨其所因"。

《证治汇补·腰痛》论述了先后标本缓急治疗腰痛的原则，"唯补肾为先，而后随邪之所见者以施治，标急则治标，本急则治本，初痛宜疏邪滞，理经隧，久痛宜补真元，养血气"，对现今临床仍有指导意义。

二、腰痛的常见病因

1. 外邪侵袭 《素问·太阴阳明论》："伤于风者，上先受之；伤于湿者，下先受之。"风为百病之长，外邪侵袭，风性开泄腠理开，邪气因入，或居处潮湿，或劳汗当风，衣着单薄，或冒雨受凉，或夏暑贪凉，腰府失护，风湿、寒湿、湿热、暑湿等六淫邪气乘虚入侵，导致经脉痹阻，气血运行不畅。若寒邪为病，卫阳受损，营阴凝滞，络脉绌急，以致腰府经脉壅遏、经筋拘急而发为腰痛。若湿邪侵袭，其性黏滞、重着、趋下，阻滞气机，可使腰府经气郁滞不行，血络瘀阻不畅，以致肌肉筋膜拘急而发为腰痛。感受热邪，其性升散，燔灼津血，易与湿邪相合，或湿蕴生热而滞于腰府，造成经脉郁阻而生腰痛。

2. 跌仆损伤　举抬重物、负重屏气、闪挫扭转、坠堕跌仆、暴力损伤，或体位不正，腰部用力不当，损伤经筋经脉，络损血溢，瘀血留着于经脉筋肉间。《景岳全书·腰痛》："跌仆伤而腰痛者，此伤在筋骨而血脉凝滞也。"

3. 积累劳损　《金匮翼·腰痛》指出积累劳伤的病机是"盖腰者一身之要，屈伸俯仰，无不由之，若一有损伤，则血脉凝涩，经络壅滞"。静力损伤、积累劳损，或辛苦劳作、久立久行、劳役负重，致腰肌受损，经气滞遏，血脉瘀阻，经脉气血不能流通，督脉及腰府所过之经脉不利。

4. 损伤后遗　跌仆、坠堕、暴力挫伤等筋骨外伤之后，机体修复不全，络脉不畅，腰府筋膜张力增高，或筋肉产生条索、结节、粘连、瘢痕，对经脉产生卡压、堵塞（横络盛加于大经），致经脉气血进一步痹阻，筋骨失养而腰痛加重或迁延难愈。

5. 情志失调　情志失调，郁怒伤肝、致诸筋纵弛，忧思伤脾、脾主失于为胃行其津液，腰府失养而腰痛发生。《灵枢·百病始生》："夫百病之始生也，皆生于风雨寒暑，清湿喜怒……喜怒不节则伤脏，脏伤则病起于阴也。"《三因极一病证方论·腰痛》论腰痛三因之一是"在内则忧思恐怒"，《仁斋直指方·腰痛》对肝、脾导致腰痛的机制进行了阐发，"宗筋聚于阴器，肝者，肾之同系也。五脏皆取气于谷，脾者，肾之仓廪也。郁怒伤肝，则诸筋纵弛，忧思伤脾，则胃气不行，二者又能为腰痛之寇"。

6. 饮食失宜　若平素嗜食肥甘，膏粱不化，痰湿、食积、水饮、内伤湿浊等病理产物，流注腰间筋络骨节，遏阻经脉，致气血不通，腰府机关不得屈伸，故腰痛发生。《医学入门·腰痛》有膏粱厚味酿生湿热致腰痛的论述，"有湿热相兼者，长夏暑湿相搏，或因膏粱成湿热者亦同"。或脾虚失运，水湿痰浊内生，体胖过重而腰脊劳伤腰痛。

7. 五味所伤　生病起于过用，五味不宜太过，而应谨和五味，才能骨正筋柔，气血以流，腠理以密，如是则骨气以精。《素问·生气通天论》指出，五味太过，会导致本脏自病及所克之脏生病，"味过于酸，肝气以津，脾气乃绝。味过于咸，大骨气劳，短肌，心气抑。味过于甘，心气喘满，色黑，肾气不衡。味过于苦，脾气不濡，胃气乃厚。味过于辛，筋脉沮弛，精神乃央"。肺主皮毛、心主血脉、肝主筋膜、脾主肌肉、肾主骨髓，腰腹部的皮肉筋脉骨由五脏所主，肺伤则失于朝百脉而皮部失养、心伤则失于行血脉而血气失和、肝伤而失于淫气于筋而筋膜失濡、脾伤则失于为胃转输精微而肌肉失荣、肾伤则失于主骨生髓而骨减髓消。

8. **五脏失和** 情志失调或五味所伤或饮食失宜，均可致五脏失和，本脏自病或所生、生我、所克、克我之脏生病，出现以脏腑辨证为特点、与腰痛相对应的腰痛证候。

9. **体质虚弱** 先天禀赋不足，或久病体虚，或年老体衰，或房劳所伤，以致肾精亏虚，无以濡养腰府筋脉骨髓而发生腰痛。

三、腰痛的中医病理三期机制

腰痛在病理机制上主要分为三期，瘀沫期为"瘀""沫"集聚；筋膜拘挛期为筋膜挛急，"绝道"闭塞；筋结病灶形成期为"横络"、筋结病灶形成，卡压行于"分肉"间之经脉、穿"绝道"的络脉，从而影响腰府皮肉筋脉骨的营养供应，形成筋膜内高压及尽筋（肌腱）应力增加与骨内瘀滞及骨内高压，从而导致腰痛病的发生、发展及加重，最终出现"筋痿""骨损"的病理结局。其基本病理过程如下。

1. **瘀沫期** 血脉凝涩、津液涩渗、聚沫而为痛。

腰痛病变早期主要病理变化为"沫"与"瘀"。各种原因（外感风寒湿热等邪、七情内伤气血、筋肉外伤与积累劳损等）导致的"血脉凝涩"（《灵枢·百病始生》）而为"瘀"、"津液涩渗"（《灵枢·百病始生》）凝聚而为"沫"，"聚沫而为痛"（《灵枢·五癃津液别》），"风寒湿气，客于外分肉之间，迫切为沫，沫得寒则聚，聚则排分肉而分裂也，分裂则痛"（《灵枢·周痹》）；或经筋外伤，伤及经络，血液瘀积于筋肉之间，为肿为痛。同时，经脉中之津液进一步涩渗外溢，聚而为沫而排分肉而痛，或涩渗积聚而为肿。这是腰痛病早期的主要病理变化与发生机制，此期腰痛病主要表现为腰痛、难以转侧与俯仰。

2. **筋膜拘挛期** 腰部经筋拘急、"绝道"闭塞、筋膜挛急。

腰痛病变中早期或中期主要病理变化为"筋膜挛急"。由于十二经经筋均直接或间接与腰脊胁肋胸腹部发生联系，形成相对闭合的筋膜系统，其营养供应依靠走"绝道"的络脉提供。经筋之病，"寒则筋急"，筋急则"绝道"闭塞，闭塞则络脉不利，血不濡筋则筋膜进一步挛急，致筋膜内压增高与筋结处"拉应力"增大；同时由于"瘀""沫"所致的疼痛引起的痛性"筋急、支、转筋"也进一步加剧了筋膜内压与应力损害（脉络瘀滞、津液涩渗为沫）。另外，筋为骨提供营养，筋膜受病，脉道不利，骨亦失其所养，可致骨内络脉瘀滞和压力增高的病理结局。此期腰部经筋病主要表现为"筋急"如痛、胀、静息痛、晨僵、难以俯仰等各种症候。

3. **筋结病灶形成期** "横络"、筋结病灶卡压经脉致气血失荣、筋痿骨损。

腰痛病中后期或后期主要病理变化为"痰核与瘀沫胶结"致筋结病灶形成。此期腰部经筋病理主要表现在四个方面：一是"沫"聚久而成的"痰核"与"久瘀"和再生的新"沫"胶结致"筋结病灶"形成和腰椎间关节内"粘连"，表现为"横络""条索""结节"状物，进一步卡压经脉，"一经上实下虚而不通者，此必有横络盛加于大经，令之不通"（《灵枢·刺节真邪》）、阻滞络脉，产生局限性或系统性（经筋系统）的肌肉挛缩；二是"条索"与"结节"状物阻滞气血，血不荣筋而至经筋本身痿软纵缓无力，发展成"筋纵"阶段；三是气血不利、筋肉失荣，筋不养骨、骨内瘀滞和高压日久致骨损破坏；四是筋骨俱病内动肝肾致筋性内脏病的发生。

四、腰痛的关键病机与层次病机

腰痛的关键病机为经络痹阻、气血不通或不荣；涉及皮、肉、筋、经脉循行通路（气血营卫）、骨、脏腑等各环节的层次病机；病理产物涉及沫、湿痰、死血（瘀血）、痰瘀沫胶结形成的筋结病灶，甚则硬化、钙化、骨化；病理上可概括为瘀沫期、经筋拘挛期、筋结病灶形成期三期。

1. **皮部病机** 病变主要在皮部或皮下浅筋膜之间。外邪束表、邪郁津停沫聚、阻遏营卫布散宣通于表；或沫聚津停湿留（久则痰湿胶着）、阻遏营卫宣散于表；或气血瘀痹、失于布散通达皮部；或气血亏虚、布散无力，皮部失于滋养。

2. **肌肉病机** 病变主要在肌肉层次、肌肉之间隙。积累劳损（或损伤后遗），初则瘀沫聚积，久则痰瘀沫胶结，致分肉不解而粘连、脉道不利、营卫运行涩滞（经络行于分肉间，肌肉解利、经络通利，则营卫运行正常），或肉分纵缓失约，脉道纵缓，营卫运行乏力，失于滋养温通。

3. **经筋病机** 病变主要在肌筋膜、筋膜间室、肌腱、韧带、椎间盘等。尽筋附于骨、膜筋裹于肉、束骨筋束于骨、环筋约束髓核而着附于骨，静力损伤、积累劳损或损伤后遗，均可致初期的筋伤络瘀、瘀沫聚集或环筋裂伤、髓核离位，继而经筋拘挛、膜筋气滞张力增高，后期筋结病灶形成，甚则硬化、钙化、骨化，形成经筋通路上的条索、结节、卡压、堵塞，从而在各个节点影响着经脉气血运行，进一步加重病情。

4. **经脉病机** 病变主要在经脉通道与营卫气血。经脉内行营血和卫气，不可不通。经脉受邪或牵张，脉道卷缩；或经脉受压，脉道不利；或经脉受损，血气离经；或经脉失约，血气运行乏力；或气血不足，经脉空虚。凡此种种，均可导致气滞血瘀、气虚血虚、血虚血瘀，出现不通与不荣而发为腰痛诸症。

5. **骨骼病机**　病变主要在骨、关节突关节、软骨终板及筋骨附着处等。骨错缝、筋出槽，骨不正筋不柔；尽筋附于骨，环筋著于骨，静力损伤，积累劳损，筋伤络瘀，瘀沫聚积，痰瘀沫胶结（筋结病灶形成），甚至筋结病灶硬化、钙化或骨化，形成骨刺或骨赘，卡压堵塞经脉气血，导致病情进一步加重。

6. **脏腑病机**　病变主要涉及五脏六腑、奇恒之腑等。气血的生化、运行与脏腑功能密切相关。如脾胃虚弱或失运，气血生化乏源、运行无力、肌肉失约、水湿失运、脉道不利；肝肾不足，筋骨失养、筋骨不强，易于损伤劳损、错缝；心主血脉，心气鼓动无力，则气血运行无力；肺气不足则卫气运行布散失职，气血运行无力；或肝郁气滞，则气机郁滞，气血运行不利。凡此种种，均可致腰痛的发生。

第三节　腰痛的中医辨证要点与中医药论治

一、腰痛的辨证要点

1. **首辨腰痛三因**　如前所述，腰痛的病因主要归结为外感（外邪侵袭）、内伤（情志失调、饮食失宜、五味所伤、体质衰弱、五脏失和）、不内外因（跌仆损伤、积累劳损、损伤后遗）三大类。辨证时首先应辨明腰痛的属性。若属外感病，多表现为起病较急，腰痛明显，伴有外邪袭表的表现。如湿邪为病，腰部重痛，卧时转身困难，行走时重痛困乏；寒邪为病，腰部冷痛，得热则舒，遇冷加剧，四肢倦怠，手足逆冷，洒淅拘急；湿热为病，腰部热痛，身热汗出，关节肿痛，小便热涩。若属内伤，多表现为起病较缓，腰部酸痛，伴有脏腑虚损症状。如肾虚腰痛，其痛绵绵不已，腰酸乏力，甚或腰膝酸软冷痛、阳痿早泄；如气虚腰痛，劳役奔驰，内伤元气，动摇不能转侧，脊若脱节；如血虚腰痛，房劳太过，精竭髓伤，身动不能转移，酸痛连脊而重。跌仆损伤致痛者属瘀血，腰部刺痛、青瘀肿胀、难以翻身转侧；积累劳损、损伤后遗所致腰痛者，多属痰瘀胶结为病，日轻夜重，难以转侧动摇，皮肉青白凸凹，条索结节。

2. **须审脏腑虚实**　腰为肾之府，肾与膀胱相表里，脏为阴而腑为阳，病在脏者肾虚为主。《景岳全书·腰痛》："腰痛之虚证十居八九，但察其既无表邪又无湿热，而或以年衰，或以劳苦，或以酒色所伤，或七情忧郁所致者，则悉属真阴虚证。"病在腑者多实，腰背拘急疼痛，兼见恶寒发热，小便频急，淋沥涩痛，病虽属腑，亦常见肾虚之证。宜明辨标本缓急，才能正确施治。

《仁斋直指方·腰痛》对肝、脾导致腰痛的机制进行了阐发，"宗筋聚于阴器，肝者，肾之同系也。五脏皆取气于谷，脾者，肾之仓廪也。郁怒伤肝，则诸筋纵弛，忧思伤脾，则胃气不行，二者又能为腰痛之寇"。腰为肾之外候，肝肾同源，肝主疏泄，肝郁气滞者，郁怒而致腰痛；肝经气滞者，腰痛连及少腹，或坠胀痛引阴茎、睾丸、会阴；气郁血滞日久，发为瘀血腰痛，痛处固定、痛如针刺，皆属实证。若劳作即痛，其痛悠悠，发作不休，为肝肾衰惫所致。肾为先天之本，脾为后天之本。肾不足则脾不健，脾不健则肾愈亏，脾肾亏损者，腰膝酸痛，神疲乏力，面色㿠白，纳呆胃寒，肢冷水肿，腹凉泄泻。

3. 明辨经脉部位　如前所述，十二经脉、奇经八脉均直接或间接地与腰部各组织发生联系，运行气血、濡养腰府皮肉筋脉骨等组织，并运走代谢产物。若经脉因各种原因而痹阻，则会发生诸经所致的腰痛，《素问·刺腰痛》有详细论述。

(1) 足太阳脉令人腰痛，痛引项脊尻背如重状；挟脊而痛至头几几然，目眦眦欲僵仆；脊痛腰似折，髀不可以曲，腘如结，腨如裂；项背腰尻腘腨脚皆痛，小指不用。腰痛，痛引肩，目眦眦然，时遗溲；腰痛如引带，常如折腰状，善恐。腰痛，痛上怫怫然，甚则悲以恐。腰痛如折，不可以俯仰，不可举。

(2) 足少阳脉令人腰痛，痛如以针刺其皮中，循循然，不可以俯仰，不可以顾；胸胁肋髀膝外至胫绝骨外踝前及诸节皆痛；腰痛，痛如小锤居其中，怫然肿。腰痛，不可以咳，咳则筋缩急。

(3) 足阳明脉令人腰痛，不可以顾，顾如有见者，善悲；腰痛上寒，不可顾。

(4) 足少阴脉令人腰痛，痛引脊内廉；脊股内后廉痛。实则闭癃，虚则腰痛，取之所别者也。腰痛，痛引膺，目眦眦然，甚则反折，舌卷不能言。腰痛大便难。腰痛中热而喘。

(5) 足厥阴脉令人腰痛，腰中如张弓弩弦；腰痛不可以俯仰。腰痛上热；腰痛少腹满。

(6) 足太阴脉令人腰痛，引少腹控䏚，不可以仰。散脉令人腰痛而热，热甚生烦，腰下如有横木居其中，甚则遗溲。腰痛上热。

腰者肾之府，又为冲任督带之要会，故冲任督带诸经病变与腰痛亦有密切关系。

(7) 冲脉腰痛，腰下如有横木居茎中，烦热，或有遗溲，因冲脉起于胞中，下出会阴，与足少阴肾经相并，其一支上行于脊，为经络之海，十二经脉之原。

(8) 督脉令人腰痛，腰痛不能左右、俯仰，督脉总督一身之阳，贯脊直上，其源起于肾下胞中，循阴器，绕臀至少阴，与太阳中络者合。实则脊强，虚则头重，高摇之，挟脊之有过者，取之所别也。

(9) 任脉令人腰痛，痛上漯漯然汗出，汗干令人欲饮，饮已欲走。

(10) 带脉（衡络之脉）令人腰痛，不可以俯仰，仰则恐仆，得之举重伤腰，衡络绝，恶血归之。足之三阳循腰而下，足之三阴及奇经之脉循腰而上，病则上下不通，阴阳阻隔，寒热不调。

(11) 阳维之脉令人腰痛，痛上怫然肿。

4. 宜审病变层次　腰痛病的病位，除辨经络外，宜分析其病变层次。病在皮部者，皮肤痛、触之或轻按压即痛，伴或不伴恶风寒等外邪症状，或皮肤推之不动、提之难起，或凹陷，或色白或青；病在肌肉者，病位较深，痛不可俯仰、转侧，按之压痛，或扪及条索结节状物；病在经筋者，腰痛多位于肌肉的起止点与交汇点，痛多涉及牵涉痛或引腰骶下肢后侧，或引少腹阴股会阴，或引季胁髀膝外至胫绝骨外踝，或前引髀后引尻，或阳急则反折不能俯，阴急则俯而不能仰，或脊柱侧弯、扭转、骨盆旋转；病在经脉者，如前分经论治所述，或血瘀刺痛、气滞胀痛、血虚酸软痛、气虚乏力痛，常伴全身症状；病在脏腑者，结合前述脏腑辨证论治。

5. 细辨脉候变化　《脉经》中对腰痛的脉候有较详细的论述。尺部为腰痛脉诊的重要部位。如尺脉牢长，腰痛引及少腹，是气滞；尺脉沉实，腰背痛，不可俯仰，是血瘀；尺脉沉，腰痛隐隐，为肾气虚；尺脉粗，腰胯痛，小便赤热，为热中；尺寸俱浮直下，为督脉腰强痛。腰痛之脉，脉多沉弦。沉弦而紧者，为寒腰痛；沉弦而偏浮者，为风腰痛；沉弦而濡细者，为湿腰痛；堕坠闪挫以致气凝血滞而痛者，脉多沉弦而实。诊察脉候的变化与舌、症合参分析后施治，可获得较好疗效。

二、腰痛的证候特点与中药治疗

（一）外感腰痛

1. 寒湿腰痛

[症状] 腰部冷痛重着，转侧不利，静卧不减或反加重，阴雨天发作或加剧。舌淡红、苔白腻，脉沉而迟缓。

［治法］散寒祛湿，温经通络。

［推荐方剂］甘姜苓术汤、独活寄生汤。

［药物］甘草、干姜、茯苓、白术、独活、桑寄生、秦艽、防风、党参、当归、川芎、熟地黄、白芍、杜仲、牛膝、细辛、肉桂等。

2. 湿热腰痛

［症状］腰髋疼痛，痛有热感，梅雨季或阴雨暑天加重，或见肢节红肿，烦热口渴，小便短赤。舌红、苔黄腻，脉濡数。

［治法］清热利湿，舒经通络。

［推荐方剂］四妙散加味。

［药物］苍术、黄柏、牛膝、薏苡仁、防己、萆薢、海桐皮、络石藤、忍冬藤等。

3. 痰湿腰痛

［症状］腰部冷痛沉重，牵引背胁，阴雨为甚，或见便溏，舌淡暗、苔白腻，脉滑。

［治法］祛湿化痰，通络止痛。

［推荐方剂］羌独平胃二陈汤加味。

［药物］羌活、独活、苍术、厚朴、陈皮、甘草、法半夏、茯苓、红花、桃仁、没药、乳香等。

4. 风寒腰痛

［症状］腰痛拘急，或连脊背，或引膝踝，或见寒热，腰间冷痛，得温痛减。舌淡红、苔薄白，脉浮紧。

［治法］发散风寒，温经止痛。

［推荐方剂］蠲痹汤。

［药物］羌活、独活、秦艽、桂枝、海风藤、桑枝、乳香、木香、川芎、当归、甘草、淫羊藿等。

5. 风热腰痛

［症状］腰痛而热，小便热赤，或身热微汗，口干而渴，咽喉红肿。舌边有红刺，苔薄，脉浮数。

［治法］疏散风热，舒筋通络。

［推荐方剂］银翘散加羌活、独活、续断、黑豆、黄芩、蒲公英。

［药物］银花、连翘、竹叶、荆芥、牛蒡子、薄荷、桑叶、芦根、羌活、独活、续断、黑豆、黄芩、蒲公英等。

6. 风湿腰痛

［症状］腰背拘急，酸重疼痛，活动不利，或见发热恶风，或见颜面及四

肢浮肿。舌淡红、苔薄腻，脉浮涩。

［治法］祛风除湿、通络止痛。

［推荐方剂］羌活胜湿汤加减。

［药物］羌活、独活、川芎、防风、蔓荆子、藁本、甘草、细辛、防己、威灵仙、红花、当归、延胡索等。

（二）内伤腰痛

1. 肾虚腰痛

［症状］腰酸软而痛，喜揉喜按，腿膝无力，遇劳更甚，卧则减轻，常反复发作；肾阳虚腰痛者，腰痛喜温喜按，少腹拘急，面色㿠白，手足不温，舌淡，脉沉细；肾阴虚腰痛者，心烦失眠，口燥咽干，面色潮红，手足心热，舌红，脉弦细数。

(1) 肾阳虚腰痛

［治法］温补肾阳，温养筋脉。

［推荐方剂］右归丸、肾气丸加减。

［药物］熟地黄、山药、山茱萸、肉桂、制附片、杜仲、菟丝子、鹿角胶、巴戟天、茯苓、泽泻、牡丹皮等。

(2) 肾阴虚腰痛

［治法］滋阴补肾，濡养筋脉。

［推荐方剂］左归丸、补肝汤、养筋汤加减。

［物药］龟甲胶、鹿角胶、牛膝、菟丝子、山茱萸、山药、枸杞子、当归、川芎、熟地黄、白芍、酸枣仁、木瓜、甘草、麦冬、巴戟天、知母、黄柏等。

2. 脾湿腰痛

［症状］腰痛重滞，面色㿠白，纳食不香，或见大便溏薄。舌淡、苔白腻，脉滑或濡。

［治法］健脾运湿，通络止痛。

［推荐方剂］防己黄芪汤合平胃散加减。

［药物］防己、黄芪、白术、甘草、苍术、厚朴、陈皮、法半夏、茯苓、山楂、砂仁、红花、没药等。

3. 肝郁腰痛

［症状］腰痛连胁腹胀满，走窜作痛，忽聚忽散，不能久立行走。舌质淡红，苔薄，脉弦细或沉弦。

［治法］疏肝解郁，行气止痛。

［推荐方剂］柴胡疏肝散、天台乌药散加减。

［药物］天台乌药、木香、小茴香、青皮、高良姜、槟榔、川楝子、延胡索、柴胡、白芍、枳壳、陈皮、香附、川芎等。

（三）外伤瘀血或积累劳伤腰痛

1.瘀血腰痛

［症状］腰痛如刺，痛有定处，轻则俯仰不便，重则因痛剧而不能转侧，痛处拒按，日轻夜重。舌质紫暗，或有瘀斑，脉涩。

［治法］活血化瘀，理气通络。

［推荐方剂］身痛逐瘀汤、抵当汤加减。

［药物］牛膝、地龙、香附、羌活、秦艽、甘草、当归、川芎、黄芪、苍术、黄柏、乳香、没药、桃仁、红花、五灵脂、穿山甲、土鳖虫、水蛭等。

2.痰瘀腰痛

［症状］腰重痛时有刺痛，痛有定处，或条索结节，或皮肉凹凸，腰脊痛不可俯仰，反折不能俯或俯而不能仰，或姿势不正、身体旋转、扭曲、侧弯，舌质暗红、苔白腻，脉弦涩。

［治法］化痰软坚，消瘀散结。

［推荐方剂］化痰通络方、活络效灵丹加三棱、莪术、昆布、牡蛎。

［药物］法半夏、白术、陈皮、茯苓、胆南星、天麻、香附、天竺黄、酒大黄、丹参、乳香、没药、当归、三棱、莪术、昆布、牡蛎等。

第四节　腰痛的中医治疗原则

1.补虚与泻实　虚，指各种原因所致的气血阴阳精津液物质不足的统称，所谓"精气夺则虚"（《素问·通评虚实论》）。

补虚，是采用补气、养血、滋阴、补阳、填精等方法以扶助正气、补充物质不足、恢复气血等物质基础以治疗疾病的方法。如肾虚腰痛，阴虚者滋阴补肾法即是。

实，指感受外邪，或疾病过程中阴阳气血失调，体内病理产物蓄积，以邪气盛、正气不虚为其基本病理，表现为有余、亢盛、停聚为特征的各种证候的统称，所谓"邪气盛则实"（《素问·通评虚实论》）。

泻实，是采用祛除外邪、疏通郁滞、消除病理产物蓄积、恢复气血脏腑功能的治疗方法。如瘀血腰痛的活血化瘀、通络止痛法；肝郁腰痛的疏肝解郁、行气止痛法。

2. 清热与温寒　热证，是疾病的本质属于热性的证候，可以由感受热邪而致，也可以由机体自身阴虚阳亢而致。各类热证的证候表现也不尽一致，常见恶热喜冷，口渴喜冷饮，面红目赤，烦躁不宁，痰涕黄稠，吐血衄血，小便短赤，大便干结，舌红苔黄而干燥，脉数等。

清热，即是对热证性疾病采用清热泻火、清热凉血、清热解毒、疏风清热、清利湿热、清热滋阴等治疗热性疾病的方法。如风热腰痛的疏风清热法，湿热腰痛的清热利湿法。

寒证，是疾病的本质属于寒性的证候，可以由感受寒邪而致，也可以由机体自身阳虚阴盛而致。各类寒证的临床表现不尽一致，常见恶寒喜暖，面色㿠白，肢冷蜷卧，口淡不渴，痰涎清稀，小便清长，大便稀溏，舌淡苔白润滑，脉迟或紧等。

温寒，即是对寒证性疾病采用温阳散寒、温经通络、温补肾阳等治疗寒性疾病的方法。如寒湿腰痛的散寒祛湿、温经通络法，肾阳虚腰痛的温补肾阳、温养筋脉法。

3. 解表与通腑　表证是风寒或风热或风湿等邪气侵入卫表，影响太阳开机，出现恶寒发热，或微恶寒而发热微渴，或身热不扬、身疼腰痛，脉浮紧或浮数等。

解表法，是对卫表之邪采用辛温发散、辛凉透表或疏风祛湿等法以开泄腠理、祛除卫表之邪的治疗方法。如风湿腰痛的祛风除湿、通络止痛法，风热腰痛的疏散风热、舒筋通络法。

腑实或秽浊阻滞、腑气不通而大便秘结、大便难解，或黏滞不爽致腰痛发作或加重，宜用通腑法治疗。

通腑法，又称下法，即通过通便、下积、泻实、逐水，以消除燥屎、积滞、实热、水饮等证的治法。腰痛病当伴有便秘、积滞、水饮等邪气阻滞时，常用或合并使用通下法，常可达到意想不到的疗效，常根据邪气的不同有寒下、温下、润下、逐水的不同。

4. 软坚与散结　坚与结，如条索、结节、硬化、钙化，或积聚痞块，或顽痰死血，均为坚结。

软坚散结属于消法，是以消瘀散结、豁痰散结、消导软坚等治法使积聚或坚结之实邪得以消解溃散的方法。痰瘀腰痛的化痰软坚、消瘀散结之法。

5. 菀陈则除之　"菀"同"瘀"，瘀结、瘀滞之义，"陈"指陈旧，引申为时间长久。"菀陈"泛指体表或体内络脉瘀阻之类的病证。"除"，清除，指清除瘀血的刺血疗法或活血化瘀法。本法是指络脉瘀阻之类的病证可用清除瘀血的刺血疗法等清除恶血。瘀血腰痛的活血化瘀，理气通络法，或三棱针刺络放血法。

第五节　腰痛的中医九针治疗思路

九针是《内经》记载的九种针刺器具，分别为镵针、圆针、鍉（chí）针、锋针、铍针、圆利针、毫针、长针、大针。其针尖形态、长短大小、针身粗细等各不相同，分别对应不同的病变层次，分析梳理《内经》相关篇章，归纳总结如下。

一、九针形态长短大小与主治功用

1. 镵针　长一寸六分，取法于巾针，头大末锐，病在皮肤无常处，取以镵针于病所，肤白勿取。令无得深入而阳气出，主热在头身，以泻阳气。现演化为皮肤针，所治者病在皮部或卫表。

2. 圆针　长一寸六分，取法于絮针，筒其身而卵其锋，病在分肉间，取以圆针于病所，揩摩分间，不得伤肌肉，以泻分气，令无伤肉分，伤则气竭。所治者病在分肉间（肌肉间）。

3. 鍉针　长三寸半，锋如黍粟之锐，必大其身而圆其末，主按脉勿陷，以致其气，令邪出；病在脉，气少当补之者，取以鍉针于井荥分输。所治者病在经脉。

4. 锋针　长一寸六分，取法于絮针，筒其身，锋其末，刃三隅，主泻热出血，以发痼疾，而痼病竭；病在经络痼痹，取以锋针；病在五脏固居，取以锋针，泻于井荥分输，取以四时。所治者病痼疾刺血络。

5. 铍针　长四寸，广二分半，取法于剑锋，以取大脓。所治者大脓、筋膜拘挛（间室高压）、条索结节等。

6. 圆利针　长一寸六分，取法于氂针，尖如氂，且圆且锐，中身微大，反小其身，微大其末，令可深内，以取暴气痛痹者也。所治者暴疾痛痹，痹痛暴发（急重）、筋痹（筋腱附着处－筋结病灶点）。

7. 毫针　长三寸六分（另一说：一寸六分），取法于毫毛，尖如蚊虻喙，静以徐往，微以久留，正气因之，真邪俱往，出针而养，主寒热痛痹在络者也。所治者调养经气治寒热痛痹。

8. 长针　长七寸，取法于綦针，锋利身薄，主取深邪远痹。所治者骨解腰脊节腠理之间的深邪远痹。

9. 大针　长四寸，取法于锋针，尖如梃，其锋微圆，泻机关之水，主取大气不出关节者也。所治者关节积水、骨痹（在骨面揩摩）。

《灵枢·官针》指出："凡刺之要，官针最妙。九针之宜，各有所为，长短大小，各有所施。不得其用，病弗能移。病浅针深，内伤良肉，皮肤为痈；病深针浅，病气不泻，反为大脓。病小针大，气泻太甚，疾必为害；病大针小，气不泄泻，亦复为败。失针之宜，大者大泻，小者不移。"论述了浅深层次论治与针具选择的重要性。

二、腰痛病中医九针治疗思路

1. *局部治疗与远端治疗相结合*　腰痛病的治疗注重局部治疗，如局部取穴或阿是穴或筋结病灶点，此为常法。

腰痛病的关键病机是经脉痹阻、气血不通与不荣。十四经脉营血流注方向在太阳少阴交接环节，由手太阳在头面目内眦交接足太阳、足太阳在足小趾端交足少阴经，卫气与营血偕行。经脉气血流注如河道之上下游，上游阻塞，则下游河道干枯，治以开闸放水，以润河涸；下游阻塞，则上游水漫高原，治以开闸放水，以复常流。故腰部酸痛伴足太阳经脉循经痛麻木不适，可在足太阳经病痛之上头颈部或手太阳经寻找病灶反应点治疗；若腰痛较剧伴下肢放射痛剧，可在足太阳病痛之下游或足少阴肾经寻找病灶反应点进行治疗。若在上下经脉难找到病灶反应点，可以在上上游手少阴经、下下游手厥阴经寻找反应点治疗。这样的取穴法为远端取穴法之一。

其他法如督脉腰痛远取人中穴、足太阳腰痛取后溪、委中、太溪等，均为远端取穴法。

局部取穴法常直达腰痛病所，为临床所常用，而远端取穴法也符合腰痛病气血"虚"（不荣）与"滞"（不通）之病机，两者相配合结合九针不同针具，如毫针调气、锋针刺血或鍉针通脉，临床疗效更佳。

2. *层次治疗与整体治疗相结合*　所谓层次治疗，就是理清病变部位层次，采用不同针具治疗。在皮部者，可采用镵针或皮肤针；在皮下浅筋膜上者，多为散行之卫气所游行，可用锋针破皮、鍉针刺入皮下通调卫气；病在筋膜间者，可用铍针切开筋膜、疏通郁滞；病在肌肉者，可用锋针破皮、圆针刺入分肉间（经脉通行其间）理分肉以疏通经脉；病在经筋结聚点者，可用圆利针刺于筋结病灶点；腰痛病在经脉者，毫针调气、锋针刺血、鍉针通脉；腰痛病在骨解腰脊节（棘突间、关节突关节等）之间者，可用长针治其深邪远痹，现多用铍针或针刀以关刺、恢刺、输刺、短刺法治之；病在脏腑者，可选毫针、锋针、铍针等刺于相应脏腑所属之五输穴、俞募穴、下合穴，并结合中药辨证治疗。

所谓整体治疗，是从整体上把握腰痛病的病机环节，不限于局部与层次论治，常结合全身症状、五脏功能、气血盛衰、寒热属性、阴阳表里来统筹施治。如腰痛病伴阳气不足者，在局部层次治疗的基础上，可重灸百会，温通督阳，温补肾阳，针刺、艾灸、中药结合施治。

3. 前后治疗与上下治疗相结合　前后治疗，即腰痛病的治疗不限于腰的局部与层次，常前后结合施治。如《素问·骨空论》中有后病前治的论述，"督脉生病治督脉，治在骨上，甚者在脐下营"，督脉生病治督脉为常法，部位在脊柱（督脉短刺刺骨，可鼓动阳气、温通督阳、养神调神，改善外周或中枢疼痛敏化），严重者或效果不佳者，要选用脐下区域的经脉穴位或筋结病灶点如条索、结节等来治疗。

腰痛病涉及经筋为病者，"寒则筋急，热则筋弛纵不收，阴痿不用。阳急则反折，阴急则俯不伸"（《灵枢·经筋》）。其意有二：一是受寒热邪气的影响或损伤，会导致筋急与筋弛纵不收两种病理变化，故临证需分辨筋病之寒热，治疗方法不同；二是经筋分阴阳，阳筋受病会发生反折而不能俯，阴筋受病会发生俯而不能伸这两种较特殊的情况，同一疾病如表现为反折或俯不伸，则治疗方法和部位大相径庭，临证需加分析论治，否则难于取效。腰痛病俯而不能伸者，病在阴筋，而胸腹部、腹正中、大腿前内侧、小腿内侧多为阴筋分布，故阴筋为病所致腰痛者，常取前面的经筋治疗，并常与温熨、艾灸、中药温阳散寒法同用。阳筋急者反折不能俯，常取身体后侧之阳筋施治。

所谓上下治疗是在腰痛病变部位的上方（气血的来路）、下方（气血的去路）治疗相结合。如前所述的"经脉气血河道论"之开闸放水法（采用调气、放血、松筋、解结、刺骨等诸法疏通气血、消除经脉卡压堵塞以恢复气血对腰府各组织的营养供给），常用于腰痛病虚实夹杂者。

4. 左右治疗与内外治疗相结合　左右治疗即巨刺刺经、缪刺刺络法的运用。《素问·阴阳应象大论》："故善用针者，从阴引阳，从阳引阴，以右治左，以左治右。"《素问·缪刺论》："邪客于经，左盛则右病，右盛则左病，亦有移易者，左痛未已而右脉先病，如此者，必巨刺之，必中其经，非络脉也。故络病者，其痛与经脉缪处，故命曰缪刺。"腰痛病局部治疗（左腰痛配刺右腰部穴位）、远端治疗（左腰痛可选右后溪穴）均可运用左右治疗法。

内外治疗，内治者常用药物辨证论治，如前所述，或五脏情志生克论治；外治者常用针艾热熨诸法，两者常结合使用。

5. 单一治疗与综合治疗相结合　单一治疗即选用一种较有针对性的方法治疗单一病机腰痛的方法；而腰痛病病机较复杂、涉及筋脉骨肉病机者，应采用针刺为主的综合方法，涉及脏腑者常配合中药辨证治疗。通常腰痛病程较长者，多病情较复杂，故常用综合疗法，甚则中西医相结合施治。

6. 守神守机与运动导引相结合　高明的医生对疾病的治疗注重"守神"与"守机"，一般的医生往往只做到了"守形"与"守关"。《灵枢·九针十二原》有论："粗守形，上守神……粗守关，上守机。"

穴位，是神气游行出入之所，经络运行气血，又是神气运行的主要通道。针刺治病，治疗点主要在于穴位或关乎穴位。因此，针刺穴位以治疗疾病，主要目的之一就在于调动穴之神气，达到"以神驭气"、促进气血运行。《灵枢·九针十二原》："节之交，三百六十五会，知其要者，一言而终，不知其要，流散无穷，所言节者，神气之所游行出入也，非皮肉筋骨也。"

导引术其精髓在于"调身、调息、调心"，肢体运动（形）与呼吸运动（气）在意念调控（神）的主导下完成，动静结合，动中有静，刚柔并济，神变形随，以神驭气，以气运身，"形""气""神"紧密结合，融为一体，具有疏通经脉、行气活血、舒调经筋、扶正祛邪、培护元气、调整阴阳、促进新陈代谢、增强免疫力的作用。

如全国名中医王毅刚善用针刺天柱穴行"运动导引留针术"，是针刺与运动导引术的有机融合，发挥"针以调气、动以促通、调神导气"，具有"疏通经络、行气活血、舒缓经筋、调理筋骨、祛除外邪、调整阴阳、和调脏腑"的功效。用之来治疗腰痛病，可以充分发挥针刺镇痛作用，即调神（调节痛情绪、痛认知、抑制痛觉敏化）和调气血，促进镇痛物质释放，抑制致痛物质的产生，抑制炎性反应，调控脊髓闸门控制通路、针刺和痛信号各级中枢整合、调节离子通道功能，调节神经 - 内分泌 - 免疫网络，调节针刺镇痛信号传递神经环路等，从而影响气血物质变化和流通，发挥针刺疗法的最大效应。

因此，对于腰痛病的治疗，临床强调守神、守机与针刺运动导引有机融合，是腰痛病从形、气、神调治运用的充分体现。

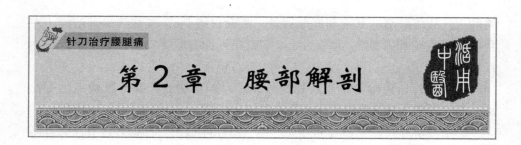

第2章　腰部解剖

脊柱是人体的中轴、支柱，上承颅骨，下连髋骨，中附肋骨，参与构成胸廓、腹腔及骨盆腔的后壁。成人脊柱由26块椎骨、椎体间的椎间盘、椎管内的脊髓，以及椎管外的肌肉、韧带、关节囊、神经和血管等软组织构成。脊柱侧面观有4个生理弯曲，颈曲、腰曲向前突出，胸曲、骶曲向后突，保证了脊柱的正常生理功能，对重心的维持和吸收震荡起重要的作用。脊柱中央有椎管，容纳脊髓，两侧有23对椎间孔，有相应节段的脊神经通过。在神经和肌肉的协同作用下，脊柱才能够完成人体躯干的前屈、后伸、侧屈、旋转及各种复合运动。腰椎上接胸椎，下续骶椎，是脊柱的重要组成部分。本章分节讲述腰椎的解剖特点。

第一节　腰椎椎骨及骨连结

一、腰椎椎骨

腰椎的椎骨由椎体、椎弓根、椎弓板、横突、棘突和上下关节突组成，其中椎弓根和椎弓板共同组成椎弓。椎弓根是椎弓连于椎体的狭窄部分。两侧的椎弓根伸向后内方变宽的骨板称椎弓板，它们在中线上会合。椎体和椎弓围成一孔，称椎孔。全部椎骨的椎孔连接成椎管，其内容纳脊髓等。椎体呈圆柱状，上、下面平坦，粗糙，是椎骨负重的主要部分。椎体的表面为薄层骨密质，内部是骨松质。在椎弓根的上、下缘各有一个切迹，相邻椎骨的上、下切迹共同围成椎间孔，有脊神经和血管通过。由椎弓板后面正中向后或后下方伸出一个突起，称棘突；由椎弓板与椎弓根的移行部向两侧各发出一个突起伸向外方，称横突；棘突和横突均为肌肉和韧带的附着处。在椎弓板发出横突处还向上、下方各发出一对突起，分别称上、下关节突。各关节突上均有光滑的关节面，相邻椎骨的上、下关节突构成关节突关节（图 2-1）。

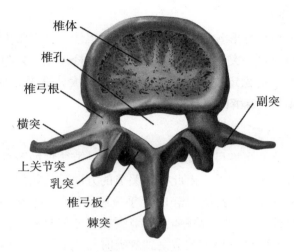

图 2-1 腰椎的结构

（一）腰椎椎体

腰椎由五块椎骨构成，椎体最粗壮，横切面呈肾形。椎体由纵向及横向略呈弧形的骨小梁构成，交织成网，以抵抗压应力及拉应力。随年龄增长，骨质逐渐疏松，即单位体积骨量减少，横行骨小梁变细，甚至消失，而纵行骨小梁增粗，周围皮质变薄。椎体由于长期负荷，可逐渐压缩变扁，或呈楔形，髓核也可经软骨板突向椎体，形成许莫氏结节；椎间盘退变后，椎体边缘出现骨质增生。腰椎的棘突宽而短，近似四方形板状，水平伸向后方，相邻的棘突间距较大，临床上常经此处的棘突间隙做穿刺。腰椎的上、下关节突粗大、垂直，关节面几乎呈矢状位。腰椎的椎孔呈三角形，宽大。

（二）腰椎横突

腰椎横突中，L_3 横突最长，其次为 L_2、L_4 横突，而 L_5 横突最扁短且向后方倾斜。由于 L_3 横突的弯度大、活动多，该处受到的杠杆作用和拉力最大。其上附着的筋膜、腱膜、韧带和肌肉承受的拉力较大，容易受损。附于横突上的肌肉如强烈收缩，可产生撕脱性骨折，合并广泛性肌肉、筋膜、腱膜撕脱伤，造成出血和浆液性渗出。急性损伤如处理不当或慢性劳损会导致横突周围瘢痕粘连、筋膜增厚和肌腱挛缩，引起腰痛。穿过肌筋膜的血管神经束受到卡压，也可引起腰部和臀部疼痛，此即第三腰椎横突综合征。横突根部的后下侧有一小结节，称为副突；在上关节突的后缘有一卵圆形隆起，称为乳突；腰椎乳突与副突之间可形成浅沟、切迹、孔或管；腰神经后内侧支由此骨孔或管穿行，骨质增生则压迫该神经。

（三）腰椎棘突

腰椎的棘突呈长方形骨板，下缘两侧位置很浅，末端膨大，下方如鼻翼状，可在体表触及这一突起。腰椎的棘突具有杠杆作用，并附着众多肌肉和韧带，增加了脊柱的稳定性。相邻棘突间空隙较大，适于穿刺入椎管，$L_{3\sim5}$棘突间是腰椎穿刺或麻醉的进针部位。

（四）腰椎关节突

腰椎的上关节突由椎弓根发出，向内与上一节腰椎的下关节突相接；下关节突由椎弓板发出，向外；由此椎间关节的方向呈矢状位，以利于腰椎的屈伸动作，但向下逐渐呈斜位，至 L_5 几乎呈冠状位。关节突关节保持脊柱稳定，损伤后因脊柱失稳而导致腰痛。关节囊在后伸位时松弛，为防止嵌压滑膜，多裂肌的部分纤维在自上关节突到棘突时与关节囊后层相连，使关节囊紧张。关节囊的上下两端有脂肪垫，以缓冲间隙。在腰椎间盘退变狭窄或腰椎过度前突时，下关节突尖部与相邻椎板间可形成假关节或骨质增生。关节突关节的炎症、创伤、退变等病变可导致腰腿痛。

二、骨连结

腰椎5个椎骨之间借韧带、软骨和滑膜关节相连，可分为椎体间连结和椎弓间连结（图 2-2）。

（一）椎体间的连结

椎体之间借椎间盘及前、后纵韧带相连。

1. 椎间盘　椎间盘由透明软骨板、纤维环和髓核构成，连结相邻两个椎体，成人有 5 个腰椎间盘。

(1) 透明软骨板：即椎体的上下软骨面，同时也是髓核的上下界，使髓核与相邻椎体分开。在椎骨进化过程中，椎体的上下面各有一次级骨化中心，其周围成骨形成骺环，但其中心仍一直保留为软骨，软骨板的大小和形状与上下相连的椎体相当。椎体上下无血管的软骨板如同髋、膝关节的关节软骨，可以承受压力、保护椎体，防止椎骨遭受压力。只要软骨板保持完整，椎体不会因压力而发生吸收现象。软骨板还可视作半渗透膜，在渗透压下，水分可以扩散至无血管的椎间盘。

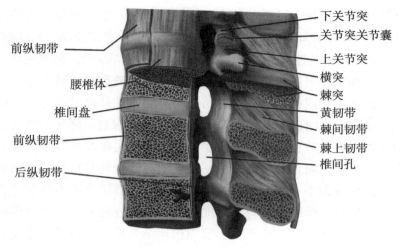

图 2-2 腰椎的骨连结

（2）纤维环：在上、下透明软骨板的周围有一圈坚强的纤维组织，由胶原纤维和纤维软骨组成，称为纤维环，是椎间盘的最主要维持负重的组织，与上下软骨板和脊柱前、后纵韧带紧密相连。纤维环呈同心层排列，各纤维的方向彼此交错。纤维环的前部及外侧部较后部约宽 1 倍，最内层纤维与髓核的细胞间基质相融合，无明显界限。纤维环连接相邻椎体，使脊柱在运动时作为一个整体，纤维环甚为坚固，紧密附着于软骨板上，保持脊柱的稳定性，必须有极大力量广泛撕裂纤维环，才能引起椎体间脱位。纤维环的特殊排列方向，使相邻椎体可以有轻度活动，但运动到一定限度时，纤维环紧张，又起节制韧带的作用，控制旋转运动。纤维环主要为胶原纤维，但也含有一定弹性纤维，其纤维可能伸长。过去认为椎间盘的弹性是由髓核的压缩及相邻纤维环的胶原纤维方向改变所致；实际上，形成弹性纤维的弹性蛋白是低应变主要的应力负荷部分，能在变形后恢复组织大小及形状，纤维环及髓核的弹性纤维的不同排列及形状能反应不同功能。纤维环包绕髓核，使其维持一定的位置及形状，在压力下，因力量平均分散于纤维环，又具有吸收震荡的作用。

（3）髓核：髓核是一种富有弹韧性半液体的胶状物质，占椎间盘切面的50%～60%。髓核由软骨样细胞组成，分散于细胞间基质。髓核含有 85% 的水分及退化的脊索残余，髓核一般位于纤维环的中部，较偏后，并不绝对在中心。髓核随外界的压力而改变其位置及形状，其位置在不同脊椎有所不同。髓核的密度有所不同，随年龄而增大。

椎间盘既坚韧，又富弹性，承受压力时被压缩，除去压力后又复原，具有"弹性垫"的作用，可缓冲外力对脊柱的震荡，也可增加脊柱的运动幅度。23 个椎间盘的厚薄各不相同，以中胸部较薄，颈部较厚，而腰部最厚，所以颈、腰椎的活动度较大。颈、腰部的椎间盘前厚后薄，胸部的则与此相反。其厚薄和大小可随年龄而有差异。当纤维环破裂时，髓核容易向后外侧脱出，突入椎管或椎间孔，压迫相邻的脊髓或神经根引起放射性疼痛或麻木，临床称为椎间盘突出症。人到 20—30 岁及以后，随年龄增长，椎间盘逐渐发生退行性改变。椎间盘随年龄增长可发生脱水和纤维化等退行性变，引起萎缩。椎间盘退行性变后，失去固有的弹性与韧性，脊柱正常曲度消失，活动变为不灵活，表现为椎间隙狭窄，椎体边缘不整和骨质密度增高，髓核后移。椎间盘进一步退变，可向不同方向突出，在椎体边缘掀起后纵韧带等，在其下方小三角形空隙内逐渐骨化，而形成唇样变，椎间孔及侧隐窝变窄。椎间盘由于外伤或本身变性，髓核或纤维环，或两者向椎管或椎间孔管突出。椎间盘突出均伴有纤维环破裂，呈环形、纵行或辐射形破裂。突出部分挤压神经根，引起充血、水肿或变性等变化，突出的组织最后可呈纤维化或钙化。如椎间盘退化，椎间隙狭窄，加以相应椎骨的关节面向前移位，椎间孔（管）缩小，可引起神经根压迫症状及无菌性炎症。

2. 前纵韧带　椎体前面延伸的一束坚固的纤维束，宽而坚韧，上自枕骨大孔前缘，下达 S_1 或 S_2 椎体。其纵行的纤维牢固地附着于椎体和椎间盘，有防止脊柱过度后伸和椎间盘向前脱出的作用。

3. 后纵韧带　位于椎管内椎体的后面，窄而坚韧。起自枢椎并与覆盖枢椎椎体的覆膜相续，下达骶骨。与椎间盘纤维环及椎体上下缘紧密连结，而与椎体结合较为疏松，有限制脊柱过度前屈的作用。

（二）椎弓间的连结

椎弓间的连结包括椎弓板、棘突、横突间的韧带连结和上、下关节突间的滑膜关节连结。

1. 黄韧带　连结相邻两椎弓板间的韧带，由黄色的弹性纤维构成。黄韧带参与构成椎管后壁，腰部的黄韧带最厚，若发生黄韧带肥厚时，可压迫马尾或腰神经。黄韧带有限制脊柱过度前屈的作用。

2. 棘间韧带　连结相邻棘突间的薄层纤维，附着于棘突根部到棘突尖。向前与黄韧带、向后与棘上韧带相移行。腰部的棘间韧带比较宽厚，呈四方形。

3. 棘上韧带　棘上韧带是连结胸、腰、骶椎各棘突尖之间的纵行韧带，前方与棘间韧带相融合，都有限制脊柱前屈的作用。

4. 横突间韧带　位于相邻椎骨横突间的纤维索，腰部的横突间韧带发育较好，呈膜状，部分与横突间肌混合。

5. 关节突关节　由相邻椎骨的上、下关节突的关节面构成，关节面有透明软骨覆盖，关节囊附于关节面周缘，属于平面关节，只能作轻微滑动。

（三）腰椎与骶骨、髂骨之间的连接

骶骨与髂骨耳状面构成骶髂关节，关节面凹凸不平，但彼此结合紧密。关节囊紧张，附于关节面周缘，其前、后均有韧带加强，分别有骶髂前、后韧带，后上方有骨间韧带连于骶骨粗隆与髂骨粗隆之间。骶髂关节结构牢固，属于微动关节，以适应下肢支持体重的功能。在妊娠后期其活动度可略增大，以适应分娩功能。

腰椎与骨盆之间有下列韧带加强。

1. 髂腰韧带　坚韧肥厚，由 L_5 横突横行放散至髂嵴的后上部，有防止腰椎向下脱位的作用。

2. 骶结节韧带　位于骨盆后方，起自骶、尾骨侧缘，纤维束斜向下外集中，附于坐骨结节内侧缘。

3. 骶棘韧带　位于骶结节韧带前方，起自 S_4 水平至 C_0 横突外侧缘，呈三角形纤维束斜向下外集中，附于坐骨棘，其起始部为骶结节韧带所遮盖。

骶棘韧带与坐骨大切迹围成坐骨大孔，骶棘韧带、骶结节韧带和坐骨小切迹围成坐骨小孔。肌肉血管和神经等从盆腔穿此二孔至臀部和会阴。

第二节　腰部的肌肉及筋膜

1. 背阔肌　为全身最大的扁肌，呈三角形，位于背的下半部及胸的后外侧，以腱膜起自下 6 个胸椎的棘突、全部腰椎的棘突、骶正中嵴及髂嵴后部等处，肌束向外上方集中，以扁腱止于肱骨小结节嵴。作用：使肱骨内收、旋内和后伸，使高举的上臂向臂内侧移动，如自由泳时的划水动作。背阔肌的肌纤维斜向外上，可拉肱骨向下；当肱骨固定时，一侧收缩拉脊柱向同侧弯曲，两侧收缩时，则提躯干向上。

2. 下后锯肌　位于背阔肌中部的深面，借腱膜起自 $T_{11、12}$ 棘突及上位 $L_{1、2}$ 棘突，肌纤维斜向外上方，止于第 9～12 肋骨肋角外，作用：下拉肋骨向后，并固定肋骨，协助膈的呼气运动。

3. **竖脊肌** 又称骶棘肌，为背肌中最长、最大的肌，纵列于躯干的背面、脊柱两侧的沟内，起自骶骨背面和髂嵴的后部，向上分出 3 群肌束，由内向外逐渐分为并列的三个纵行肌柱。外侧为髂肋肌（分为腰髂肋肌、胸髂肋肌、颈髂肋肌）；中部为最长肌（分为胸最长肌、颈最长肌、头最长肌）；内侧为棘肌（分为胸棘肌、颈棘肌、头棘肌）。分别止于肋骨肋角下缘，颈椎和胸椎横突、颞骨乳突及颈椎和胸椎棘突。其中以最长肌最强大，棘肌最为薄弱。作用：使脊柱后伸和仰头，一侧收缩使脊柱侧屈。

4. **腰方肌** 位于腹后壁脊柱两侧，其后方有竖脊肌。该肌起自髂嵴后部，向上止于第 12 肋和 $L_{1\sim4}$ 横突。作用：能下降和固定第 12 肋，一侧收缩能使脊柱侧屈（图 2-3）。

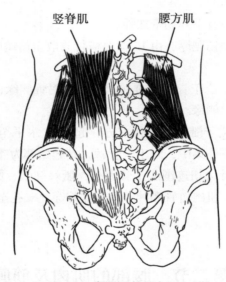

竖脊肌　　　腰方肌

图 2-3　竖脊肌与腰方肌

5. **横突棘肌** 由多个斜肌束组成，排列于由骶骨至枕骨的整个脊柱的背面，为竖脊肌（骶棘肌）所掩盖。肌束起自下位椎骨的横突，斜向内上方，跨越 1~6 个椎骨不等，止于上位椎体的棘突。由浅而深可分为 3 层：浅层为半棘肌（胸半棘肌、颈半棘肌和头半棘肌），肌纤维较长而直，斜跨 4~6 个椎骨，位于背部和项部，其中头半棘肌向上附着于枕骨上项线以下的骨面；中层为多裂肌，肌纤维短而略斜，斜跨 2~4 个椎骨；深层为回旋肌，肌纤维最短，可分为长回旋肌和短回旋肌，短回旋肌起于横突，止于上面第 1 个椎体的棘突根部，长回旋肌起于横突，止于上面第 2 个椎体的棘突根部。两侧横突棘肌收缩，可使躯干后伸，单侧收缩可使躯干向同侧侧屈并转向对侧。

6. 腰大肌　腰大肌位于脊柱腰部两侧，起自腰椎体侧面和横突，肌束走向外下，经腹股沟韧带深面，以腱止于股骨小转子。腰大肌被一筋膜鞘包裹，当腰椎结核有积脓时，脓腋可沿此鞘流入髂窝或大腿根部。作用：使髋关节屈和旋外。当下肢固定时，可使躯干前屈，如仰卧起坐。

7. 胸腰筋膜　包裹在竖脊肌和腰方肌的周围，在腰部筋膜明显增厚，可分为浅、中和深层。浅层位于竖脊肌的后面，向内附于棘上韧带，外侧附于肋角，向下附于髂嵴，也是背阔肌的起始腱膜，白色而有光泽。中层分隔竖脊肌和腰方肌，中层和浅层在外侧会合，构成竖脊肌鞘。深层覆盖腰方肌前面，三层筋膜在腰方肌外侧缘会合而成为腹内斜肌和腹横肌的起点。由于腰部活动度大，在剧烈运动中，胸腰筋膜可扭伤，为腰痛的常见病因之一（图 2-4）。

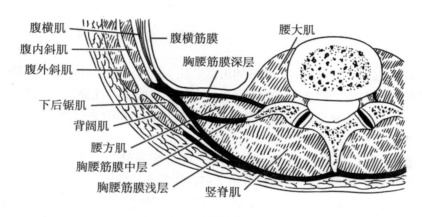

图 2-4　胸腰筋膜

第三节　脊神经

31 对脊神经包括 8 对颈神经，12 对胸神经，5 对腰神经，5 对骶神经和 1 对尾神经。第 1 颈神经在枕骨与寰椎间穿出椎管，第 8 颈神经在 C_7 和 T_1 间的椎间孔穿出，以下的胸神经和腰神经均分别在同序数椎骨下方的椎间孔穿出。第 1～4 骶神经穿出相应的骶前、后孔，第 5 骶神经和尾神经由骶管裂孔穿出。

脊神经出椎间孔后，立即分为前支、后支、脊膜支和交通支。前、后支均为混合性（图 2-5）。

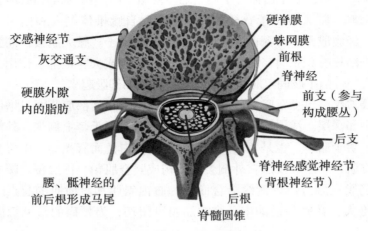

图 2-5　腰椎脊神经

一、脊神经后支

后支细小，穿横突间（骶部的出骶后孔）后行，主要分布于项、胸、腰、臀部的皮肤和项、背及腰骶部深层肌，有较明显的节段性分布。

脊神经后支自椎间孔处由脊神经分出后，进一步分为后内侧支和后外侧支，支配脊柱区皮肤和深层肌。

腰神经后支向后行，绕下位椎骨上关节突外侧，经腰神经后支骨纤维孔至横突间肌内侧缘，分为后内侧支和后外侧支。后内侧支在下位椎骨上关节突根部的外侧斜向后下，经腰神经后内侧支骨纤维管至椎弓板后面转向下行，分布至背深肌和脊柱的关节突关节等。第 5 腰神经后内侧支经 L_5 下关节突的下方，向内下行；后外侧支在下位横突背面进入竖脊肌；然后两支在肌的不同部位穿胸腰筋膜浅出，斜向外下行。第 1～3 腰神经的后外侧支参与组成臀上皮神经，跨越髂嵴后部达臀区上部（图 2-6）。

从上述可见，腰神经后支及其后内侧支和后外侧支分别经过骨纤维孔、骨纤维管或穿胸腰筋膜裂隙。正常情况下，神经和血管通过这些孔、管不会受到压迫；发生病变时，这些孔、管可能会压迫神经和血管，引起疼痛。

1.腰神经后支骨纤维孔　位于椎间孔的后外方，开口向后，与椎间孔的方向垂直。其上外侧界为横突间韧带的内侧缘，下界为下位椎骨横突的上缘，内侧界为下位椎骨上关节突的外侧缘。骨纤维孔的体表投影相当于同序数腰椎棘突外侧下述两点的连线上（中等身材）：上位点在 L_1 平面后正中线外侧 2.3cm，下位点在 L_5 平面后正中线外侧 3.2cm。

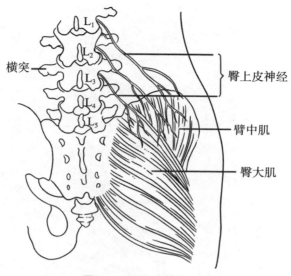

图 2-6　臀上皮神经

2. 腰神经后内侧支骨纤维管　位于腰椎乳突与副突间的骨沟处，自外上斜向内下，由前、后、上、下四壁构成。前壁为乳突副突间沟，后壁为上关节突副突韧带，上壁为乳突，下壁为副突。管的前、上、下壁为骨质，后壁为韧带，故称为骨纤维管。但有时后壁韧带骨化，则形成完全的骨管。骨纤维管的体表投影在同序数腰椎棘突下外方的下述两点连线上（中等身材）：上位点在 L_1 平面后正中线外侧约 2.1cm，下位点在 L_5 平面后正中线外侧约 2.5cm。

二、脊神经前支

前支粗大，支配颈、胸、腹（脊神经后支支配范围以外的）以及四肢的肌肉并分布相应区域的皮肤。前支除 $T_{2\sim11}$ 外，其余各支分别组成丛，即颈丛、臂丛、腰丛和骶丛（图 2-7）。

（一）腰丛

腰丛由第 12 胸神经前支的一部分、第 1～3 腰神经前支及第 4 腰神经前支的一部分组成。腰丛位于腰大肌深面，腰椎横突前方。分支：髂腹下神经、髂腹股沟神经、生殖股神经、股外侧皮神经、股神经、闭孔神经。

1. 髂腹下神经　自腰大肌外缘穿出，在腰方肌的前面行向外下，在髂嵴上方，穿入腹内斜肌和腹横肌间前行，约在腹股沟管浅环上方 2cm 浅出。皮

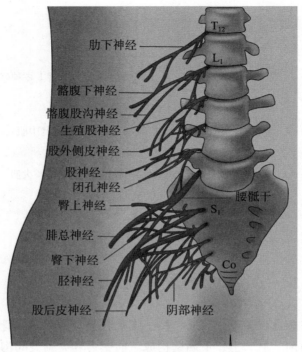

肋下神经

髂腹下神经

髂腹股沟神经

生殖股神经

股外侧皮神经

股神经

闭孔神经

臀上神经

腓总神经

臀下神经

胫神经

股后皮神经

阴部神经

T_{12}

L_1

腰骶干

S_1

Co

图 2-7 腰丛与骶丛分支

支分布于臀外侧部、腹股沟区及下腹部皮肤；肌支支配腹壁肌。

2. 髂腹股沟神经　在髂腹下神经的下方，行走方向与髂腹下神经略同，于髂前上棘处穿入腹内斜肌与腹横肌之间前行，向下穿经腹股沟管在精索（子宫圆韧带）浅面自腹股沟管浅环外出。皮支分布于腹股沟部和阴囊（大阴唇）的皮肤；肌支支配腹壁肌。

3. 生殖股神经　自腰大肌前面穿出后，在腰大肌浅面下行，于腹股沟韧带上方分成生殖支和股支。生殖支穿经腹股沟管，分布于提睾肌和阴囊（大阴唇）皮肤。股支伴髂外动脉的外侧下降，分布于腹股沟韧带下方的皮肤。

4. 股外侧皮神经　自腰大肌外缘穿出，斜越髂肌表面，在髂前上棘的内侧经腹股沟韧带深方达股部，约在髂前上棘下方 5cm 处穿出深筋膜，分布于大腿外侧部的皮肤。

5. 股神经　为腰丛最大的分支，先在腰大肌与髂肌之间下行，约在腹股沟中点稍外侧处，穿腹股沟韧带深方、股动脉外侧达股部。分支：肌支支配耻骨肌、股四头肌和缝匠肌；皮支，前皮支有数条，分布于大腿和膝关节前面的皮肤。隐神经为股神经最长的皮支，其伴股动脉在收肌管中下行，穿过收肌腱裂孔后，从缝匠肌和股薄肌的止腱后，伴大隐静脉下行，分布于髌下、小腿内侧面和足内侧缘的皮肤。

6. 闭孔神经　自腰大肌内缘走出后，入骨盆，沿骨盆侧壁至闭膜管穿出骨盆，分前、后两支。前支行于长收肌和短收肌间，后支行于短收肌与大收肌间。闭孔神经的皮支分布于大腿内侧面的皮肤，肌支支配大腿内收肌群和闭孔外肌。

（二）骶丛

骶丛由第 4 腰神经前支的余部和第 5 腰神经前支合成的腰骶干、全部骶神经和尾神经的前支组成。骶丛位于盆腔内，骶骨和梨状肌的前面，髂内血管和输尿管的后方。分支：臀上神经、臀下神经、股后皮神经、阴部神经、坐骨神经。

1. 臀上神经　由骶丛发出后，伴臀上血管经梨状肌上孔出盆骨，支配臀中肌、臀小肌和阔筋膜张肌。

2. 臀下神经　伴臀下血管至梨状肌下孔出骨盆，支配臀大肌。

3. 股后皮神经　穿梨状肌下孔出骨盆，至臀大肌下缘浅出，分布于股后侧和腘窝的皮肤。

4. 阴部神经　伴阴部内血管经梨状肌下孔出骨盆，绕坐骨棘的后方，经坐骨小孔至坐骨肛门窝。分支：肛神经、会阴神经、阴茎（阴蒂）背神经。

5. 坐骨神经　全身最粗大的神经。经梨状肌下孔出骨盆至臀大肌深面，在股骨大转子与坐骨结节之间下行至股后面。在股二头肌深面下降至腘窝，在腘窝上方分为胫神经和腓总神经。

(1) 胫神经：沿腘窝中线下行，在小腿伴胫后动脉下行于比目鱼肌深面，继而在内踝后方，屈肌支持带深方的踝管处分为足底内、外侧神经进入足底。分支：①肌支，支配小腿后群肌；②关节支，至膝关节和踝关节；③腓肠内侧皮神经，伴小隐静脉下行，沿途分布于小腿后面下外侧部，在小腿下部与腓肠外侧皮神经吻合成腓肠神经，经外踝后方沿足外侧前行，分布于足背及小趾外侧缘皮肤。④足底内、外侧神经，为胫神经的两个终支，分别伴同名动脉行于足底内、外侧，发分支分布于足底的皮肤并支配足底诸肌。

(2) 腓总神经：与胫神经分离后，沿腘窝外侧壁至腓骨头后方，继经腓骨长肌深方并穿此肌，绕腓骨颈外侧面，分为腓浅神经和腓深神经。①腓浅神经：在腓骨长、短肌与趾长伸肌间下行，分出肌支支配腓骨长、短肌，主干向下，在小腿下部浅出为皮支，分布于小腿外侧、足背及第 2～5 趾背的皮肤。②腓深神经：伴胫前动脉，在胫骨前肌与姆长伸肌间下行，支配小腿前面诸肌，主干经伸肌支持带深方至足背，伴足背动脉向前，发肌支支配足背肌，皮支分布于第 1、2 趾相对缘的皮肤。

腓总神经还发出腓肠外侧皮神经分布于小腿外侧面皮肤，并与胫神经的腓肠内侧皮神经吻合成腓肠神经。

三、脊膜支

脊膜支细小，经椎间孔返回椎管，分布于脊髓的被膜和脊柱的韧带。

脊神经脊膜支也被称为窦椎神经。窦椎神经自脊神经干发出后，与来自椎旁交感干的交感神经纤维一起，经椎间孔返回椎管内，分布至硬脊膜、脊神经根的外膜、后纵韧带、椎管内动静脉血管表面和椎骨骨膜等结构。脊膜支含有丰富的感觉纤维和交感神经纤维。

四、交通支

交通支为连于脊神经前支与交感干之间的细支。其中 $T_{1\sim12}$ 和 $L_{1\sim3}$ 脊神经的前支发出白交通支连于交感干；而来自交感干连于每条脊神经的为灰交通支。

（一）腰交感干

腰交感干位于腰椎体的前外侧，腰大肌的内侧缘，通常有 3～4 对腰神经节。腰交感干发出的分支如下。

1. 节后纤维经灰交通支进入 5 对腰神经，并随神经分布至下肢的血管、汗腺和立毛肌。

2. 部分节前纤维穿过腰交感神经节组成腰内脏神经，止于肠系膜下神经节，节后纤维分布至结肠左曲以下的消化管和盆腔脏器，并有纤维伴随血管分布至下肢。当下肢血管痉挛时，可手术切除腰交感干以获得缓解。

（二）骶交感干

骶交感干位于骶骨前面，骶前孔内侧，有 2～3 对骶神经节；尾交感干由 1 个奇神经节及其分支构成。骶、尾部交感干的分支如下。

1. 节后纤维经灰交通支连于骶、尾神经，分布于下肢及会阴部的血管、汗腺和立毛肌。

2. 发出一些小支加入盆丛，分布于盆腔脏器。

第四节　椎间孔、椎管和腰神经通道

一、椎间孔

椎间孔的上界为相邻上位椎骨椎弓根的下切迹，下界为相邻下位椎骨椎弓根的上切迹，前方有椎间盘和相邻椎骨椎体的后面，后方为下关节突、上关节突、关节突关节的关节囊和黄韧带的外侧缘。椎间孔是骨纤维性通道，有神经血管穿过，任何骨性或纤维性病变都可造成椎间孔的狭窄，压迫神经。

（一）椎间孔纤维隔

椎间孔内有神经根、动脉、静脉和交感神经等通过。在椎间孔的中下部有一纤维隔，连于椎间盘纤维环与关节突关节之间，将椎间孔分为上、下两个通道，上方通道有神经根、动脉和一条静脉通道，下方通道有另一条静脉通行。在出椎间孔外口时，在外口的中上部又被一连于椎间盘的纤维隔分成上、下两个孔，分别走行静脉、神经根和动脉。在腰椎部，各椎间孔外口有纤维膜封闭，在上位腰椎封闭外口的纤维膜较薄；而在下位腰椎封闭口的纤维膜却很坚厚，呈膜片状，将外口大部分封闭。椎间孔内纤维隔和椎间孔外口处的纤维膜的作用是分隔固定脊神经与血管，对管壁较薄的椎间血管，特别是静脉起保护作用。

（二）脊神经根与椎间孔

脊神经根出椎间孔时，也将硬脊膜、蛛网膜一并带出，而在椎间孔外口处形成神经根袖，袖内亦含脑脊液。神经根袖的周围有纤维结缔组织将其固定在椎间孔外口的周围。上述的纤维结缔组织，为"脊神经根袖悬韧带"。脊神经根袖悬韧带的上、下端，分别附着于上、下横突根部的上、下缘；其外缘，与横突间韧带愈合；内缘，附着于椎间孔外口的周围。脊神经根袖悬韧带对脊神经根起着保护和固定的作用。然而当腰椎间盘突出、脊神经根受挤压时，位于硬脊膜外腔段的脊神经根，就因此而缺少避让和逃逸的有效空间，久之形成粘连、瘢痕和无菌性炎症，引起根性神经麻木疼痛的表现（图 2-8）。

（三）椎间孔安全三角区

神经根从上位椎体的椎弓根切迹下方、即椎间孔上方出椎间孔后，向前、向下方斜行越过椎间盘纤维环后缘，其与下一椎体的上缘及其上关节突

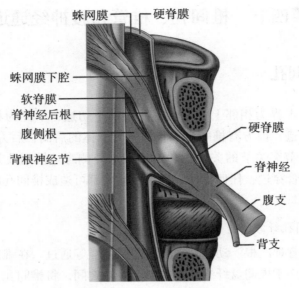

图 2-8 脊神经根与椎间孔

的前外侧面构成一无重要组织结构的安全三角区，相当于椎间孔下 1/2 部位，即所谓的"工作三角区"，椎间盘纤维环的后外侧部即位于此区内，该区前缘无骨性结构遮挡。当椎间盘纤维环的后外侧部突出时，突出物可侵入此区。针刀在此处松解，是比较安全的。

二、椎管

椎管是所有椎骨的椎孔串连成的一条骨纤维性管道，上通过枕骨大孔与颅腔相通，下达骶管裂孔而终。其内容物有脊髓及其被膜、脊神经根、血管及结缔组织等。椎管的前壁由椎体后面、椎间盘后缘和后纵韧带构成；后壁为椎弓板、黄韧带和关节突关节；两侧壁为椎弓根和椎间孔。椎管骶段由融合的骶椎椎孔连成，完全是骨性管道。在横断面上，各段椎管腔的形态和大小不完全相同。颈段上部近枕骨大孔处近似圆形，往下逐渐演变为三角形，矢径短，横径长；胸段大致呈椭圆形；腰段上部、中部由椭圆形逐渐演变为三角形；腰段下部椎管的外侧部逐渐出现侧隐窝，使椎管呈三叶草形；骶段呈扁三角形。腰椎椎管的正中矢径（前后径）自椎体后缘中点至棘突基底，平均为 17mm（14～20mm），正常最低值为 13～15mm，男女椎管矢径差别不大。横径（弓根间径）为两侧椎弓根内面连线，平均为 24mm（19～29mm），正常最低值为 18～20mm，在 $L_{2\sim4}$ 最窄。男性椎管横径平均值较女性大

1.12mm。侧隐窝是椎管最狭窄部分，为神经根的通道，其矢径越小，横径越大，表示侧隐窝越窄越深。构成椎管壁的任何结构发生病变，如椎体骨质增生、椎间盘突出、黄韧带肥厚、后纵韧带骨化或肥厚等，均可使椎管腔变形或变窄，压迫其内容物，形成粘连、瘢痕和无菌性炎症，而引起一系列症状。

三、腰神经通道

腰神经通道是指腰神经根从离开硬膜囊至椎间管外口所经过的一条骨纤维性管道，下腰部的脊神经根先在椎管的侧隐窝内斜向下方行走一段距离后，才紧贴椎间孔的上半出孔。在神经根走行过程中，存在几个间隙，可使神经根遭受卡压（图 2-9）。

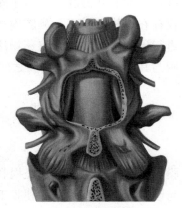

图 2-9　腰神经通道

1. 盘黄间隙　即椎间盘与黄韧带之间的间隙，测量数值 L_1 为 4.7mm，L_2 为 3.4mm，L_3 为 2.5mm，L_4 为 1.9mm，L_5 为 2.5mm。盘黄间隙在椎间管内口较小，在下位腰椎尤为显著，几乎将内口下部封闭。椎间盘有退变时，椎间盘自椎体后方向四周膨出，如同时有黄韧带增厚，向前突出，将使盘黄间隙进一步狭窄。

2. 侧隐窝　侧隐窝是侧椎管，也是神经根管狭窄部分，其前面为椎体后缘，后面为上关节突前面与椎弓板和椎弓根连结处，外面为椎弓根的内面，内侧入口相当于上关节突前缘平面，侧隐窝向下外续于椎间孔。椎孔呈三叶形者，侧隐窝尤为明显，侧隐窝矢径越小，横径越大，表示越窄、越深。L_5 侧隐窝狭窄最常见，其原因是：①椎孔呈三叶形；②侧隐窝明显，矢径可小至 2～3mm；③上关节突增生变形较多。

3. 上关节突旁沟　腰神经向外经上关节突前缘所形成的沟。上关节突前缘神经移行处如呈球形增大，并有内聚，其与椎体后面之间的距离变窄，易使神经根遭受压迫。

4. 椎弓根下沟　椎间盘明显退变缩窄时，可使上一椎体连同椎弓根下降，后者与椎间盘侧方膨出形成一沟，可使通过的神经根发生扭曲，在椎间盘退变萎陷两侧不对称时更易发生。

第五节 脊髓的被膜

一、硬脊膜

硬脊膜是由致密结缔组织构成的厚而坚韧的纤维膜，呈管状包裹脊髓与脊神经根丝。上端附着于枕骨大孔边缘，并与硬脑膜续连，下部从 S_2 平面变细，包裹终丝，附于尾骨，两侧在椎间孔处与脊神经外膜相续。硬脊膜与椎管内面的骨膜之间为狭窄的硬膜外隙，内含疏松结缔组织、脂肪、淋巴管、神经、动脉和静脉丛。由于硬脊膜在枕骨大孔边缘与骨膜紧密附着，故此隙仅存在于椎管，不与颅腔内相通。隙内为负压，并有脊神经根经过。临床上进行硬膜外麻醉，即将药物注入此间隙，阻滞脊神经根内的神经传导。硬脊膜与其深面的脊髓蛛网膜之间有潜在的硬膜下隙。

二、脊髓蛛网膜

脊髓蛛网膜为半透明、无血管的薄膜，与脑蛛网膜相延续，衬于硬脊膜的内面，也包裹脊神经根和脊神经节，并与脊神经外膜融合。脊髓蛛网膜与硬脊膜之间有潜在的硬膜下隙，与软脊膜之间有较宽阔的蛛网膜下隙，两层间有许多纤细的结缔组织小梁相连，隙内充满脑脊液。该隙向上与脑蛛网膜下隙相通，其下部，自脊髓下端至 S_2 平面扩大为终池，内有马尾和终丝。因此，临床上可在 $L_{3、4}$ 或 $L_{4、5}$ 之间进行穿刺，抽取脑脊液或注入药物而不会伤及脊髓。

三、软脊膜

软脊膜为薄而富有血管的透明结缔组织膜，紧贴于脊髓表面，并延伸入脊髓的沟裂中，在脊髓下端延续为终丝，向下附着于尾骨。软脊膜在脊髓两侧脊神经前、后根之间形成锯齿状的齿状韧带，从枕骨大孔至第 1 腰神经根间共约 21 对。齿状韧带的作用是将脊髓、软脊膜、脊髓蛛网膜和硬脊膜联系在一起。齿状韧带、终丝和脊神经根将脊髓固定于椎管内并浸泡在脑脊液中，加之硬膜外隙内的脂肪组织和椎内静脉丛的弹性垫作用，使脊髓不易受到外界震荡的损伤。齿状韧带也可作为椎管内手术的标志。

脊神经根丝离开脊髓后，即横行或斜行于蛛网膜下隙，汇成脊神经前根和后根，穿蛛网膜囊和硬脊膜囊，行于硬膜外隙中。脊神经根在硬脊膜囊以内的一段，为蛛网膜下隙段，穿出硬脊膜囊的一段，为硬膜外（隙）段。脊神经根离开脊髓时被覆以软脊膜，当穿脊髓蛛网膜和硬脊膜时，便带出此二膜，形成蛛网膜鞘和硬脊膜鞘。此三层被膜向外达椎间孔处，逐渐与脊神经外膜、神经束膜和神经内膜相延续。蛛网膜下隙可在神经根周围向外侧延伸，至脊神经节近端附近，一般即逐步封闭消失。有时可继续沿神经根延伸，如果此时进行脊柱旁注射，药液就可能由此进入蛛网膜下腔的脑脊液内（图 2-10 和图 2-11）。

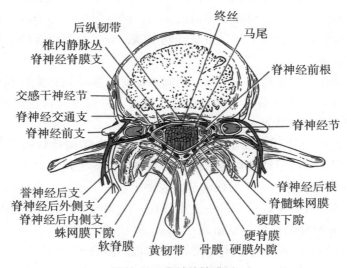

图 2-10　脊髓的被膜（一）

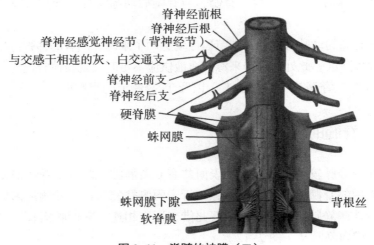

图 2-11　脊髓的被膜（二）

第六节 脊髓及腰椎的血供

一、脊髓动脉

1. 脊髓前动脉 由椎动脉末段发出，左、右脊髓前动脉沿延髓前面下降并向中线靠拢，在枕骨大孔上方合并为一支进入椎管，沿脊髓前正中裂下降至脊髓颈膨大，在后者下方有节段性动脉与脊髓前动脉吻合形成脊髓前正中动脉。分支分布于脊髓前角、侧角、灰质连合、后角基部、前索和侧索。

2. 脊髓后动脉 由椎动脉发出向后走行，经枕骨大孔出颅后在脊神经后根内侧，沿脊髓后外侧沟下行，直至脊髓末端，分支分布于脊髓后角基部以后的部分和后索。

3. 根髓动脉 为来自颈升动脉、肋间后动脉、腰动脉和骶外侧动脉等发出的节段性动脉。根髓动脉经椎间孔进入椎管，沿脊神经前、后根至脊髓，并与脊髓前、后动脉吻合。

前根动脉沿脊神经前根至脊髓，发出分支与脊髓前动脉吻合，并分出升、降支与相邻的前根动脉相连。前根动脉主要供应下颈节以下脊髓的腹侧2/3区域，其数量不等，少于后根动脉，较多出现在下颈节、上胸节、下胸节和上腰节，其中有两支较粗大：一支出现在 $C_{5\sim8}$ 和 $T_{1\sim6}$ 节，称颈膨大动脉，供应 $C_5\sim T_6$ 节的脊髓；另一支出现在 $T_{8\sim12}$ 和 L_1 节，以 T_{11} 节为多见，称腰骶膨大动脉或称大前根动脉，主要营养 T_7 节以下的脊髓。在肋间后动脉起始部手术时，应注意保护这些血管，以免影响脊髓的血供。

后根动脉沿脊神经后根至脊髓，与脊髓后动脉吻合，分支营养脊髓侧索的后部。

由于脊髓的动脉有椎动脉和节段性动脉两个来源，两者的移行部位因吻合薄弱而称危险区。此处在一个来源的血液供应不足时，就易使脊髓受到缺血性损伤，如 $T_{1\sim4}$ 脊髓节（特别是 T_4）以及 T_1 脊髓节的腹侧面。

二、脊髓的静脉

脊髓的静脉较动脉多而粗，表面共有 6 条静脉，即行于脊髓前正中裂和后正中沟内的脊髓前、后正中静脉；行于两侧脊髓前、后外侧沟内的脊髓前外侧和后外侧静脉。这 6 条静脉彼此借交通支相连，它们收集脊髓内的小静脉，汇入椎内静脉丛（图 2-12）。

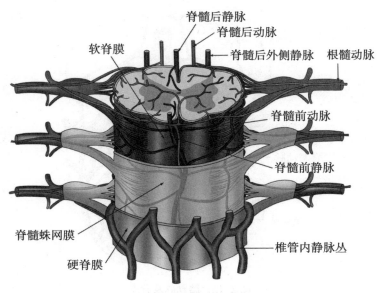

图 2-12　脊髓的动静脉

三、腰椎的动脉

　　腰动脉共有 4 对，起自腹主动脉后壁，横行向外，分别经 $L_{1\sim4}$ 椎体中部的前面或侧面，在腰大肌的内侧缘发出背侧支和腹侧支。背侧支分布到背部的诸肌和皮肤以及腰椎与脊髓；腹侧支分布至腹壁，与腹前外侧壁其他的血管吻合。骶正中动脉为 1 支，多起自腹主动脉分叉处的后上方 0.2～0.3cm 处，经 $L_{4\sim5}$、骶骨及尾骨的前面下行，并向两侧发出腰最下动脉（又称第 5 腰动脉），贴 L_5 椎体走向外侧，供血到邻近组织（图 2-13）。

四、腰椎的静脉

　　腰静脉是节段性血管，通常是 4 对，起自下腔静脉壁支，与腰动脉伴行，收集腰部组织的静脉血，汇入下腔静脉。左侧腰静脉走行于腹主动脉的后方。腰静脉与椎外静脉丛有吻合，并借之与椎内静脉丛相通。各腰静脉之间纵行的交通支称为腰升静脉。左、右腰升静脉向上分别移行为半奇静脉和奇静脉，向下分别注入左、右髂总静脉。左、右髂总静脉多在平 L_5 椎体部位汇合而成下腔静脉，收集下肢、盆部和腹部的静脉血。

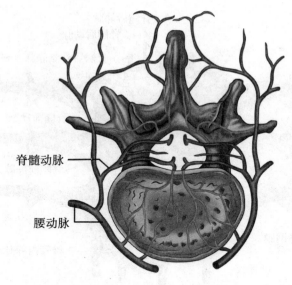

脊髓动脉

腰动脉

图 2-13　腰动脉及分支

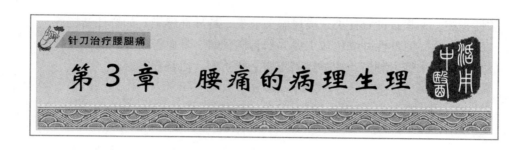

第3章 腰痛的病理生理

第一节 腰痛的病因学分类

临床上，引起腰痛的原因复杂多样，如外伤、劳损、椎间盘突出、退行性病变、骨质疏松等均可以引起腰痛。若腰痛的病因不明，容易造成诊断不清甚至是误诊，从而影响疗效。因此，只有对其进行合理的分类，精准诊断，才能对腰痛病证做出正确的治疗。

目前，腰痛的病因分类尚无统一认识。根据引起腰痛的常见病因，主要分为以下几类。

一、损伤性

1.急性损伤 急性腰扭伤、急性椎间盘脱出、脊柱骨折、小关节滑膜嵌顿、脊旁软组织损伤等。

2.慢性劳损 慢性腰部劳损、棘上棘间韧带损伤、椎弓峡部裂及滑脱、肌筋膜慢性劳损（肌筋膜痛综合征、肌纤维组织炎）、骶髂关节劳损等。

二、退行性

1.腰椎退行性骨关节病 腰椎间盘突出症、腰椎退行性滑脱、腰椎小关节紊乱。

2.腰椎管狭窄症 中央椎管狭窄症、侧隐窝狭窄症、神经根管狭窄症。

三、炎症与肿瘤

1.炎症 化脓性炎症，如化脓性脊柱炎、硬膜外脓肿、蛛网膜炎；非化脓性炎症，如强直性脊柱炎、类风湿关节炎；特异性感染，如脊柱结核等。

2. 肿瘤　原发性肿瘤比较少见，如骨样骨瘤、骨血管瘤等；继发性肿瘤，如转移癌；椎管内肿瘤，如神经鞘膜瘤、脂肪瘤、血管瘤等。

四、其他

1. **内分泌代谢紊乱性骨关节病**　老年性骨质疏松症、痛风性关节炎。

2. **骨发育异常及姿势性疾病**　结构异常，如脊柱裂、脊髓栓系综合征、移行椎等；姿势异常性疾病，如姿势性劳损、脊柱侧弯、青少年驼背、腰椎前凸和后凸等。

3. **内脏疾病**　腹膜外疾病，如肾盂肾炎、肾结石、肾结核等；盆腔疾病，如男性前列腺炎及肿瘤，女性盆腔炎、附件炎、子宫肿瘤等；腹腔疾病，如胃及十二指肠溃疡、胰腺癌、肝癌等。

4. **精神心理性疾病**　精神紧张症、过度疲劳综合征、癔症、抑郁症等。

第二节　腰痛的病理生理

腰部由 5 个腰椎和周围坚强有力的肌肉、筋膜、韧带等组成，运动范围广泛，可承载重大负荷量，是人体大多数繁重体力劳动的核心所在。当腰部受到直接或间接暴力冲击、持续劳损后，局部肌肉韧带等组织生物力学平衡被打破，进而引起腰部疼痛、肿胀、功能障碍等。在腰痛的发生、发展过程中，了解其病理生理变化，对临床诊断和治疗有重要意义。

一、局部结构病变

引起腰部病变的主要原因在于突然的暴力冲击或者持续性劳损等，前者可能导致局部组织的撕裂或者断裂，如骨折、肌纤维断裂、肌膜破裂、血管破裂／断裂、韧带撕裂等；后者使腰部组织在受到持续性压力、牵拉力、扭转力等时变得紧张，出现缺血缺氧等循环代谢障碍，进一步导致一系列病理变化。

从微观上看，当组织细胞轻度缺血缺氧后，机体发生代偿性反应，局部无氧糖酵解增强、储氧的肌红蛋白增加等，以保持组织功能的正常运行；当严重缺血缺氧致机体失代偿时，则发生损伤性变化，三磷腺苷（adenosine triphosphate，ATP）减少，细胞内酸中毒，引起细胞膜通透性增高、线粒体肿胀断裂、溶酶体破裂等，从而使周围组织发生病变。从宏观上看，局部组织受刺激后出现肌肉紧张，力平衡失调，进一步发生筋膜增厚、肌腱挛缩、瘢痕粘连等，甚至导致骨膜、纤维组织、纤维软骨增生钙化等，引起功能障碍。

在各种常见的形态学变化中，肌肉萎缩多由于局部缺血、营养供应不足；结节是在局限性细胞增生的基础上形成的，进一步发展变性钙化的多属于营养不良性钙化等。这些形态学变化是引起腰部甚至全身结构病变的病理基础，临床诊断治疗中需引起重视。

1. 肌肉筋膜、肌腱和韧带　腰部及周围易被损伤而引起腰痛等症状的肌肉韧带主要包括腰方肌、竖脊肌、腰大肌、棘上棘间韧带、黄韧带，臀大中小肌、梨状肌、阔筋膜张肌、腹内外斜肌、腹横肌、腹直肌。

就肌肉筋膜而言，在起病初期，致病因素刺激局部组织，引起组织细胞的形态学改变，使局部微循环血流减慢，组织细胞灌流不足，代谢障碍，出现组织细胞充血、水肿、渗出增加等一系列改变。局部的慢性劳损或持续压迫等，可直接破坏微循环功能。当病程继续发展，在肌肉和筋膜的结缔组织内，形成白色的纤维挛缩和瘢痕化，逐渐形成微小的结节，严重者可出现较大的结节。这些挛缩的纤维组织和结节，部分可以用手触及，伴或不伴压痛。此种位于筋膜及肌肉间的小结节，实际上是散布于腰部软组织中的弥漫性小病灶，其不断向四周散发异常冲动，并刺激末梢神经的轴突，再通过反射而产生一系列症状，引起持续性腰部疼痛。

肌腱韧带损伤可使肌腱细胞、纤维组织等组织细胞间接受损，也可由于组织损伤，使其肿胀、缺血、缺氧。组织细胞缺血、缺氧后，线粒体氧化代谢功能障碍，ATP 产生减少，而二磷酸腺苷（adenosine diphosphate，ADP）增加，ATP/ADP 比值下降，激活磷酸果糖激酶，加速糖酵解过程。细胞内糖原逐渐减少，而乳酸（LA）增多，pH 下降，细胞代谢障碍，酸性水解酶增加，使细胞核、细胞膜溶解、消失，细胞破坏，导致周围组织细胞萎缩、变性、坏死，出现肌腱韧带损伤和功能障碍。

2. 椎间盘　腰部软组织中，在肌肉筋膜肌腱韧带等病变的基础上，可进一步引起椎间盘的结构变化。椎间盘由纤维环、软骨板和髓核组成，其解剖结构特性决定了它对轴向负荷的耐受力强而对水平面的剪力耐受力差。

退变是椎间盘的主要病因。人类在 20 岁以后，椎间盘开始退变，表现在主要起水合作用的蛋白多糖聚集物的减少，髓核逐渐脱水，趋于胶原化，弹力和膨胀能力降低，在椎间压力和扭转力的作用下发生破裂，导致椎间高度的丢失和潜在的椎间不稳定。椎间盘内部的滋养主要靠软骨板的易化扩散来完成，有学者认为椎间盘的退变始于软骨终板的退变。

腰椎间盘髓核变性致纤维环应力分布失去平衡和内层纤维环裂隙是腰椎间盘内紊乱的病理生理学基础。

软骨板和椎体骨之间因压力增长和炎症导致微血管阻塞、微血管减少，软骨营养障碍时加速了椎间的退变过程，由于纤维环部分附于软骨终板，这就造成纤维环的松弛，进一步加重椎间的不稳定，即使在正常载荷时也不能维持正常的位置，出现异常活动，这些异常活动刺激神经末梢（如窦椎神经等）产生疼痛。髓核组织是体内最大的无血管封闭组织，髓核组织被排除机体免疫机制之外，髓核破裂后可使机体发生自身免疫反应，产生大量细胞因子。当纤维环破裂时，纤维环的外层纤维受到来自髓核机械和化学的刺激，出现椎间盘源性下腰痛（简称盘源性下腰痛）。

3. 骨与关节　各种引起腰部软组织病变的因素或这些软组织的病变可进一步影响到骨与关节。

如腰椎峡部裂及滑脱，多是由于反复应力引起的疲劳性骨折，有研究证实超过 70% 腰椎峡部裂病变位于 L_5，约 15% 位于 L_4，其与椎间盘退变可以互相成为影响因素。

脊柱侧弯多为缓解疼痛等症状而发生的代偿性结构病变，属于继发性。在腰部继发的脊柱侧弯主要与腰椎间盘突出症关系密切。有学者认为，由于椎间盘突出压迫神经根导致疼痛，故腰椎为扩大突出侧的神经根管而发生代偿性侧弯，主弯在下腰部，前屈时更为明显。侧弯的方向取决于突出髓核与神经根的关系：如果髓核突出位于神经根内下方（腋下型），脊柱向患侧侧弯；如果髓核突出位于神经根外上方（肩上型），脊柱向健侧侧弯；如果髓核突出位于神经根正前方（前方型），脊柱腰部曲度变直。

此外，代偿性或内分泌失调引起的骨质增生，应力异常引起的腰椎后关节紊乱等，在临床中亦较为常见，需注意鉴别。

4. 其他　引起腰部局部结构病变的除以上因素，还有结核、肿瘤等。

脊柱结核是最常见的肺外继发性结核，早期为骨质破坏，后可合并巨大椎旁脓肿，伴随神经压迫，出现脊柱失稳、后突畸形等情况。

腰椎肿瘤分为原发性肿瘤和继发性转移瘤，根据肿瘤所在部位又有椎管内与椎管外之别，皆以腰痛为主要表现。

二、免疫炎症

免疫是机体的自我保护机制，分为非特异性免疫和特异性免疫，前者与炎症反应呈正相关，后者与炎症反应则呈负相关。

炎症是具有血管系统的活体组织对各种损伤所发生的以防御反应为主的病理过程。其基本病理变化为局部组织的变质、渗出和增生。炎症介质是指炎症过程中产生并介导炎症反应的化学物质，包括组胺、5–羟色胺（5-hydroxytryptamine，5-HT）、前列腺素（prostaglandin，PG）、氧自由基、白细胞介素（interleukin，IL）、肿瘤坏死因子（tumor necrosis factor，TNF）、神经肽等，具有扩张血管、增加血管壁通透性、趋化性、发热、致痛、组织损伤等作用。

目前，关注较多的炎症介质主要有 TNF-α、IL-1β、脂肪细胞因子和基质金属蛋白酶（matrix metalloproteinase，MMP）等。

IL-1β 和 TNF-α 能对软骨炎症发展起关键作用。IL-1β 在关节组织中，包括滑膜、滑液及软骨均有它的活性形式被发现。在离体试验中也显示了骨关节炎滑膜具有分泌这种细胞因子的能力。IL-1β 和 TNF-α 能诱导关节软骨细胞和滑膜细胞产生其他细胞因子如 IL-8、IL-6、白细胞抑制因子以及它们本身的产物，也刺激蛋白酶及 PGE2 的产生。

脂肪细胞因子：脂肪细胞可产生和分泌一些特殊蛋白质，即脂肪细胞因子，具有调控炎症和免疫应答的作用。目前研究最多的包括瘦素、脂联素、抵抗素及内脂素。瘦素在骨性关节炎中确切的发病机制仍不明确，研究报道瘦素具有双相调节作用，低水平的瘦素具有促进软骨细胞的合成，而过多的瘦素可能将导致软骨的炎症和降解。同时，瘦素可上调 MMP-13 的表达，促进 IL-6、IL-1 和 TNF-α 等炎症因子的产生，诱导炎症的发生，在骨性关节炎中发挥显著作用。脂联素可能兼有促炎及抗炎的作用，抵抗素及内脂素亦可能在骨性关节炎中发挥促炎作用。

组织受力异常能够导致 MMP-3 分泌增多和基质金属蛋白酶组织抑制因子 1（tissue inhibitor of metalloproteinase-1，TIMP-1）分泌减少，这种异常表达能够引起关节软骨退变。有多种细胞因子，对 MMP 和 TIMP 产生存在影响，如转化生长因子（transforming growth factor，TGF）-β1，有研究表明其能够降低 MMP-1、MMP-3 和 TIMP-1 的表达，促进 MMP-2 的表达，从而影响骨性关节炎的发生发展。

局部微环境的缺血缺氧是常见的病理因素，其可使 TNF、5-HT 和缓激肽水平明显升高，腰周组织 pH 大幅降低，大量释放的致痛物质刺激伤害感受器，引发疼痛等症状。

退变、疼痛的椎间盘内有异常血管及神经末梢的长入。退变髓核及纤维环组织中炎性介质、细胞因子等表达水平的异常改变被认为是诱导神经纤维在椎间盘内异常浸润的重要因素。大量研究证实，退变椎间盘组织中，神经生长因子（nerve growth factor，NGF）、IL-1α、IL-6 和 TNF-α 等的表达水平均显著增加。在退变椎间盘纤维环深层和髓层核组织出现 P 物质（substance P，SP）阳性神经纤维。不过，在无痛的椎间盘未发现神经生长因子的表达，但在疼痛的椎间盘中，神经纤维可表达神经生长因子受体 Trk-A。同时，髓核有诱导自身免疫反应的潜能。椎间盘源性患者的椎间盘均有一条从髓核至外层纤维环的不规则血管肉芽组织条带区，这些肉芽组织可产生大量的致痛性炎症递质和化学因子，包括一氧化氮（NO）、IL-1、TNF、磷脂酶 A2（PLA2）、血管活性多肽、MMP 和 SP 等。有研究通过分析正常人、有形态学改变和盘源性下腰痛的椎间盘，发现盘源性下腰痛的椎间盘内的 MMP-10、IL-1、NGF、SP 显著高于正常人和有形态学改变的椎间盘。这些化学物质既可使髓核内蛋白多糖的合成减少加重退变，又可经裂隙漏出直接刺激神经末梢或使其处于致敏状态；还可刺激疼痛感受器，使其痛阈降低，在腰椎轻微应力刺激下即引起下腰痛。另有学者指出 IL-17 在自身免疫和慢性炎性反应中是很重要的促炎因子，可促进髓核中炎症介质的合成，参与细胞外基质代谢的失衡，促进椎间盘细胞凋亡，加速椎间盘的退变、突出。

众所周知，正常成人椎间盘内没有 T 淋巴细胞，但发生退行性变的椎间盘中能检测出 T 淋巴细胞。纤维环和软骨终板及免疫调节相关分子可视为血液 - 髓核屏障，该屏障将髓核与人体的免疫系统分隔开来，但椎间盘退行性变打破了此屏障。在其早期，T 细胞活化，细胞毒性 T 细胞改变椎间盘内细胞溶酶体膜通透性，进而释放溶酶体酶，损伤细胞和细胞外基质，加速病情发展。

此外，肌筋膜疼痛触发点（myofascial pain trigger points，MTrP）也是研究的热点。其常造成局部软组织缺血缺氧，释放 ATP、氢离子等物质，激活神经纤维产生痛觉，且这些物质还能提高痛觉感受器的兴奋性，加重疼痛。根据 MTrP 是否具有自发性疼痛分为活性和隐性两种，其中隐性 MTrP 在臀中肌和腰方肌出现的概率高达 92%。根据流行病学调查，95% 的慢性腰痛患者皆与 MTrP 相关。此外，机体内的 MTrP 可导致中枢敏化，加重疼痛，还会使疼痛向非损伤组织蔓延。因此，有研究证实，解除 MTrP 能减缓肌细胞凋亡进程，促进损伤骨骼肌的修复；抑制 LA 分泌，促进腺苷酸的释放，强化病变区域局部循环；改善骨骼、肌肉、关节的力学环境。

三、神经内分泌

1. 神经

(1) 周围神经机制：周围神经是指脊髓及脑干软脑膜以外的所有神经结构，由神经元及其发出的纤维组成。腰骶部神经为周围神经中的脊神经，一般含有躯体感觉纤维、躯体运动纤维、内脏传入纤维和内脏运动纤维 4 种成分。周围神经损伤后常见的病理变化有沃勒变性、轴突变性、神经元变性和节段性脱髓鞘 4 种类型。在神经细胞存活的情况下，受损的神经纤维有活跃的再生能力。神经细胞破坏后不能再生，由神经胶质细胞及其纤维细胞修复，形成胶质瘢痕。

腰骶部神经病变多以各种因素造成的周围神经卡压为主，主要表现为根性或干性疼痛，也有丛性疼痛。其中，根性疼痛机制大致可分为机械压迫炎症、免疫神经生理学机制。神经根或背根神经节受压后可导致神经缺血、损伤，产生自发性疼痛、机械性的异常疼痛和热痛觉过敏，受压迫神经元的动作电位和电流阈值降低、自发性放电增加。炎性或机械压迫继发的炎性介质（如 IL-1α、IL-1β、IL-6、IL-8、TNF-α）释放，进一步加重疼痛。坐骨神经内的免疫反应、椎间盘退变时蛋白多糖代谢产物谷氨酸可扩散至背根神经节内并影响谷氨酸受体，可导致感觉神经元兴奋。周围神经受到各种刺激时大量释放，介导脊髓背角兴奋性氨基酸受体持续性过度激活和异常兴奋，以及由此而引发的细胞内外的级联反应，导致神经行为异常改变。

常见的神经卡压有以下几种。

① 腰脊神经后支卡压：脊神经后支从椎间孔分出后，要向后穿行骨纤维孔（距正中线 3～4cm），其内侧支下行一个椎骨，在其上关节突根部的外侧斜向后下穿过乳突副突间骨纤维管至椎弓板的后侧，在此部位的充血、出血、水肿、炎症、软组织变性等均可造成脊神经后支的卡压症状。

② 皮神经卡压：指皮神经在走行途中通过骨孔、纤维骨性管、筋膜、骨性隆起及相对移动的肌肉间隙时，受炎性刺激或软组织增生压迫而出现的一组神经刺激症状。董福慧教授认为，皮神经卡压综合征多见于腰、背、臀部，且与椎间盘源性疼痛、硬脊膜和神经根刺激性疼痛有明显不同，可查到压痛或条索性包块是其特征。

③ 脂肪疝卡压神经（臀上皮神经）：为脂肪组织的直接嵌顿、脂肪液化后形成的粘连带卡压。按卡压部位的不同，下腰部脂肪疝可以分为髂腰型和骶髂型两种。除臀上皮神经卡压外，还存在臀中皮神经和股后侧皮神经卡压，分别表现为臀内侧和骶部的疼痛和臀下部及股后区的疼痛。

④ 腰神经根及鞘异常：最常见的是两个神经根起自一个根袖或非常接近，导致出椎间孔时产生迂曲、牵拉、磨损，久之产生神经变性、无菌性炎症，临床上出现根性痛。硬膜外造影等可显示根袖的异常。

(2) 中枢机制：中枢敏化是伤害性刺激的输入增强中枢神经系统感知疼痛反应的现象。其特征是中枢神经系统神经元的兴奋性增加，使正常的输入信息产生异常反应，从而导致触觉痛敏，如轻微的皮肤擦拭就会引起疼痛，并使疼痛的超敏性扩散到组织损伤外的区域。外周敏化是指外周神经损伤引起初级传入伤害性感受器过度兴奋反应的现象。

如果有害的刺激持续存在，就会发生外周和中枢敏化，使疼痛由急性转为慢性。慢性疼痛反映了外周感受器接收的组织损伤信息与中枢感知的疼痛信息之间的不匹配。而中枢敏化的持续存在则是部分慢性腰痛患者的特征。有研究认为慢性腰痛可能会导致患者脑功能改变，外周与中枢敏化是一种神经可塑性表现，即大脑皮质结构与感觉运动处理功能等的改变。

较多研究表明，视脑结构和功能异常可能参与慢性疼痛的发生发展。丘脑皮质节律紊乱是慢性神经痛发病的重要环节，在慢性原发性腰痛中的作用尚不明确，丘脑皮质网络内部产生的异常低频振荡扰乱了丘脑和皮质之间的正常信息流，进而导致慢性疼痛患者的感觉、运动和认知功能紊乱。Tu 等使用功能性磁共振成像，分析慢性原发性腰痛患者异常的丘脑皮质网络动力学，发现患者中腹侧外侧核与中央后回之间以及背侧 / 腹侧内侧核与脑岛之间存在异常连接，疼痛加剧会改变两者之间的连接，提出慢性原发性腰痛发病与丘脑皮质网络动力学异常相关。除此之外，内侧前额叶皮质功能连接异常、中皮质边缘连接异常、视觉网络静息态功能连接度异常等，可能介导机械性疼痛敏感度的增加、奖赏网络功能障碍和多巴胺能通路异常，可能是导致慢性原发性腰痛的重要因素。

也有研究报道，周围神经损伤后，外周持续性伤害性刺激可使延髓头端腹内核启动神经元活性增强、停止神经元活性下调，并伴其内胶质细胞活化、增殖。

在椎间盘突出症患者结构磁共振成像（magnetic resonance imaging，MRI）研究中，其结果表明椎间盘突出患者脑的灰质、白质体积改变更明显，特别在疼痛基质等相关脑区。用功能 MRI 研究椎间盘突出继发的根性疼痛（合并麻木）患者时，发现其疼痛矩阵和信息加工区的脑区兴奋性增高。

由此可见，腰痛的发生发展与周围神经病变和中枢神经病变关系密切，临床中应熟练掌握其神经解剖结构和病理生理变化，以提高临床疗效。

2. 内分泌　内分泌代谢障碍引起的腰痛主要有骨质疏松症和痛风。

骨质疏松症是一种由于多种原因导致的骨密度和骨质量下降，骨微结构破坏，造成骨脆性增加，从而容易发生骨折的全身性骨病。其中，腰背痛等症状较为常见，原因可能如下。

　　(1) 破骨细胞过度活跃，分泌大量质子分解骨基质，形成酸性微环境，刺激周围感觉神经。

　　(2) 随着骨量的丢失，骨小梁逐渐稀疏，容易断裂和塌陷，使周围神经遭受压迫伤。

　　(3) 腰背局部肌纤维长期遭受非正常牵拉，最终变性、劳损。

　　(4) 骨骼微损伤、周围肌肉劳损使局部产生无菌性炎症，炎症因子刺激周围感觉神经。研究显示，骨质疏松症患者负重能力比健康人低 65.3%。腰背部肌肉收缩时，脊柱后伸。当腰椎骨质质量下降，骨小梁破坏，导致腰部酸痛不适时，腰背部肌肉张力增加，进一步增加腰痛症状。

　　痛风性关节炎是因体内嘌呤代谢紊乱致尿酸产生过多和（或）排泄减少，血尿酸浓度持续增高，尿酸盐结晶沉积引起的晶体相关性疾病。尿酸盐常沉着于血供较差的组织中，如软骨、韧带、滑膜囊及皮下组织，从而引起急性关节炎的反复发作，最终造成骨关节损害。在关节滑液或痛风结节中找到单钠尿酸盐晶体是诊断的金标准。痛风累及脊柱非常罕见，临床上以痛风性腰椎管狭窄症报道较多。痛风结节可侵蚀骨质，使关节面下出现穿凿样骨质破坏，骨髓水肿。尿酸盐可破坏骨质，引起慢性反复的无菌性炎症，从而造成长期慢性腰部不适，如腰痛、相应节段的神经功能障碍等，病程可长达数年。当沉积于脊柱的痛风结节较大时可压迫脊髓致其损伤，甚至出现截瘫。

四、其他

　　1. 遗传　腰痛与遗传因素作用密切相关。一项对双生子的研究发现，遗传因素对腰痛的影响可达 67%，对于慢性致残性腰痛影响更为明显。在遗传机制方面，最新研究对原发性腰痛患者 DNA 甲基化水平进行测试，发现多个差异甲基化区域，相关基因在免疫、软骨骨化和 G 蛋白偶联信号通路等富集，表明表观遗传学调控参与慢性原发性腰痛的病理生理过程。对于研究较为深入的椎间盘突出症，有学者发现人类聚集蛋白聚糖（Aggrecan）等位基因 21、25 串联重复序列片段在椎间盘突出症患者中出现的频率较高，并认为腰椎间盘突出症的患者与 Aggrecan 基因有相关性。又有学者通过分析检测椎间盘突出症患者的多个基因位点与椎间盘突出的相关性，发现 FasL、CASP-9 在椎间盘突出的发病机制中有着很重要的作用。在 TGF-β1-509 C/T

基因多态性是否与椎间盘突出相关的研究中，学者们亦发现 T 等位基因可能是避免腰椎间盘突出的保护基因，C 等位基因则可能是遗传易感基因，而且携带 TGF-β1-509 C/T 型基因患者的髓核更容易脱垂游离。

2. 精神心理　心理因素在腰痛的发展过程中起着重要作用，患者对疼痛的认知模式和情绪反应可能会强烈影响疼痛的持续时间和后续治疗效果，但其具体的病理机制尚不明确。

认知心理因素，如恐惧回避信念、疼痛灾难化、焦虑和抑郁及疼痛自我效能感，与慢性疼痛的结局密切相关。研究显示，慢性腰痛患者功能障碍水平与恐惧－回避信念水平、焦虑抑郁程度和疼痛灾难化程度呈正相关，与疼痛自我效能感程度呈负相关。同时，在控制不同疼痛程度对功能障碍水平的影响后，只有焦虑抑郁量表总分和疼痛自我效能感问卷总分对功能障碍水平有独立的预测意义。

此外，畸形（如原发性腰椎椎管狭窄症等）、内脏疾病等亦有可能引起腰痛，其病理生理变化过程与以上论述有较多相似，在此不过多阐述。

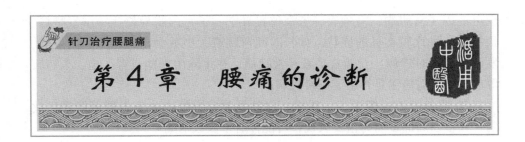

第4章 腰痛的诊断

第一节 病史采集

　　详尽的病史常可为临床诊断提供充分的信息，可进一步通过临床检查方法来证实。了解患者疼痛详情有助于医生准确判断病情、选择治疗方案；而了解患者年龄、社会状况（如家庭、居住的条件）、工作环境、娱乐活动、心理预期等也非常重要，这些都有助于医患之间建立信任、开展合作。

　　1.一般情况　包括年龄、性别、职业因素、疼痛情况、发病时间，急性发作或慢性发生，故发病原因多不相同。

　　(1)年龄：①青少年腰痛，多见于脊柱结核病，表现为慢性长期性疼痛。脊柱的任何节段都可能感染结核分枝杆菌，以腰椎发病率最高，胸椎次之，尾椎罕见。感染伴随机体免疫破坏，可累及椎间盘和邻近椎体，造成脊柱前柱塌陷、后突并伴有周围脓肿，累及后方脊髓、马尾，造成截瘫，严重影响患者的健康及生活质量。因此，早期诊断对脊柱结核具有重要意义。②青壮年腰痛，多见于劳损或强直性脊柱炎。强直性脊柱炎（ankylosing spondylitis，AS）是与感染、遗传和自身免疫功能障碍有关的，一种原因不明的全身免疫性疾病。本病主要侵犯骶髂关节、脊柱、髋关节，以腰骶部疼痛、髋关节活动受限，严重者脊柱弯曲变形，甚至强直僵硬为临床特点。腰痛为其最主要的临床表现。③老年腰痛，多见于脊柱退行性变或骨质疏松性骨折。骨质疏松性骨折常由轻微外伤或扭伤引起，表现为腰痛、翻身困难。

　　(2)性别：①男性腰痛，考虑肾脏疾病、输尿管结石、慢性前列腺炎（chronic prostatitis，CP）等。下腰痛（low back pain，LBP）是疼痛、康复科常见的主诉症状，约占门诊患者的1/3，其病因复杂，诊治比较棘手。慢性前列腺炎是男性常见病，其临床表现复杂多变，LBP是其常见症状之一。②女性腰痛，多因盆腔炎、附件炎等妇科炎症引起，表现为腰痛，属于牵涉痛。

也可能因子宫肌瘤、宫颈癌、子宫位置异常、子宫内膜异位症等继发腰痛。腰痛是一种比较常见的症状，如长时间弯腰或久坐就会出现腰部肌肉发僵、发硬，活动时疼痛。女性若平素经常腰痛，在排除生理期或者久坐、久弯腰等情况后，需警惕是否患了妇科疾病。

(3) 职业因素：搬运工、司机、白领等频繁弯腰或久坐人群可能易患此病，其多以局部腰痛为主要表现，可能伴有下肢放射痛。

(4) 疼痛情况：剧烈的腰痛，尤其是夜间剧痛，考虑肿瘤。肿瘤（不包括非黑色素瘤皮肤癌）骨转移是引起腰痛的最大危险因素。乳腺癌、肺癌、肾癌和前列腺癌可引起骨转移，主要表现为患者近期体重减轻、夜间疼痛加重、休息或平躺时疼痛无法缓解等。

(5) 发病时间：①晨起不痛下午痛，多见于劳损性疾病。白天当人体直立时，腰部承重较大，且是整个躯干活动最频繁的地方，易在反复活动中出现腰痛甚至加重。而夜间人体平躺时，腰部承力大幅度减轻，相应组织得以休养，疼痛缓解甚或消失。②晚不痛晨起痛，多见于组织发炎而造成的疼痛，如强直性脊柱炎、结核或骨髓炎、纤维织炎、筋膜炎、血管炎等。晨起时最痛，经过活动后，疼痛症状反而减轻或消失。人体一整晚没活动，新陈代谢所产生的废料堆积在局部，刺激疼痛神经而引起腰背酸痛，经过活动后血液循环增加，废料被带走，疼痛减轻。更年期妇女由于自主神经功能紊乱，也可能引起腰痛，其特点同前。③早晚不痛半夜痛，若三更半夜突然从梦中痛醒，那么这样的腰痛也许提示癌症。癌症可能是原发性的也可能是转移性的，良性骨肿瘤通常不引起疼痛。骨癌的疼痛是所有癌痛中最剧烈的，其特点是静息痛，若在疼痛部位轻轻敲击，疼痛会加剧，这与腰肌劳损、腰椎间盘突出等经过按摩敲击感觉会更舒服的症状正好相反。④不分早晚日夜痛，多为其他器官疾病引起的腰痛，也需要引起重视。泌尿系统感染、肾脏病变、女性妇科炎症、盆腔肿瘤等都会引起腰痛，而十二指肠溃疡有时也会引起腰部的放射性疼痛。这些腰痛不会随着活动的增加而加剧，也不会随着休息的增加而消失，没有时段之分，只有解决了器官本身的疾病，才会痊愈。

2. 疼痛特点

(1) 诱因：是否有骨性退化；是否有腰椎间盘突出、脱出、骨质增生等情况；是否有外伤病史，老年人甚至高龄患者应反复询问有无外伤或轻微外伤；是否有泌尿系感染等病史，判断是否为炎症引起的相关部位牵涉痛；是否有全身性疾病，如强直性脊柱炎、类风湿等；是否是腰椎相连的运动系统疾病，如骶髂关节炎、致密性髂骨炎、颈椎病引起的腰痛等；是否有重大疾病史，如肿瘤等。

(2) 部位：临床中，急性损伤时，疼痛部位往往多是病损的部位，可让患者用一个手指指出。慢性疼痛，尤其是同一个部位反复疼痛 3 月以上者，疼痛部位多不是病损部位，如腰椎间盘突出症患者的棘突、棘突旁或棘间隙有压痛，压痛时可出现下肢放射痛；下胸椎病变所致的下腰痛屡见不鲜，如胸椎结核、压缩性骨折等，也应注意排查。

(3) 性质：酸痛、胀痛、麻痛；刺痛、刀割样痛；放射痛、牵扯痛、灼痛；绞痛。

3. 疼痛与活动的关系　久坐、久站、久行或者与呼吸的相关性等。

4. 疼痛与体位的关系　临床中常见保护性体位与姿势，如急性腰背肌损伤姿势，急性腹肌、腰大肌、臀肌损伤的常见体位等。

5. 其他症状　了解对诊断有帮助的伴随症状。有无发热、食欲减退、体重减轻；有无泌尿系感染尿频、尿急、尿痛等症状；有无皮肤溃疡或疱疹；有无情绪低落或精神紧张，或经常头痛、失眠、记忆力减退等；女性有无月经不调、痛经等。

6. 既往诊疗情况　其他系统的情况或危险因素也应详细了解，如心血管病、身心疾病、糖尿病、痛风、激素应用史等，可以为诊断提供参考，避免误诊误治。部分腰痛与遗传有关，所以对家族史和遗传史的询问也很重要。

第二节　腰椎查体

一、压痛点

自上而下依序按压棘突、棘间韧带、椎旁肌、关节突关节、横突、腰骶关节、脊肋角、骶髂关节、臀上皮神经、臀中肌、梨状肌、坐骨神经出口等寻找并记录压痛点的部位及深浅，厘清浅表的还是深在的压痛。触摸局部的肌肉条索及筋结点。压痛点、条索、筋结点往往是病变或损伤组织的部位。表浅压痛说明病变或损伤浅在，多为棘上韧带、棘间韧带、浅筋膜、浅中层的肌肉损伤；深在的压痛表明椎体或横突间韧带或竖脊肌和横突棘肌（由浅而深包括半棘肌、多裂肌、回旋肌）可能有病变或损伤。第三腰椎横突综合征，在横突尖部有明显深在压痛，并有时沿臀上皮神经向臀部放散。腰椎间盘突出症患者，在椎板间隙椎间盘的部位有明显的深在压痛并向患侧下肢放射，可至足底。另外，深部椎体疾病如腰椎结核或椎体压缩性骨折，用手指、叩诊锤（或握拳）叩击局部时，出现深部疼痛。

二、姿势及步态观察

腰扭伤或腰椎结核患者由于腰部不能负重，常用双手扶腰行走，坐立时常以两手撑在椅子上帮助。腰椎间盘突出患者行走时，身体常向前侧方倾斜，疼痛的一侧下肢不敢用力着地而表现跛行。下腰部棘间韧带损伤患者弯腰站起时，常常腰向前倾而手扶双髋，随着双膝关节由屈曲到伸直才能站起。

三、腰椎活动度检查

腰椎正常活动度：前屈 90°，后伸 30°，左右旋转 30°，左右侧屈 30°。

立位观察：观察脊柱外形有无侧弯，并记录侧弯的方向及部位。生理前突是正常、变浅、加深还是后突，有无包块、窦道、脓肿。观察两肩有无一高一低，两肩胛骨下角是否平齐。观察骶棘肌及臀部肌群有无隆起、肿块、萎缩，两侧是否对称。观察骨盆是否倾斜。两侧髂后上棘及髂嵴是否在同一水平线上。两侧下肢是否等长，有无膝内翻或膝外翻畸形，有无扁平足、内翻足或外翻足等畸形。

坐位检查：患者在立位检查时，屈伸活动受限、疼痛，应再做坐位屈伸检查。坐位时，骶髂关节已固定，主要检查腰骶关节。

四、临床试验

1. 屈颈试验　患者主动或被动低头屈颈，抵达胸壁，可使脊髓上升 1～2cm，同时向上牵拉神经根及硬膜囊。在腰骶神经根有病变时，如腰椎间盘突出症等，将因牵拉神经根而产生大腿后放射痛，甚至屈患侧下肢，即为阳性。

2. 直腿抬高试验　患者两下肢伸直，检查者一手扶患者膝部使腿伸直，另一手握踝部徐徐上举，若上举达不到正常高度（70°～90°），并出现腰痛和同侧下肢放射痛，为阳性。＜30° 为明显阳性，40°～70° 为阳性，70° 为轻阳性，多见于腰椎间盘突出症。

3. 直腿抬高加强试验　在直腿抬高到引起疼痛时，稍降低腿的度数 5°，突然将足背伸，引起剧烈放射痛，为阳性。此试验可用来区别由于髂胫束、腘绳肌或膝关节囊部紧张所造成的直腿抬高受限，因为背伸肌只加剧坐骨神经及小腿腓肠肌的紧张，对小腿以上的肌筋膜无影响。

4. 仰卧挺腹试验　患者两上肢置于胸前或腹部，以枕部及两足跟为支点，挺腹，使腰背离床，如出现腰痛，并向患侧下肢放射为阳性。如无疼痛，可深吸气后，屏气 30 秒，直至脸色潮红，若患肢出现放射痛亦为阳性。该试验系借助增加腹内压力而增加椎管内压力，以刺激有病变的神经根，引起腰腿痛，多见于椎间盘突出症。

5. 骨盆分离及挤压试验　检查者两手压在患者双侧髂前上棘处，向内挤压或向外分离骨盆，或在耻骨联合处轻轻向后按压。若骨盆某处出现疼痛，说明该处有骨折。如骶髂关节疾病，可在腰骶部出现疼痛。

6. 床边试验　患者患侧骶髂关节与床边相齐，两手紧抱健膝，使髋膝关节尽量屈曲；患侧下肢置于床边，检查者两手分扶两膝，使其向相反的方向分离，若骶髂关节痛为阳性，说明骶髂关节有病变。

7. "4" 字试验　患者健侧下肢伸直，患侧屈膝 90°，髋外展，患侧足放在健侧膝上。检查者一手按压对侧髂骨，另一手下压膝内侧，若下压受限，髋关节痛为髋关节病变；若骶髂部疼痛，则可能为骶髂关节病变。

8. 梨状肌紧张试验　患者俯卧位，术者一手按住骶部，另一手握住踝部（屈膝 90°），并向外推小腿，若出现臀及下肢疼痛，为阳性，多见于梨状肌综合征。

9. 股神经紧张试验　患者俯卧位，检查者一手固定患者盆骨，患膝屈曲 90°，另一手握其踝前部，使足跟贴近臀部，如出现大腿前方放射痛，即为阳性，表示股神经受累可能。

10. 仰卧屈髋屈膝分腿试验　患者仰卧，双下肢屈髋屈膝，两足底相互对紧并外展，检查者双手掌弹性按压双膝内侧，观察髋臀部大腿根部反应。

五、神经系统查体

对患者腰痛伴有下肢神经痛或检查中疑有下肢神经功能障碍者，应进行下肢的感觉、运动、反射等检查。

1. 感觉检查　常以针刺检查痛觉为主，辅以触觉及温冷觉检查，必要时查本体感觉、位置觉、震动觉。

2. 肌力检查　肌力检查通常按 Code 法分为 6 级，看不见肌纤维收缩为 0 级；有纤维收缩而无关节运动为 1 级；在无地心引力情况下能运动关节为

2级；抗地心引力能运动关节为3级；抗一定阻力运动关节为4级；正常肌力（与对侧相等者）为5级。

3. 反射检查

(1) 膝腱反射：双膝屈曲弓起，被检侧腘部置于另侧膝上，用叩诊锤叩击被检侧髌韧带，小腿上跷，根据跷起幅度标出膝反射情况，其中（＋）为减弱、（＋＋）为正常、（＋＋＋）为活跃、（＋＋＋＋）为亢进，（－）为消失。

(2) 跟腱反射：侧卧，患侧在上，屈膝90°，医生左手压住足底前端，稍下压，叩击跟腱处，若足出现跖屈，则跟腱反射存在。根据跖屈动度大小，分别记为减弱（＋）、正常（＋＋）、活跃（＋＋＋）、亢进（＋＋＋＋）和消失（－）。

腱反射减弱常见于周围神经功能降低。如$L_{3\sim5}$椎间盘突出，可影响L_4神经根而使膝腱反射减弱或消失；L_5/S_1椎间盘突出可影响S_1神经根而致跟腱反射减弱或消失。高位脊髓病变或皮层病变（如陈旧性脑损伤）可因损伤上运动神经元而致反射活跃或亢进，且常伴有病理反射。反射程度存在个体差异，应两侧对照，还需结合病史。

4. 营养障碍及肌肉萎缩　神经受损时其所支配的肌群会失去张力并萎缩。

第三节　辅助检查

一、实验室检查

1. 血常规、凝血四项、降钙素原、红细胞沉降率、C反应蛋白、肿瘤标志物、抗链球菌溶血素O、类风湿因子等检查　明确是否存在炎症情况，排查腰椎结核、肿瘤、脊柱感染、风湿相关性疾病或其他自身免疫性疾病。

2. HLA-B27检查　为强直性脊柱关节炎的特异性指标。

3. 血生化检查　观察尿素氮、肌酐、胆红素、尿酸、电解质等指标，判断肝肾功能是否正常，排查是否有脏器疾病；碱性磷酸酶或酸性磷酸酶有无增高，排查是否有原发性或转移性骨肿瘤可能。

4. 尿常规检查　可判断是否存在尿路感染、肾结石、泌尿系结石等情况。

二、超声及影像检查

1. B超检查　一是可检查腰部软组织有无异常改变，帮助诊断腰痛是否由腰部软组织损伤所导致；二是排除泌尿、肾脏系统以及腹部器官方面的疾病引起的腰痛。

2. X 线检查　可协助发现腰部脊柱的结构性变化，同时可观察腰部椎体形态、椎旁软组织改变等情况。对发现有无骨折、结核、肿瘤等骨病有重要的鉴别诊断意义。根据患者不同病情，可进行正位、侧位、斜位三种体位的X 线片检查。

(1) 正位片：可显示腰椎有无侧弯，横突大小有无异常，有无移行椎、隐裂、棘突偏歪，椎间隙两侧是否等宽，椎弓根、关节突关节形状以及椎弓根间距大小等。

(2) 侧位片：可观察腰椎曲度，腰骶角大小，以及椎体有无压缩、楔形变，还可观察测定椎体指数，椎间隙大小，椎间孔大小等。

(3) 斜位片：对疑有关节突及峡部病变，而正、侧位片显影不佳者，应加照双斜位片。可清楚地显示一侧上、下关节突及峡部，峡部断裂、延长、关节突骨折、增生等，皆可清楚显示。

正常腰椎 X 线片：腰椎生理曲度存在，序列规整；诸椎间隙等宽，未见变窄；各椎体骨质密度正常；诸椎体骨质完整，边缘光滑清晰，椎体边缘无骨质增生影或破坏；椎体无变扁，无楔形改变，椎体无移位等（图 4-1）。

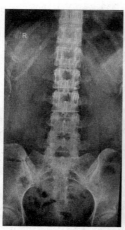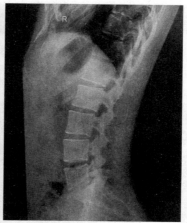

图 4-1　正常腰椎 X 线片

3. CT 检查　可发现有无椎间盘突出、脱出，可清楚显示突出或脱出的部位、大小、形态，以及神经根、硬膜囊受压情况，可显示椎板及黄韧带肥厚、小关节增生肥大、椎管及侧隐窝狭窄等情况。

正常腰椎 CT：腰椎生理曲度存在，椎体序列连续，各椎体及附件骨质结构未见异常，各腰椎间盘形态、密度未见异常，未见脱出、突出，硬膜囊无受压，黄韧带无增厚，椎管未见狭窄，椎旁软组织未见异常等（图4-2）。

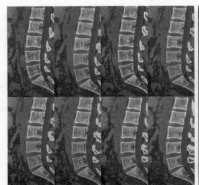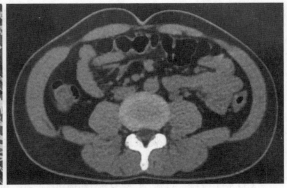

图 4-2　正常腰椎 CT

4. **磁共振（MRI）检查**　可全面地观察腰椎间盘是否有病变，并通过不同层面的矢状面影像及所累及椎间盘的横切位影像，清晰地显示椎间盘突出的形态及其与硬膜囊、神经根等周围组织的关系，还可鉴别是否存在椎管内其他占位性病变。

正常腰椎 MRI：腰椎生理曲度存在，椎体序列连续，各椎体及附件骨质结构未见异常；各椎体、椎间盘信号未见异常；各腰椎间盘未见膨出、脱出征象。椎管未见狭窄，管内未见占位病变。脊髓及马尾神经未见异常信号影。椎旁软组织未见异常等（图4-3）。

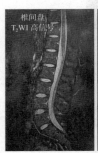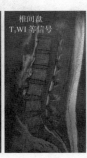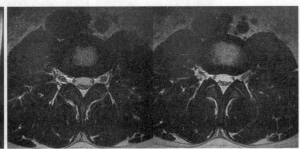

图 4-3　正常腰椎 MRI

5. **其他检查**　电生理检查，如肌电图、神经传导速度与诱发电位等，可协助确定有无神经损害，以及明确神经损害的范围及程度。

第四节　力线检查

一、力线理论

　　针刀治疗过程中，针刀进入机体对病变组织进行松解、减压，解除局部张力，恢复局部力平衡，并通过对众多局部力平衡的调整，最终实现对人体力线失衡总体的调整。当然，对人体力线总体的调整绝不是简单地进行局部松解和减压就能做到，局部松解与减压是基础和起点，在针刀治疗过程中还须找准原发病灶这个关键点，并从一个完整人的角度去分析力线，解决一个完整人总体的力平衡而不仅是局部的力平衡，去治疗"一个病了的人"，这才是针刀治疗疾病中关于力线理论的精要。

二、腰痛的力线检查

　　大量的临床实践证实，在机体的慢性疼痛中，力线失衡既是治疗前检查的依据，又是治疗中针对的关键要点，更是疼痛产生的重要原因。腰骶部作为人体的核心是广泛共识，躯干所有的力线都会通过这一部位，当任何的力线失衡最终达到机体失去代偿能力的时候，腰部的疼痛就会出现。

　　1. 后部力线　后部正中力线损伤即后正中力线与腰骶部紧密相关的肌肉群主要为竖脊肌的损伤。此条力线包括头最长肌－颈最长肌－胸最长肌－腰最长肌－腰骶部；头半棘肌－颈半棘肌－胸半棘肌－腰椎后正中筋膜－髂腰肌筋膜－腰骶部。当这些肌群损伤的时候，会造成整个脊柱曲度的改变，常见的是颈椎曲度、腰椎曲度的消失，腰曲变平，髂缘出现骶骨反翘等。体格检查的时候，俯卧位时患者出现一个"平胸、平腰、翘臀"的典型体征；动态查体会发现，患者此时腰部板直，行走步伐较小，腰部前屈时疼痛明显加重，患者诉后背明显紧绷感，弯腰时出现典型"折刀背"体征。

　　后部力线中还有部分重要的肌群损伤，如背阔肌、腰方肌、髂肋肌损伤等，临床实践发现这些力线并不是垂直向下传递，而是借助胸廓的连接进行逐级传递。查体时会发现，该力线损伤后患者出现的异常体征有：患者俯卧位时，一侧腰部凹陷，单侧髂缘外侧抬高，臀部明显隆起，腰曲正常，无明显变平甚至腰曲加大；患侧骨盆多出现侧倾，患侧下肢短缩而出现"长短腿"；患侧胸廓多数被动牵拉下移，出现患侧肩臂下移的"溜肩"体征；及头颈部代偿性偏向对侧的异常体征。

2. 前部力线　人体的前部力线与后部力线相互拮抗，又相互协作，两条力线达到一个力的平衡，从而共同维持人体的平衡。两条力线其实是组成一个环形力的传递，更是一个完整的人体力线，在这个人体力线中任何一个位置力的失衡都会影响到总体的力线结构，尤其当前部力线紧张时，人体被动出现一个屈曲姿势，此时后部力线呈现出一个紧张的状态。以帽状腱膜为最顶端的力点，它前面与额肌、面部筋膜相连，后面与枕后肌群、斜方肌、头半棘肌相连；额肌作为前部力线最上端肌群，枕后肌群为后部力线最上端肌群，分别与主要的腹直肌和竖脊肌相连。

前部力线损伤主要考虑腹直肌的损伤。当腹直肌挛缩病变时，胸廓前面被牵拉而下移，骨盆抬高，此时出现骨盆后倾，导致附着在腰骶部的竖脊肌被动牵拉，使异常的张力集中点出现在腰骶部，进而发生腰骶部的疼痛。还有另外一条筋膜的力线传递路线，当腹直肌损伤后脊柱处于一个被动屈曲的姿势，腰背筋膜被动离心收缩，出现一个较大的剪切力，腰背部筋膜长期受到这个剪切力的牵拉，而出现腰背部弥漫性疼痛。

体格检查时，患者的异常体征多表现为弯腰或者身体前倾姿态，稍直腰出现腰部疼痛加重，腰部后伸功能受限；患者腹部内收，头面部前伸，甚至上半身代偿性前探，严重者出现一个明显的龟背体征，即患者双肩下移伴明显的前拢肩、上圆背；头颈前屈，双上肢向身体的前方移位，双下肢并拢，双足内旋、背屈；后背浑圆，腰曲消失或者反变大，溜臀，有时伴膝关节的代偿性屈曲；俯卧位时，整个脊柱出现胸椎、腰椎曲度变平，骶骨面出现弥漫性的平缓而不是反翘，即"平胸、平腰、溜臀，甚至腰曲反弓"的异常体征；仰卧位时，患者双肩部明显抬离床面，严重者出现双下肢屈曲不能放平的体征。

3. 体侧力线　单纯从体侧力线损伤分析，主要是以骨盆为中心，其次以脊柱为中心。从人体力线中观察，以上平胸廓上口的位置和下平骨盆上口的位置，来说明双侧体侧力线的关系。对于腰痛病来讲，主要分析下平骨盆上口。双侧体侧力线的失衡多为一侧骨盆抬高，即骨盆侧倾。单纯从造成骨盆侧倾的因素中发现，主要是附着在骨盆后的肌群挛缩损伤，向上提拉髂骨造成的。

临床实践证明，造成髂骨抬高的肌群主要有同侧的腹内外斜肌、腰方肌、背阔肌、竖脊肌等。这些肌群损伤本身会直接引起腰骶部疼痛，而协同损伤就会出现长短腿。当一侧下肢短缩，人体的重力就主要落在短缩侧，此时患者的骶髂关节长期受到异常力的损伤，出现腰骶部酸胀疼痛。

体侧力线损伤主要考虑腹内外斜肌、腹横肌的损伤为主。其外侧肌纤维在髂嵴最高点的外侧缘，通过联合腱附着于耻骨。腹内外斜肌、腹横肌损伤时，肌群向心性挛缩，从而下拉胸廓，上提侧方位骨盆。此时查体，患者同侧的髂肋间隙明显变窄，身体侧屈，同侧下肢短缩等征象；当站立位时，躯干偏向同侧、同侧胸廓下移、肩臂下溜、髂缘抬高，甚至出现腰椎侧弯，偏向同侧的征象；仰卧位时，双肩抬离床面，肩胸结合部凹陷，胸锁关节凹陷下移，肋弓外形平坦，双侧髂骨抬离床面，双下肢靠近正中线，双足尖立起或者内旋。

第五节 精细评估

腰痛是临床常见的疼痛之一，对患者的生活质量和健康状况产生了严重影响。为了有效地治疗腰痛，评估至关重要。本章将从腹内压学说、前馈理论、损伤机制方面探讨急性腰痛的成因；从关节相间理论、腰椎骨盆节律、胸腰筋膜理论角度讨论慢性腰痛，总结评估流程，为腰痛的治疗提供更有针对性的指导意见。

一、急性腰扭伤的评估思路

在评估急性腰痛之前，我们要先了解几个概念：肌肉的收缩方式向心收缩、离心收缩、等长收缩。而每种收缩方式的输出功率和肌肉稳定性都不相同。从输出功率、肌肉内在稳定性、代谢能量消耗这几个方面来看，肌肉在离心收缩时耗能最多、稳定性最差，最容易受到损伤。对于急性腰扭伤的患者，我们可以根据以下方式来判断损伤情况。

1. 腹内压学说 足够的腹内压对于核心稳定性非常重要；憋气效应时，腹横肌、腹内斜肌和腹外斜肌的收缩都会增加腹内压。横膈膜和骨盆底肌肉会和腹横肌同时收缩，减轻脊椎受到的压迫性负荷，提高脊柱稳定性（图 4-4）。

2. 前馈理论 研究表明，我们不管做什么样的动作，首先启动的不是运动肌，而是核心肌，包括膈肌、多裂肌、盆底肌和腹横肌，特别是腹横肌。因此，训练腹横肌能改善长期预后效果。腹横肌和核心肌群的收缩可以增加腹内压，从而减轻腰部的疼痛。

3. 损伤机制 通常急性腰扭伤的动作各有不同，有的是弯腰时扭伤，有的是弯腰站起时扭伤，还有的是弯腰站起转身时扭伤。因此，我们可以根据患者的扭伤动作进行分析。

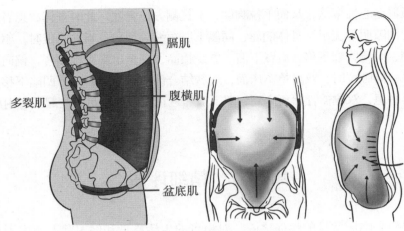

膈肌

多裂肌

腹横肌

盆底肌

图 4-4　腹内压学说示意

（1）弯腰下去时扭伤，且不能活动。这种情况是后背肌肉处于离心收缩状态时受到损伤，此类患者通常考虑躯干背侧问题。

（2）弯腰站起时扭伤，比如打羽毛球的人，往往在后伸扣球后出现腰部不适，这种情况是躯干前侧的肌肉处于离心收缩时受到损伤，此类患者通常考虑躯干前侧问题。

（3）弯腰站起转身时扭伤，这种情况最常见，如人们蹲下或弯腰挪东西，从一侧挪到另一侧的过程中扭伤，此类患者通常考虑躯干前侧斜肌的损伤。

4. 评估

（1）姿势评估：我们可以根据患者损伤后的姿势来判断病情。肌肉在拉长损伤后会出现保护性的收缩，为了防止肌肉进一步拉长损伤，此时患者会处于保护性姿势。

当患者是躯干后仰的姿势来就诊，或者手托后腰部前来就诊，通常考虑躯干伸肌存在问题，如腰方肌、竖脊肌或臀大肌。当患者是躯干屈曲（弯腰）或侧屈状态下来就诊，通常考虑腹部肌肉存在问题，如腹直肌、腹横肌、腹斜肌。

（2）动态评估

①屈曲痛与伸展痛：若屈曲弯腰时疼痛，则躯干后侧损伤；若伸展时疼痛，考虑躯干前侧损伤。②翻身旋转躯干时疼痛加重，考虑腹斜肌的损伤。③不能伸髋，通常考虑髂腰肌等屈髋肌的损伤。④不能屈髋，通常考虑臀大肌等伸髋肌的损伤。

因此，我们可以结合以上四种方式来确定患者损伤情况，如果患者弯腰时扭伤，就诊时手托着后背，通常是躯干后侧肌肉损伤。如果患者弯腰前来，且腰不能伸展，通常是躯干前侧肌肉损伤。如果患者主诉腰部不舒服，并且姿势维持在躯干前屈加侧屈状态，进一步询问发现患者旋转受限，通常为腹斜肌损伤。另外，也可根据患者上床的状态来判断，若不能平卧，通常是髂腰肌损伤；若不能俯卧，通常为臀大肌和竖脊肌损伤。

　　临床常用的简易评估：患者平卧（不能平卧的除外），双脚并拢直腿抬高，保持腰骶不离开床面，若双脚能轻松抬离床面，先处理背侧；若双脚不能抬起，先处理腹侧。

二、慢性腰痛的评估思路

（一）关节相间原理（逐个关节理论）

　　身体是通过一连串的稳定区域与灵活关节相连，并不断地交互变换，方能正常工作。如果这个模式被打破，功能障碍和代偿就会发生。当髋关节或胸椎的灵活性降低时，与其相邻的腰椎则需要更多的灵活性来完成相应的弯腰等动作，此时腰椎势必会过度活动，其稳定性会逐渐减弱，从而导致腰痛产生。因此，欲改善慢性腰痛，应提高邻近关节胸椎和髋关节的灵活性（图 4-5）。

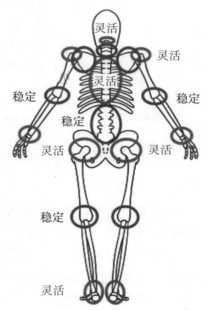

图 4-5　关节相间原理示意

（二）腰椎骨盆节律

　　腰椎骨盆节律，是指当脊柱在矢状面内做屈曲或者伸展运动时，腰椎与骨盆的活动度之间存在的一种对应的变化规律。合适的腰椎骨盆节律对预防脊柱损伤，预防慢性腰痛的发生，有着十分重要的作用。图 4-6 为常见的直腿弯腰摸地模式示意。

　　1. 正常直腿弯腰摸地（图 4-6A）　此时，腰椎和髋关节都有着明显的屈曲运动。一般而言，这个动作往往伴有 40° 的腰椎前屈和 70° 的髋关节屈曲。这种情况下脊柱及髋关节的发力是均匀的。

　　2. 髋关节屈曲受限（图 4-6B）　髋关节由于某些因素导致其屈曲受限，此时腰椎需要更大的屈曲程度加以代偿。这种腰椎的过度屈曲使得背部伸肌被拉长，同时导致椎间盘及小关节受压，增加了脊柱损伤的风险，易于引发腰痛症状。

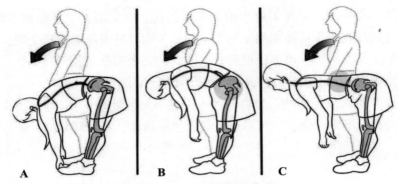

图4-6 直腿弯腰摸地示意

A.正常直腿弯腰摸地；B.髋关节屈曲受限时直腿弯腰摸地；C.腰椎活动受限时直腿弯腰摸地

3.**腰椎活动度受限（图4-6C）** 此时髋关节需要更大的屈曲程度加以代偿。

以上可以看出，合适的腰椎骨盆节律对保证脊柱健康是十分重要的。

（三）胸腰筋膜

胸腰筋膜是覆盖于躯干背侧肌肉上的一层致密结缔组织，它是人体最大的筋膜，分为前、中、后三层。

前层纤维包裹着腰大肌和腰方肌；中层纤维位于竖脊肌和腰大肌之间，内侧附着于腰椎横突尖和横突间韧带；后层是最重要的一层，不仅包裹着竖脊肌、多裂肌，还在外下方与臀大肌筋膜融合，在外上方与背阔肌相连。三层筋膜在腰方肌内缘汇合成腹横肌和腹内斜肌的起点。

胸腰筋膜附着于腰大肌、腰方肌、腹斜肌、腹横肌、竖脊肌、多裂肌、背阔肌和臀大肌，协助维持腰椎和骨盆的稳定性（图4-7和图4-8）。它的损伤会导致腰腿痛。

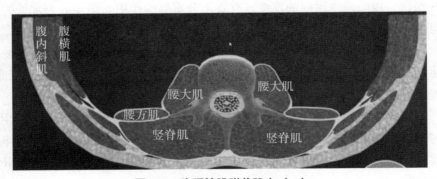

图4-7 胸腰筋膜附着肌肉（一）

（四）评估

引起慢性腰痛的原因非常多，临床常表现为各种活动受限、疼痛或麻木。下面从弯腰受限、旋转受限、后仰受限、腰腿疼痛麻木的角度阐述临床的评估流程；主要从关节、韧带、肌肉、神经几个方面分析，通过主动和被动运动去无限接近责任关节、责任肌肉、责任神经（图 4-9）。

1. 弯腰受限　引起弯腰受限的原因比较多，其评估流程参照表 4-1。

关节的具体评估如下。

(1) 腰椎 - 骶髂：弯腰时，腰椎前屈，椎间盘挤压向后，小关节屈曲，关节韧带拉紧，椎间盘挤压导致小关节紊

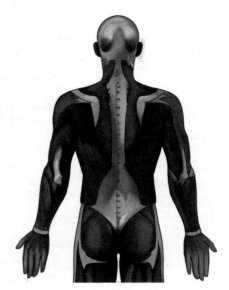

图 4-8　胸腰筋膜附着肌肉（二）

乱，则会出现弯腰受限或疼痛麻木。查体时可见：①关节突关节、横突、腰骶部、骶髂关节等处出现压痛点或深在叩击痛；②骨盆分离及挤压试验（＋）；③"4"字试验（＋）。

(2) 髋关节：在慢性腰痛中，髋屈曲和髋内旋受限的较常见。屈膝屈髋位内旋受限，多考虑髋关节周围韧带紧张；伸膝伸髋位内旋受限，多考虑髋关节周围肌肉紧张；髋关节周围韧带、肌肉过紧，导致髋关节活动度下降，从而影响到腰。现代人长期久坐，腰大肌处于短缩状态，髋关节长期处于外旋位，髂腰肌长期收缩，抑制了臀大肌的伸展功能，增加了腘绳肌的伸髋负荷，导致弯腰受限（图 4-10）。

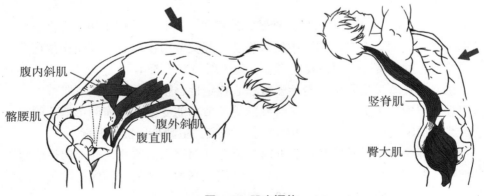

图 4-9　肌肉评估

表 4-1　弯腰受限评估

站立位呼气（发"喔"）	改善	腰腹核心稳定性不足（通常见于年龄大者、肥胖者、腹部手术者、长期穿高跟鞋者）		
刺激腰骶部	改善	腰骶本体感觉问题		
刺激枕下肌群	改善	枕下肌群本体感觉问题		
坐姿弯腰（双脚距一拳宽，脚尖朝正前方，髋屈、膝屈90°）	改善	骨盆以下问题	脚尖外旋改善	臀大肌
			腘绳肌（直腿抬高鉴别）被动外旋改善	股二头肌
			腘绳肌（直腿抬高鉴别）被动内旋改善	半腱半膜肌
			腘绳肌（直腿抬高鉴别）被动跖屈改善	小腿三头肌
	无改善	骨盆以上问题	坐位弯腰到最大幅度后仰头改善	竖脊肌
			上肢内旋改善	背阔肌
以上无改变	进一步检查关节，主要包括腰椎 - 骶髂、髋关节、膝关节、踝关节			

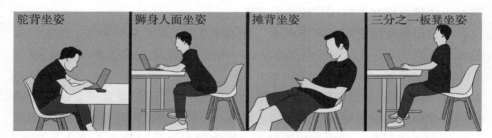

驼背坐姿　　狮身人面坐姿　　摊背坐姿　　三分之一板凳坐姿

图 4-10　久坐姿势

(3) 膝关节：临床常见的为髌骨的外上移位以及胫骨外旋，胫骨平台多内高外低，前者通常是股外侧肌和股直肌紧张，后者通常考虑股二头肌紧张（图 4-11）。

(4) 踝关节：踝关节是人体的地基，扁平足、高足弓、踝扭伤等生物力学的影响牵一发而动全身。临床中较多患者有踝关节扭伤病史，其损伤往往升序影响膝、髋、腰、头颈，我们要重点关注踝关节（图 4-12）。

总之，在弯腰受限中，包括腰腹核心稳定性、腰骶本体及枕下肌群的本体感觉、肌肉力量失衡以及腰骶髋膝踝等关节功能受限对腰痛的影响。同时还要综合临床表现，考虑整体生物力学、瘢痕、主动与拮抗等因素。

2. 后仰受限　正常的身体后仰时，整个背部呈平滑曲线，肩部向后能超过脚跟，髂前上棘向前能超过脚尖且无疼痛及麻木。评估也应先排除关节问题，一般而言，腰椎后伸 30°～45°，胸椎后伸 10°～20°。

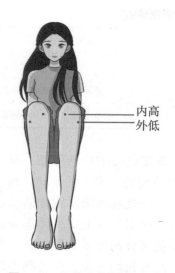

图 4-11　胫骨平台位置

内高
外低

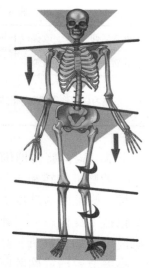

图 4-12　踝关节损伤

后仰腰痛首先排除腰椎关节突关节损伤。诊断标准：腰部后仰痛、同侧侧屈痛、对侧旋转痛（图 4-13）。

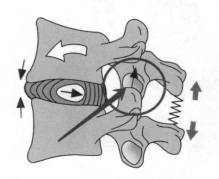

前屈时，关节突关节打开

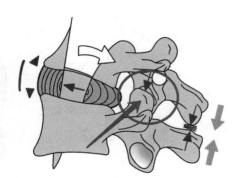

后伸时，关节后关节关闭

图 4-13　关节突关节变化

腰椎屈曲的肌肉：髂腰肌、腹肌。

腰椎伸展的肌肉：背阔肌、竖脊肌、腰方肌、臀大肌。

后仰拉长的肌肉：髂腰肌、腹肌。

肌肉评估参照表 4-2。

表4-2　后仰受限评估

站立位双足尖外旋后仰	改善	锁定髂腰肌		
站立位单侧屈髋屈膝后仰	改善	一侧腹直肌		
单侧侧屈后仰（左侧为例）	改善	左侧腹斜肌	左旋受限	左侧腹外斜肌
			右旋受限	左侧腹内斜肌

3. 旋转受限　腰部旋转即围绕脊柱纵轴进行的扭转运动，躯干的旋转包括 35°～40° 的胸椎旋转和 5°～7° 的腰椎旋转。躯干的旋转，起主要作用的其实是胸椎。胸椎的活动度下降就会导致旋转受限。胸椎活动度下降的原因，主要包括不良体态如"圆肩驼背头前引"的上交叉体态导致胸椎屈曲过多，肌肉失衡如背阔肌、竖脊肌等肌肉或筋膜紧张限制，以及关节退行性病变、小关节脱臼或胸腔限制等。此时我们考虑先改善胸椎的活动度（图4-14）。

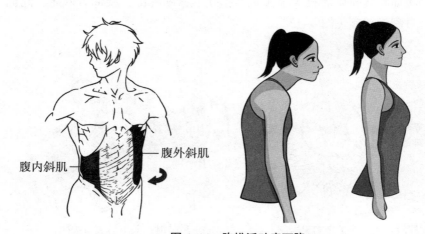

腹内斜肌　　腹外斜肌

图 4-14　胸椎活动度下降

胸椎旋转活动度的临床简易评估方法。

(1) 上半身保持笔直跪于治疗床上，臀部坐到双脚后跟处，以稳定骨盆。

(2) 两手交叉环抱于胸前，同时稳定腰椎，使之保持不动。

(3) 保持胸椎中立位，向一侧缓慢地进行自然水平旋转至停止，并测量记录旋转度数。

(4) 换另一侧进行旋转，记录并对比。

除了评估胸椎活动度，还应排除腰椎小关节问题。躯体向一侧旋转时，同侧的小关节打开，对侧的小关节关闭，如此时对侧腰痛，多考虑腰椎小关节卡压，可结合前文的关节评估；如此时同侧腰痛，则不考虑腰椎小关节问题。同时，还要评估胸椎的活动度。现代人常见的"圆肩驼背头前引"的上交叉不良体态、关节退行性变、肌肉力量失衡都会导致胸椎活动度下降。胸椎旋转受限后，腰椎代偿旋转增多，导致慢性腰痛。

排除关节问题后参考表 4-3 继续评估。

表 4-3　旋转受限的评估

站立位呼气（站立位双手抱于胸前）	改善	腰腹核心稳定	
站立位深吸气 （站立位双手抱于胸前）	改善	髂腰肌（此时膈肌下沉，缩短了髂腰肌与膈肌的距离） 	
跪姿旋转 （双手抱于胸前）	改善	足踝不稳	
		足本体感觉	
坐位旋转 （双手抱于胸前）	改善	髂腰肌	
		骨盆稳定	
		腰骶本体感觉	
侧卧位旋转	以右边旋转受限为例（右侧卧位）		
	右下肢伸髋屈膝，左下肢屈髋屈膝无改善	改善	说明与肌肉无关，与头、颈、腰骶本体感觉、核心稳定相关
		多考虑腹斜肌	

4. 腰腿疼痛麻木　临床上常有腰痛伴腿部疼痛及麻木。此时排除外伤性、病理性、退变性、炎症性引起的疼痛麻木后，主要考虑周围神经卡压。

腰丛神经的髂腹下神经、髂腹股沟神经、股外侧皮神经、股神经从腰大肌外侧穿出，生殖股神经从腰大肌前方穿出，闭孔神经从腰大肌内侧穿出。

可以看出腰丛神经和腰大肌密切相关，所以慢性的腰痛，可能卡压腰丛神经从而出现相应区域的问题，如疼痛麻木，不明原因的腹痛、久治不愈的盆腔疾病等。还有来自骶丛的臀上神经、臀下神经、阴部神经、股后皮神经和坐骨神经的神经敏化和卡压，也会引起下肢的疼痛与感觉异常现象（图 4-15）。

临床评估受卡压的神经根，可以从皮肤感觉、运动障碍、肌力测试、腱反射以及特殊试验检查几个方面来评估。腰骶丛神经根卡压的临床症状及查体如表 4-4。

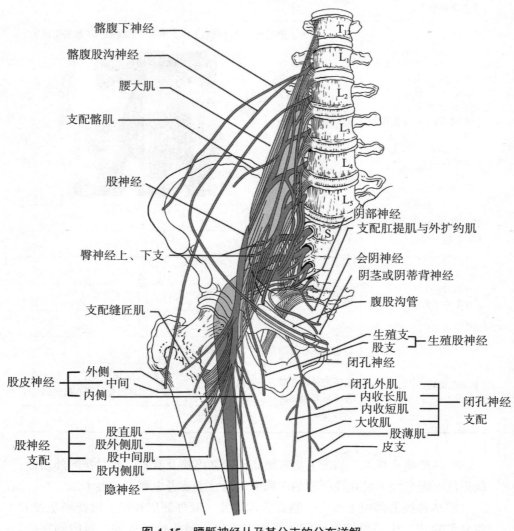

图 4-15 腰骶神经丛及其分支的分布详解

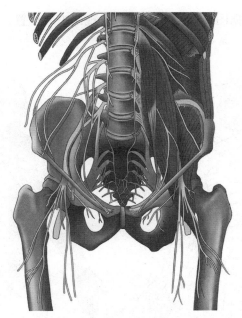

图 4-15（续）　腰骶神经丛及其分支的分布详解

表 4-4　腰骶丛神经根卡压的临床症状及查体

神经根	皮节	运动障碍	肌力下降	直腿抬高试验	膝腱反射	跟腱反射	股神经牵拉试验
L_1	腰背部、股骨粗隆、腹股沟区	屈髋	髂腰肌	阴性	正常	正常	阴性
L_2	腰背部、大腿至膝前	屈髋、髋内收	腰大肌、内收肌	阴性	减弱	正常	阳性
L_3	腰背部、臀上部、大腿至膝前、小腿内侧	屈髋、伸膝、髋内收	股四头肌	阴性	减弱	正常	阳性
L_4	臀内侧、大腿外侧、小腿内侧、足背、姆趾	足内翻、伸膝	股前肌群	阴性	减弱	正常	阳性
L_5	臀部、大腿后外侧、小腿外侧、足背、足底内侧、第 1～3 趾	趾伸、踝背屈	踝背伸肌姆背伸肌	阳性	正常	正常	阴性
S_1	臀部、大腿和小腿后部足跟外侧、外踝	姆趾屈曲	腓肠肌、比目鱼肌、趾屈肌	阳性	正常	减弱或消失	阴性

临床上也可根据图 4-16，结合症状表现出来的位置，初步确定受卡压的神经根。

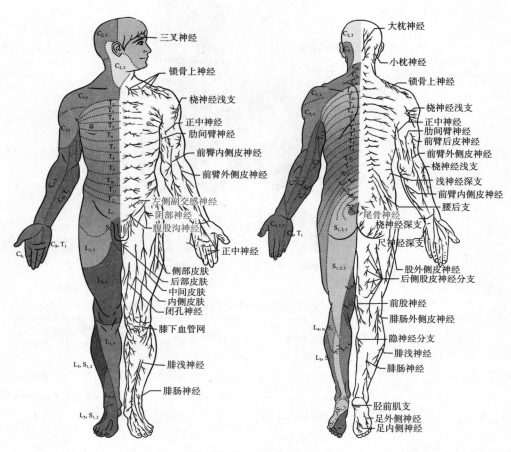

图 4-16 神经丛及其分支的分布

为了得出最有效的评估诊断，我们必须综合功能障碍表现、静力学、动力学表现、肌力检测、感觉检查、特殊试验检查、病理现象以及各种检查结果来进行完整的逻辑分析，并结合整体生物力学、瘢痕因素、主动与拮抗因素，确定责任关节、责任肌肉、责任神经。根据判断结果，制定一套系统的治疗方案，可选择针刀、针灸、手法康复等治疗方法，尤其需重视治疗后期的康复训练，以确保远期疗效。

第六节　骨盆旋移

一、概述和定义

骨盆由骶骨、尾骨及左右两块髋骨组成一个坚固的整体。其中，髋骨包括髂骨、坐骨、耻骨。骨盆是躯干的座基，人体直立时上身负荷直接作用于骶骨，再由骶骨经骶髂关节传递到双髋关节及下肢。骶髂关节面一般在垂直面上十分贴合，且拥有自我加固机制，人体运动前骨盆区域肌肉系统会预激活，骨盆韧带将进行张力调整，胸、腰筋膜张力伴随出现，使骶髂关节保持紧密贴合便于横向分散压力，构成了一个"自锁系统"。急、慢性损伤可通过各种轴向冲击破坏这个"自锁系统"而使之发生各种移位，出现相应力学变化，临床称为"骨盆紊乱"，亦即骨盆旋移症，中医称为"骶髂关节错缝症"。骨盆旋移综合征主要表现为骶髂关节紊乱、耻骨联合分离。它是由各种原因引起人体重力线移位，骨盆前倾、后倾、侧倾，脊柱力学失衡而产生的一系列临床综合征。骨盆旋移后，脊柱周围肌肉韧带力量薄弱，易造成颈、胸、腰椎体移位，进而产生复杂的临床症状。

成人骨盆由 4 个关节组成，分别是左右骶髂关节、骶尾关节和耻骨联合关节。骨盆具有传导重力和支持的作用，一旦骨盆发生旋移，出现功能障碍，则构成骨盆的 4 个关节都会受到影响。

二、骨盆 X 线表现

正常骨盆 X 线片：骨盆左右大小对称，骶骨居中，双侧耻骨联合面对称，双侧髂嵴最高点连线及双侧坐骨结节连线相互平行，并与经过第 5 腰椎中点、骶骨中轴、耻骨联合面的连线相互垂直。骶骨中轴线到两侧髂骨外侧缘的距离相等（图 4-17）。

三、骨盆旋转错位的临床表现

骨盆错位后，可以从三维坐标系 X-Y-Z 三坐标 6 个自由度发生改变，出现骶骨、髂骨或耻骨侧摆式错位，髂骨、耻骨旋转式错位，骶骨滑脱式错位和混合式错位 4 种形式的错位。

1. 骶骨、髂骨或耻骨顺（递）时针错位为侧摆式错位　临床表现为一侧

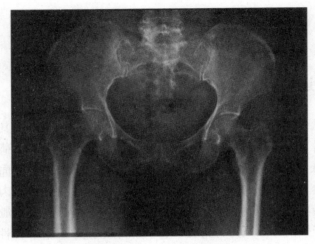

图 4-17　正常骨盆 X 线片

脚长另一侧脚短。骨盆正位 X 线片显示两侧髂嵴、坐骨结节或耻骨支不等高。两侧髂嵴或坐骨结节连线与经 L$_5$ 中点、骶骨中轴、耻骨联合面的连线不相互垂直（图 4-18）。

2. 髂骨、耻骨左（右）向前（后）旋转错位为旋转式错位　临床表现为阴阳脚，即双脚在仰卧时由正常的 V 字形外旋变成一侧脚过度外旋（同侧髂骨外旋错位所致）——阳脚，或一侧脚过度内旋（同侧髂骨内旋错位所致）——阴脚。骨盆正位 X 线片显示双侧髂骨一大一小，从骶骨中轴到髂骨外侧缘的距离不等，双侧闭孔呈现一大一小。旋前移位的髂骨横径变窄，而闭孔则相反，旋前侧闭孔变大，旋后侧闭孔变小（图 4-19）。

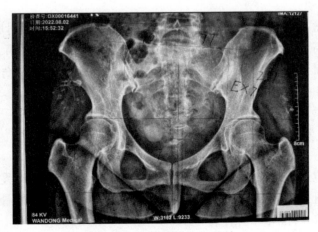

图 4-18　侧摆式错位 X 线片

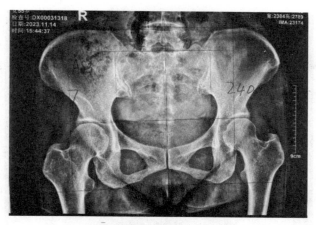

图 4-19　旋转式错位 X 线片

3. 骶骨"点头"式错位或"仰头"式错位为滑脱式错位　临床表现为腰骶角增大，腰曲加大；或腰曲变小，平腰。"点头"式错位时腰椎生理曲度加大，骶骨向后翘起。"仰头"式错位腰椎生理曲度消失，腰骶变平甚至反张。侧位腰椎 X 线片显示腰骶角增大超过正常的 34°，为"点头"式错位。腰骶角变小，$L_5 \sim S_1$ 间隙由前宽后窄变成前后等宽，或变成前窄后宽，为"仰头"式错位（图 4-20）。

4. 混合式错位　有以上 2 种或 2 种以上形式的错位表现（图 4-21）。

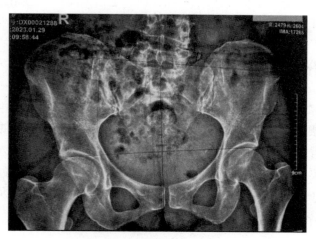

图 4-20　滑脱式错位 X 线片

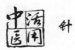
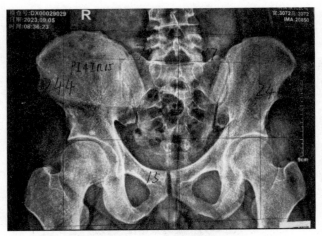

图 4-21　混合式错位 X 线片

第七节　下交叉综合征对腰痛的影响

下交叉综合征由 Janda V. 首先提出，又称远端或骨盆交叉综合征，由肌肉系统失去平衡而引起的骨盆和下肢的运动链受损而导致的一系列症候群。交叉综合征是指身体状态偏离正常状态的症状，其中"交叉"是指指导姿态偏离的强弱肌肉呈十字交叉排列，"综合征"是指偏离的状态超过两项及其更多的一种特征。

一、解剖结构

下交叉综合征与控制骨盆相关的肌肉的拉力失衡有关，其中背侧胸腰伸肌和腹侧髂腰肌、股直肌出现不由自主的紧张并且前后交叉。腹侧深层肌肉和臀大肌、臀中肌松弛并且前后交叉。其中参与的肌肉有 30 块左右，失衡的肌肉主要有躯干肌无力肌群（腹直肌、腹内斜肌、腹外斜肌、腹横肌）、臀部无力的肌肉（臀大肌、臀中肌、臀小肌等）及过度活跃、紧绷及短缩的肌肉（竖脊肌、多裂肌、腰方肌、背阔肌、髂腰肌、阔筋膜张肌等）。

二、病因病机

1. 长时间久坐，髋关节处于屈曲状态，久之引起髂腰肌紧张甚至短缩，臀部肌肉处于无力、松弛状态，这种情况下会导致骨盆前倾。

2. 外伤可能造成骶髂关节的损伤、错位，导致骨盆结构紊乱，骨盆的前倾或者后倾及脊柱的代偿性侧弯，肌肉的拉力失衡，久而久之发展成永久性侧弯畸形。

3. 腹部手术，手术切口可能把腹部肌肉的部分肌纤维切断，术后肌肉筋膜发生粘连、挛缩，导致腹部肌肉力学结构失衡。

4. 孕妇、啤酒肚人士、穿高跟鞋人群等因为腹部过大或者过度前突，腰椎曲度加大，导致身体重心前移，力学结构紊乱，腹部肌肉延展、松弛、无力，而人体为了维持重心达到平衡，竖脊肌、腰方肌就会加大力度来弥补腹部肌肉而过度做功，久之便会导致竖脊肌和腰方肌紧张、挛缩。

5. 不良姿势引起骨盆及关节结构的变化，肌肉筋膜劳损、粘连造成肌肉韧带的力学结构改变，脊柱与关节便随之代偿、变形。

三、诊断

1. **好发人群**　长时间低头及伏案工作者、孕妇、肥胖人群尤其是腹部较大且下坠者，总体发病率女性多于男性。

2. **外伤史**　骶尾部外伤、脊柱外伤及骨折等。

3. **临床表现**　①腰背部的疼痛伴或不伴下肢疼痛，疼痛性质以胀痛及牵涉痛为主；②髋关节、膝关节、踝关节的病变及疼痛；③步态异常；④脊柱力学结构失衡引发的症状和体征。A 型：头颈部向前探（探颈）腰曲过大，胸腰结合段明显后突，伪翘臀、髋部微曲状态，膝关节屈曲和骨盆前倾状态；B 型：腰部和胸腰段活动度较小，身体重心后移，平臀，双肩位于腋中线之后，膝关节过伸，代偿会变为胸椎过度后突并且头部向前伸；⑤呼吸功能异常；⑥痛经及性功能异常等。

4. **体格检查**

(1) 评估：望，主要是望体态体型，有没有圆肩驼背、翘臀或者平臀，有没有膝关节过伸或者屈曲等；触，用指腹触摸，细心体会相应肌肉是否紧张或松弛，如竖脊肌、腰方肌、阔筋膜张肌等是否过紧；压，按压相关的肌肉和关节是否有明显的压痛。

(2) 长短足：俯卧位或者仰卧位时双下肢不等长，双侧髂嵴不在同一水平位置。

(3) 阴阳足：俯卧位或者仰卧位时双足成"外八字"或者"内八字"。

(4) 骶三角异常：两侧髂后上棘连线为底，髂后上棘与骶尾关节连线为腰，底和腰连成一个等腰三角形。判断单侧髂骨前旋和后旋，若是两腰不等长，同时有症状为"阳性"。

腰三角异常：两侧髂后上棘连线为底，髂后上棘与腰椎棘突连线为腰，底和腰连成一个等腰三角形。判断棘突偏移情况，若是两腰不等长，同时有症状为"阳性"。

腹三角异常：两侧髂前上棘连线为底，髂前上棘与肚脐连线为腰，底和腰连成一个等腰三角形。判断髂骨的内外翻错位，若是两腰不等长，同时有症状为"阳性"。

(5) "4"字试验（+）、屈膝屈髋试验（+）、床边试验（+）、直腿抬高试验（－）等。

5. 影像学检查异常　CT、MRI、X线检查提示骶髂关节结构异常，骶骨中心线和耻骨联合中心线偏移，骨盆前倾、后倾，脊柱侧弯、增生。

四、主要鉴别疾病

1. 腰椎间盘突出症　腰椎相应的棘突间隙及棘突旁有明显压痛及叩击痛，神经受压时有明显的放射痛，直腿抬高试验（+），加强试验（+），"4"字试验（－），骨盆挤压和分离试验（－），CT或者MRI提示腰椎间盘突出。

2. 强直性脊柱炎　可有腰背部、腰骶部、髋膝关节疼痛，但其主要表现为骶髂关节和腰背部疼痛，夜间疼痛加剧，晨僵明显，腰背部活动度明显下降，CT和MRI可提示骶髂关节水肿等炎症改变，晚期可见脊柱竹节样改变，HLA-B27阳性、红细胞沉降率（ESR）加快、C反应蛋白（CRP）增高等。

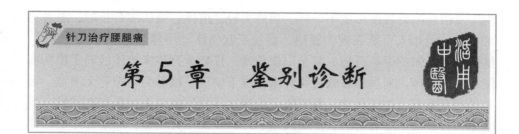

第5章　鉴别诊断

一、腰椎骨折

【概述】

腰椎骨折是指由于外伤或病理等原因破坏了腰段脊柱骨质的完整性或连续性所导致的疾病，主要表现为局部疼痛（腰痛）、腰背部肌肉痉挛、翻身困难、活动受限等功能障碍的一种常见腰部损伤疾病。

【解剖结构】

腰椎共5节，上连胸椎，下接骶尾椎，胸腰椎交界段（$T_{11} \sim L_2$）有生理性后突，是身体轴向应力的移行部，为脊柱损伤的好发部位。腰段脊柱的生理弧度向前突，椎体四壁由较薄的皮质骨围成，其内是交织成网的松质骨，受到外力容易压缩变扁或爆裂。椎体借椎间盘和上下关节突连接，并依赖周围的前纵韧带、后纵韧带、横突间韧带、棘上韧带、棘间韧带、椎板间的黄韧带和肌肉固定，使腰椎的稳定性得到加强，同时又维持了腰椎的活动性。

【发病机制】

造成腰椎骨折的主要原因有坠落伤、摔伤、挤压砸伤及交通事故伤等，外力主要有屈曲压缩、过伸牵张、轴向负荷、承受的剪切应力及侧方弯曲力等，其中80%的外力因素是屈曲压缩力和轴向挤压力。老年人则因骨质疏松，在轻微外力作用下，即可发生椎体压缩骨折。

【诊断】

1.病史　详尽而准确地询问病史，可以了解到受伤的姿式、受力部位和过程。发生高处坠落、重物落砸、车祸撞击、坍塌事故等要考虑脊柱损伤的可能，而老年人可因平地摔倒时臀部着地、扭伤、弯腰拾物甚至咳嗽等轻微外伤引起。

2.临床表现　腰部疼痛和活动受限为主要症状。根据暴力作用的差异，疼痛及活动障碍程度可能不一样。当外力轻，椎体轻微压缩骨折时，患者仍可行走，老年人可能表现为腰痛，翻身或起坐活动疼痛加重。暴力严重时，椎体发生压缩或爆裂骨折，甚至出现截瘫。仔细进行临床查体能确定损伤部位在哪个椎体，通过察看软组织肿胀、皮下瘀斑，摸棘突间隙有无增宽、棘突排列直不直，按压棘突、棘突间、椎旁，寻找压痛点来初步判断伤椎。当椎体只有轻微压缩骨折时，疼痛及功能障碍可能不太明显，而局部叩击痛往往是唯一的临床体征。对任何脊柱损伤患者，均应进行详细的神经系统检查，以排除脊髓或马尾神经损伤。

3. 影像学检查

(1) X 线检查：腰椎正侧位 X 线片可以明确伤椎压缩程度。椎体爆裂骨折正位片可见椎体高度下降，宽度增加，椎弓根间距增宽；侧位片可见不同程度的后突畸形，椎体呈粉碎性骨折，或有椎体后壁骨折块突入椎管。老年骨质疏松的椎体压缩骨折则多表现为椎体"双凹征"或"楔形变"。

(2) CT 检查：CT 能清晰地观察到伤椎爆裂骨折粉碎程度，骨块向四周特别是向椎管内移位情况及椎管狭窄程度，CT 矢状面重建和三维重建可以直观了解骨折形态。

(3) MRI 检查：MRI 具有多平面成像及很高的软组织分辨力，能非常明确地显示伤椎、脊髓和椎旁软组织损伤的具体细节。T_2 加权高信号对新鲜骨折的判定有确切的指导意义。

二、腰椎肿瘤

【概述】

腰椎肿瘤是指发生于腰椎脊髓及周围或者腰椎椎骨骨骼的肿瘤，分为原发性肿瘤和转移性肿瘤两大类。腰椎原发性肿瘤较为常见的，如骨样骨瘤、骨软骨瘤、血管瘤、多发性骨髓瘤等。其中，前三种是良性脊柱肿瘤，最后一种是恶性脊柱肿瘤。转移性肿瘤是腰椎最常见的肿瘤类型，也是难治性肿瘤。临床上常见的有乳腺癌、肺癌、甲状腺癌、肾癌、前列腺癌等其他恶性肿瘤的癌性细胞，随着血液、淋巴等在全身的循环，转移到腰部脊柱周围，最终形成肿瘤。由于腰椎肿瘤早期缺乏特异性的临床表现，故容易出现误诊、漏诊。随着现代医学的影像学检查和病理检查的进步，腰椎肿瘤的诊断也愈发精准。

【解剖结构】

脊柱肿瘤根据其来源、病理不同，可分为良性肿瘤、瘤样病变、原发恶性肿瘤、转移性肿瘤、椎管内肿瘤等，不同肿瘤导致脊柱损伤部位各有差异。其中，骨外椎旁肿瘤多为软组织肿瘤，椎管内、髓外肿瘤多见于鞘瘤、神经纤维瘤，肿瘤压迫硬脊膜囊出现相应症状；椎管内、髓内肿瘤多见于星形细胞瘤、胶质瘤，肿瘤直接压迫相应神经出现临床症状。

【发病机制】

腰椎肿瘤病因尚不完全明确。根据现有成果表明，腰椎肿瘤可能与某些病毒慢性感染、某些遗传因素及长期的化学、射线等刺激等有较大关系。

【诊断】

腰椎肿瘤的诊断必须结合临床表现、影像学检查和病理诊断，生化测定也是必要的辅助检查，脊柱肿瘤患者的病史、家族史以及详细的体格检查有助于诊断。

1. 临床表现

(1) 疼痛：腰骶部疼痛和根性痛是腰椎肿瘤早期的主要症状。约有 70% 患者以腰骶部疼痛就医，伴下肢疼痛麻木、运动能力下降、大小便无力等症状，极易与腰椎间盘突出症等疾病混淆而出现误诊。但此时也有一些特异性的表现，如此类腰腿痛经过保守治疗无效，夜间或清晨持续性的剧烈疼痛，对症止痛无效，白天活动后疼痛可能缓解。

(2) 脊髓压迫症状：脊柱转移瘤常很快出现神经根或脊髓压迫症状。由于转移瘤主要位于椎体，往往从前方压迫椎体束或前角细胞，出现运动功能损伤。

(3) 腰椎的活动受限及畸形：腰椎转移瘤压迫神经根会出现相应的活动功能明显受限和脊柱外观畸形。

(4) 病理性骨折：有轻微外伤甚至无诱因均可发生椎体压缩性骨折，出现疼痛明显加剧症状。

随着肿瘤病程的进展，后期会出现全身性症状，如低热、贫血、消瘦、乏力、食欲减退，精神不振等。

2. 辅助检查

(1) X 线检查：腰椎肿瘤诊断最基本的影像学检查方法。腰椎椎体可表现为骨质疏松、溶骨性或硬化性改变，以椎弓根消失、椎体塌陷较常见，椎间隙通常正常等。多数病例可见椎体出现扁平样的压缩改变，但当病变较小、CT 扫描层距较宽时，容易漏诊。

(2) 核素全身骨扫描（骨显像）：可提前发现骨性损害，其灵敏度高达 95%～97%，多表现为放射性浓聚，对诊断腰椎骨转移瘤有很高的临床价值。

(3) CT 检查：相对 X 线扫描，当出现椎体破坏及椎旁、椎管内占位性病变时，CT 检查显示更清楚，但当病变较小时可能出现漏诊。

(4) MRI 检查：具有多平面成像及很高的软组织分辨力，对于软组织病变检查，MRI 可提供比 X 线片、同位素、CT 等检查更精确的影像学信息。对选择治疗方法、手术入路等都具有重要的实用价值。

(5) 病理诊断：腰椎肿瘤的活体组织检查，即穿刺活检进行病理检查，准确率更高，一般约为 90%。

三、腰椎结核

【概述】

腰椎结核俗称"龟背炎"，是一种常见的慢性骨髓结核感染，发病率较高，为全身骨关节结核的第一位，其中绝大多数为椎体结核，椎板、棘突、关节突和横突结核极少见。本病好发于中青年，严重影响患者的生命安全。

【解剖结构】

脊柱结核是一种继发性病变，约 90% 继发于肺结核，在脊柱结核发病率中，腰椎结核占比最高。其发生与腰椎解剖结构相关，因椎体的负重大、容易劳损，椎体以松质骨为主，椎体上很少有肌肉附着、椎体滋养动脉多为终末动脉，导致结核分枝杆菌易在腰椎发生感染。根据结核感染部位分为中心型及边缘型。中心型多见于儿童，病灶起于椎体松质骨中心，常有死骨及空洞形成，由于椎体小病变进展快，很容易侵犯整个椎体和椎间盘。边缘型起于椎体上下缘的左右侧和前后方，椎体后缘病变容易造成脊髓或神经根受压，上下缘骨质破坏易侵犯椎间盘，坏死椎间盘受压可突入椎管，病变向上下直接蔓延可侵犯相邻椎体，向后可侵犯椎弓根，病椎受压可发生病理性压缩性骨折，前缘压缩多呈楔形，骨髓片或死骨可被挤压到椎管内压迫脊髓或神经根。

【发病机制】

腰椎结核病因病机复杂而多样。首先，腰椎结核的主要病原体是结核分枝杆菌，通过空气飞沫传播进入人体，引起感染。其次，与机体免疫功能有关。当机体免疫力低下时，结核菌便有机可乘，引发感染。长期接触结核病患者或病原体污染的环境，也是腰椎结核的重要原因之一。腰椎结核的病机主要表现为结核菌侵入腰椎骨髓，引起骨髓结核感染。结核菌在骨髓内繁殖，引起骨髓炎症反应，导致骨髓坏死。随着病变的发展，骨髓坏死区域逐渐扩大，病变骨质逐渐破坏。同时，病变骨质周围的软组织受到感染和破坏，形成脓肿。脓肿的压迫作用加剧了疼痛和神经功能障碍的症状。此外，腰椎结核可通过淋巴和血行途径向其他部位扩散，引起全身性结核感染。当结核菌进入血液循环时，可引起败血症和全身性炎症反应。

【诊断】

1. 病史　多有结核患者接触史。

2. 临床表现

(1) 全身表现，如午后低热、消瘦、营养不良、夜间盗汗等。

(2) 病变部位疼痛，腰痛是腰椎结核最常见的症状；行走、劳累、打喷嚏、咳嗽时可使疼痛加剧，因椎体离棘突较远，局部压痛不太明显。

(3) 脊柱活动受限，出现一些异常姿势，腰部僵硬，拾物时不敢弯腰，椎旁肌肉痉挛。局部特点为患者在站立与行走时，往往用双手托住腰部，头及躯干向后倾斜，使重心后移，尽量减轻体重对病变椎体的压力。患者从地上拾物时，不能弯腰，需挺腰屈膝屈髋下蹲（即腰部挺直，手扶膝，然后下蹲）才能取物，称拾物试验阳性。

(4) 脊柱前柱破坏比较严重时，可发生压缩骨折，形成后突畸形、驼背。

(5) 寒性脓肿，也称冷脓肿，除了稀薄的脓汁，还含有大量的干酪样物质、肉芽组织、死骨和坏死椎间盘组织。脓肿过大时，脓液可沿软组织间隙蔓延至髂窝、腘窝。病变突破椎体后壁，压迫脊髓或马尾神经，可引起不同程度的下肢瘫痪，或大小便障碍；如果压迫了神经根，会引起下肢的麻木、疼痛。

3. 实验室检查　结核菌素试验、脓液培养、抗酸染色、病理切片，查到结核抗酸杆菌是确诊的标志。

4. 影像学检查

(1) X 线检查：主要表现为脊柱生理曲度减小，还可随着病情的发展表现为骨质破坏、椎间隙变窄或消失，椎体塌陷、空洞和寒性脓肿等现象。

(2) CT 检查：能显示出早期病变椎体破坏的程度、范围及脊髓受压情况，还可以准确判断有无空洞和死骨形成。

(3) MRI 检查：能早期发现受累椎体及周围软组织病变，并显示受累椎体对硬膜囊和脊髓的压迫情况。

四、腰椎感染性疾病

【概述】

腰椎感染性疾病是指腰椎椎体、椎间盘及其周围相邻结构的感染性病变。

【解剖结构】

腰椎由 5 节椎体构成，每 2 节椎体之间有椎间盘相连接，每个腰椎均由椎体、椎弓及椎弓上的突起等基本解剖结构组成，上一椎体下关节突和下一椎体上关节突以关节形式相连接，关节囊是连接关节的纤维组织，增加小关节的稳定性，椎体和椎弓之间围成椎管，椎管内有硬脊膜包绕神经通过，两个椎体椎弓根之间形成椎间孔，椎间孔内有神经根自椎管内走出，腰椎间盘、椎体及其周围的病变容易导致神经受压而产生腰及下肢疼痛症状。

【发病机制】

因腰部外伤、侵袭性操作、抵抗力下降、感染病原菌或血行转移等造成腰椎发生感染性疾病，出现椎体骨质破坏、周围组织肿胀、渗出甚至化脓，导致腰痛、病理性骨折。病原菌主要为金黄色葡萄球菌，其次为表皮葡萄球菌，而革兰阴性杆菌、丙酸杆菌、溶血性链球菌、肺炎球菌、大肠埃希菌、霉菌、念珠菌、埃肯菌属、金氏菌属等也有报道。

【诊断】

1. 病史　有腰部外伤、侵袭性操作、感染病史。

2. 临床表现　发热、腰痛、腰部活动受限。发热可呈高热或低热，可伴有寒战、食欲下降、精神淡漠等症状；腰痛向腹股沟、髋部及大腿扩散，椎旁肌紧张，腰段棘突和椎旁叩击痛。

3. 实验室检查

(1) 常规检查：血白细胞计数可升高或正常，ESR 多明显加快。CRP 增高更具有诊断敏感性，细菌感染时 CRP 阳性率可达 80%～100%，而非细菌感染时则上升不明显。

(2) 细菌培养：血细菌培养对于诊断有一定帮助，但阳性率不高。为了提高培养阳性率，宜同时进行需氧菌、厌氧菌、霉菌、分枝菌等多种方法培养，取组织培养之前已使用抗生素可能造成培养结果呈阴性。活组织检查更具诊断价值，如涂片染色（革兰染色、霉菌染色、分枝菌属抗酸染色）以及病理切片检查。

4. 影像学检查

(1) X 线检查：可早期发现腰大肌肿胀影，骨破坏或死骨发现较晚，故早期 X 线检查意义不大，难以在病变早期做出正确诊断。

(2) CT 检查：具有较高的密度分辨率，在很大程度上弥补了 X 线检查的不足，可较早地显示腰椎骨质破坏，明确死骨、窦道、异物、髓腔和软组织内微量气体，更准确地反映骨和软组织病变范围。

(3) MRI 检查：具有良好的软组织对比度，无电离辐射，在确定骨与软组织感染的范围方面，明显优于X线和CT检查，可确定骨质破坏前的早期感染。

五、泌尿系结石

【概述】

泌尿系结石是指发生在肾、输尿管、膀胱、尿道的结石，可表现为腰腹绞痛、血尿，或伴有尿频、尿急、尿痛等泌尿系统梗阻和感染的症状。

【解剖结构】

泌尿系统由肾、输尿管、膀胱和尿道组成。

肾位于腰部，脊柱两旁，左右各一。左肾上平 T_{12} 上端，下平 L_3 上端；右肾上、下各平 T_{12} 和 L_3 下端。

输尿管上接肾盂，下连膀胱，呈扁圆柱状，位于腹膜后，沿腰大肌内侧前方垂直下降进入骨盆，全长 20～30cm。输尿管有三个狭窄：第一狭窄在输尿管起始处，第二狭窄在跨越髂动脉入小骨盆处，第三狭窄在穿入膀胱壁处。这些狭窄是结石、血块及坏死组织容易停留的部位。

膀胱位于盆腔内耻骨联合后方，上接输尿管，下接尿道，空虚时呈锥体形，充满尿液时变为卵圆形。

尿道是从膀胱通向体外的管道。男性尿道细长，起自膀胱的尿道内口，止于尿道外口。女性尿道粗而短，起于尿道内口，经阴道前方，开口于阴道前庭。

泌尿系结石根据位置分上尿路结石和下尿路结石。上尿路结石包括肾结石、输尿管结石。下尿路结石包括膀胱结石和尿道结石。相比较而言，上尿路结石发病率高于下尿路结石。

【发病机制】

泌尿系结石的形成与性别、年龄、遗传、地域环境、饮食习惯和职业有关，是一个多因素参与的过程。关于结石形成的危险因素，主要与机体代谢密切相关，机体代谢异常是主要危险因素，如高血压、糖尿病、高尿酸血症、肥胖等可引起血液及尿液成分改变，影响结石产生及复发。尿路梗阻、感染和尿路中存在异物是诱发结石形成的主要局部因素，还有引起结石的药物因素。中医学认为泌尿系结石因肾与膀胱气化不利，湿热蕴结下焦，煎熬尿液日久，而聚沙成石。

【诊断】

1. 临床表现 因结石所在部位不同而有异，在结石引起绞痛发作以前，患者没有任何感觉。40%～75% 的肾结石患者有不同程度的腰痛，结石较大，移动度很小，表现为腰部酸胀不适，或在身体活动增加时有隐痛或钝痛；较小结石引发的疼痛常突然发作，始于背、腰或肋腹部，沿输尿管向下腹部、大腿内侧、外阴部放射，可伴有排尿困难、恶心呕吐、大汗淋漓、程度不同的血尿等。

2. 实验室检查　尿常规有无红细胞，可从尿中发现较多草酸盐或磷酸盐结晶。如果有结石合并感染时，还可发现尿有脓细胞。

3. 影像学检查

(1) B超检查：超声检查可以发现2mm以上X线阳性及阴性结石，还可以了解结石以上尿路的扩张程度，间接了解肾实质和集合系统的情况。超声检查诊断输尿管中下段结石的敏感性较低。

(2) 尿路X线检查：可以发现90%左右阳性结石，能够大致确定结石的位置、形态、大小和数量，并且初步提示结石的化学性质。

(3) 静脉尿路造影检查：造影检查应该在尿路X线片的基础上进行，其价值在于了解尿路的解剖，确定结石在尿路的位置，发现尿路X线片上不能显示的阴性结石，鉴别X线片上可疑的钙化灶。

(4) CT检查：诊断结石的敏感性比尿路平片及静脉尿路造影高，尤其适用于急性肾绞痛患者，可以作为X线检查的重要补充。

六、腰部囊肿

【概述】

囊肿是一种良性疾病，是长在体表或体内某一脏器的囊状良性包块，其内容物性质是液态的。一般来说，常见的囊肿有肾囊肿、肝囊肿、单纯性卵巢囊肿、巧克力囊肿、骨囊肿等。与腰痛相关的有腰椎囊肿、腰椎椎间盘囊肿、多囊肾、肾囊肿。肾囊肿是一种常见的肾脏疾病，可能导致腰部疼痛、血尿和梗阻等症状。腰椎骨囊肿大部分见于骶管囊肿和神经根鞘囊肿两种疾病。骶管囊肿则属于硬脊膜囊肿，主要是由于骶尾部的硬脊膜囊破裂，蛛网膜下腔的脑脊液渗漏到骶管，形成的水囊对骶神经压迫，不仅出现腰部疼痛等症状，还伴有大腿背侧疼痛、坐骨神经痛等。椎间盘囊肿多见于腰椎间盘、椎间盘退变。

【解剖结构】

腰椎共5节，由椎体、椎弓相互连接起来，腰椎相邻椎体直接借椎间盘、前纵韧带、后纵韧带相连。相邻棘突、横突及关节突之间均有韧带相连。一般来说，肾囊肿的形状为圆形或者椭圆形，边界整齐、壁薄，并且在肾脏的表面上明显。其中多房肾囊肿体积较大，并且拥有较为完整的被膜，具有清晰的界限，内部由多个强回声带分隔为若干区。

【发病机制】

囊肿引起腰痛的原因很多，腰部的核心肌肉群遭到破坏、椎间盘的结构或功能发生异常等情况，都会导致腰椎不稳，从而引发剧烈的疼痛。肾囊肿的形成可能与多种因素有关，主要由肾小管阻塞导致，肾脏损伤、感染、药物等也是诱发因素。腰椎骨囊肿，可能是由腰椎骨骼内囊肿、腰部肌肉内囊肿等因素引起。此外，骶管囊肿的发生可能与脑脊液流出不畅、压力变化以及骶管神经根及周围组织炎症有关，硬脊膜缺损也可能导致这种情况。腰椎间盘囊肿在椎间盘退变的基础上，轻微外伤后，形成内含液体的囊肿。由于椎间盘突出或者椎间盘损伤导致硬膜外静脉丛出血，在硬膜外形成血肿，在血肿的吸收过程中也会形成囊肿。

【诊断】

1. 外伤史 有无跌倒损伤、扭伤、碰伤，有无闪挫、腰部用力不当等行为，是否进行过腰部注射等。

2. 临床表现

(1) 腰椎骨囊肿：如果患者存在一些腰椎的骨囊肿，一旦出现症状，就可能表现为腰部的骨性疼痛，有可能会导致此处的感染，继而出现腰部周围明显疼痛、肿胀等。腰椎椎间盘囊肿多见于腰椎间盘、椎间盘退变，在腰椎 MRI 表现为在退变的椎间盘旁囊状的长 T_1、长 T_2 信号，信号强度与囊内成分有关。骶管囊肿通常伴下腰、骶尾和会阴部的疼痛，还可能伴神经源性跛行等。

(2) 多囊肾：多囊肾会导致尿流不畅，诱发尿路感染，进而引起疼痛。同时可能诱发尿路结石和梗阻，出现腰痛。

(3) 肾囊肿：肾囊肿通常没有任何临床症状，可引起腹部包块、高血压等。部分患者因血尿就诊，也可有腰痛。囊肿占位使肾脏被膜张力增加或肾脏周围组织受到挤压，从而使患者感到腰部隐痛、钝痛，固定于一侧或双侧，向下部及腰背部放射。肾囊肿极易出现囊肿破裂、出血、感染、结石等并发症，引起尿血、局部腰腹疼痛等症状。腹部彩超可明确诊断。

3. 影像学检查

(1) X 线检查：对于确定椎间盘突出、骨质增生、腰椎滑脱的情况具有重要意义，对于肾囊肿来说可以准确地评估囊肿大小和炎症反应，骶管囊肿通过 X 线检查可以发现骶骨骨质是否受到侵蚀，腰椎部是否存在先天性畸变，如隐性脊椎裂、脊椎后突等。骶管囊肿的特点为囊肿是良性病变，生长缓慢，病程较长，症状可有中间缓解期。囊肿为膨胀性病变，脊柱 X 线片可见病变区椎管腔扩大，椎弓根变薄，椎弓根间距加宽。

（2）CT 检查：能够帮助医生更准确地识别出腰椎间盘突出、椎管狭窄等情况，肾囊肿伴出血或感染时，呈现不均质性，CT 能更好判断其变化。如果CT 检查结果表明肾囊肿的特征，则无须做诊断性穿刺。CT 也能够更加准确地显示骶管囊肿的骨质损伤及占位病变，特别是在骶骨方面更为明确。

（3）MRI 检查：可以进一步观察脊髓和脊髓周围组织结构病变等情况，如可帮助确定肾囊肿囊液性质。在 MRI 上，骶管囊肿 T_1WI 呈低信号，T_2WI 呈高信号；腰椎椎间盘囊肿表现为在退变的椎间盘旁囊状的长 T_1、长 T_2 信号，信号强度与囊内成分有关。

七、盆腔疾病

【概述】

引起腰骶部疼痛的盆腔疾病以急慢性盆腔炎最为常见。盆腔炎性疾病指女性上生殖道的一组感染性疾病，主要包括子宫内膜炎、输卵管炎、输卵管卵巢脓肿、盆腔腹膜炎。盆腔炎性疾病若未能得到及时、彻底治疗，可导致慢性盆腔痛。凡是成年妇女下腰部及骶部痛，而又无脊柱症状，脊柱检查阴性者，应做妇科检查。

【解剖结构】

1. 骨盆的组成　骨盆由骶骨、尾骨及左右两块髋骨组成。以耻骨联合上缘、髂耻缘及骶岬上缘的连线为界，将骨盆分为假骨盆和真骨盆两部分。假骨盆又称大骨盆，位于骨盆分界线之上，为腹腔的一部分，其前方为腹壁下部，两侧为髂骨翼，其后方为第 5 腰椎。假骨盆与产道无直接关系。真骨盆又称小骨盆，是胎儿娩出的骨产道。女性内生殖器位于真骨盆内，包括阴道、子宫、输卵管和卵巢，后二者合称为子宫附件。

2. 盆腔血供　女性生殖器的血管与淋巴管相伴行，各器官间静脉及淋巴管以丛、网状相吻合。盆腔静脉与同名动脉伴行，但数量较动脉多，并在相应器官及周围形成静脉丛，相互吻合，导致盆腔静脉感染易于蔓延。卵巢静脉与同名动脉伴行，右侧汇入下腔静脉，左侧汇入左肾静脉。因肾静脉较细，容易发生回流受阻，故左侧盆腔静脉曲张较多。

3. 支配神经　女性内、外生殖器由躯体神经和自主神经共同支配。

（1）外生殖器的神经支配主要由阴部神经支配。由第Ⅱ、Ⅲ、Ⅳ骶神经分支组成，含感觉和运动神经纤维，走行与阴部内动脉途径相同。在坐骨结节内侧下方分成会阴神经、阴蒂背神经及肛门神经（又称痔下神经）3 支，分布于会阴、阴唇及肛门周围。

(2) 内生殖器主要由交感神经和副交感神经支配。交感神经纤维由腹主动脉前神经丛分出，进入盆腔后分为两部分：卵巢神经丛，分布于卵巢和输卵管；骶前神经丛，大部分在子宫颈旁形成骨盆神经丛，分布于子宫体、子宫颈、膀胱上部等。骨盆神经丛中含有来自第Ⅱ、Ⅲ、Ⅳ骶神经的副交感神经纤维及向心传导的感觉纤维。

【盆腔疾病引起腰痛机制】

1. 盆腔炎发作期间，整个盆腔处于充血状态，盆腔静脉迂曲，影响下肢及盆腔静脉的回流，导致腰部疼痛、酸胀。

2. 炎症期间的炎性物质可以刺激盆腔及腰骶部肌肉、韧带，导致腰痛。

3. 若盆腔炎出现了盆腔炎性包块，可以压迫神经以及周围组织导致腰痛。

【诊断】

因炎症轻重及范围大小而有不同的临床表现。轻者无症状或症状轻微。常见症状为下腹痛、阴道分泌物增多，可伴有腰骶部疼痛。腹痛为持续性，活动或性交后加重。若病情严重可出现发热甚至高热、寒战、头痛、食欲缺乏。月经期发病可出现经量增多、经期延长。若有腹膜炎，可出现消化系统症状如恶心、呕吐、腹胀、腹泻等。伴泌尿系统感染可有尿急、尿频、尿痛症状。若有脓肿形成，可有下腹包块及局部压迫刺激症状，包块位于子宫前方可出现膀胱刺激症状，如排尿困难、尿频，若引起膀胱肌炎还可有尿痛等；包块位于子宫后方可有直肠刺激症状，出现腹泻、里急后重感和排便困难。严重病例呈急性病容，体温升高，心率加快，下腹部有压痛、反跳痛及肌紧张，甚至出现腹胀、肠鸣音减弱或消失。

最低诊断标准：妇科检查可见子宫颈举痛，或子宫压痛，或附件区压痛。附加标准：包括体温超过 38.3℃、子宫颈分泌物增多、阴道分泌物出现大量白细胞，ESR 升高、CRP 升高、子宫颈淋病奈瑟菌或衣原体阳性，阴道超声或 MRI 检查显示输卵管增粗，输卵管积液，伴或不伴盆腔积液、输卵管卵巢肿块等表现。

八、肛门直肠脓肿

【概述】

肛门直肠脓肿是指直肠肛管组织内或其周围间隙内的感染，发展成为脓肿。多数脓肿在穿破或切开后形成肛瘘。脓肿发生于不同部位，情况各异，该病发展迅速、部位局限、持续性疼痛、端坐受限及伴全身症状等。

【解剖结构】

根据解剖位置分为肛周皮下脓肿、会阴筋膜下脓肿、肛管后间隙脓肿、坐骨直肠窝脓肿、括约肌间间隙脓肿、直肠黏膜下脓肿、直肠后间隙脓肿、骨盆直肠窝脓肿。

【发病机制】

本病属于肠道内细菌感染，"肠道菌"是源头，是致病的要素。"肛窦"是感染的入口，也是脓肿和成瘘后的内口。"肛腺"是感染的途径，它先发生感染，然后蔓延。"肛周间隙"是最终的发病部位。肠道菌进入肛窦致其发炎，堵塞肛腺开口，致肛腺液流出受阻，引起肛腺感染，感染通过肌间隙、淋巴管蔓延至肛周间隙，最后形成肛管直肠周围脓肿。

【诊断】

1. 临床表现

(1) 肛周皮下脓肿主要是疼痛，最初为胀痛，化脓时跳痛，排便时疼痛加重。脓肿在肛门前方可发生尿潴留，在肛门后方可出现尾骶部疼痛。

(2) 坐骨直肠窝脓肿患者有周身不适、发热寒战、体温升高等全身中毒症状。局部见肛门一侧肿胀、发红、灼痛、跳痛、压痛、坐卧不安，活动和排便时疼痛加重，有排尿困难等。

(3) 骨盆直肠窝脓肿患者全身症状重，先寒战高热，周身疲倦，严重者可有败血症的中毒症状。局部症状轻，仅有直肠下坠感，酸痛或不适表现，亦可发生排尿困难。

(4) 直肠后脓肿全身症状与骨盆直肠窝脓肿相似，但局部症状主要为尾骶腰部酸胀坠痛，向背部及两侧大腿放射，尾骨有压痛，患者不能端坐。

(5) 直肠黏膜下脓肿患者有周身不适、疲倦、发热。局部以直肠刺激症状为主，有里急后重，下坠，便次多或便意感等。结核性肛门直肠周围脓肿与上述细菌性感染不同，患者常是慢性发病，脓肿经数周、数月后才能形成，局部疼痛不剧烈，伴有低热，局部红肿也不明显，破溃后流出的脓液清稀、乳白色，脓口凹陷，周围皮肤发青或呈青白色，常有多个流脓的外口，经久不愈。

2. 影像学检查

(1) 直肠腔内超声检查：肛周脓肿的超声声像图上多呈低回声，随病程进展，低回声区逐渐形成无回声区。因此，根据图像特点，即可推断病变所处的阶段，如瘘管形成，则表现为指向肛门方向的条索状低回声。因脓肿内部多为坏死液化的组织及脓细胞，故脓肿内部一般无血流信号，但在脓肿周边非液化的炎症区域可探及丰富的血流信号。

(2) MRI 检查：病灶部位脓腔样改变，内壁较厚，形状为类圆形。扫描时，见不规则或马蹄形状，与周围组织边界不清。周围脓肿型表现为 T_1WI、T_2WI 见稍低信号或等信号，周围型见 T_1WI 稍低信号或高信号，T_2WI 高信号，在弥散加权像上呈现明显受限。

九、腹主动脉瘤

【概述】

腹主动脉瘤（abdominal aortic aneurysm，AAA）是腹主动脉局限性扩张≥50% 正常动脉直径。腹主动脉和髂动脉的直径与性别、年龄、种族、体表面积、动脉收缩和扩张等因素有关。参照国外诊断标准，腹主动脉直径＞30mm 时，临床可诊断为 AAA。腹主动脉瘤多发生于老年人，自 50 岁后发病率逐渐上升，高血压及长期吸烟者往往是高危人群。

【解剖结构】

根据瘤壁结构，分为真性动脉瘤、假性动脉瘤和夹层动脉瘤。真性动脉瘤壁具有完整的动脉壁三层结构；假性动脉瘤瘤壁完整的动脉壁三层结构发生中断，血液经中断的血管壁流出动脉壁外，形成包裹性肿物；夹层动脉瘤是一种特殊类型的动脉瘤，由主动脉夹层发展而来，血流进入动脉壁中层引起血管壁的分离和血管直径扩张。

【发病机制】

弹力纤维和胶原纤维是维持动脉弹性和扩张强度的主要成分，两者的降解、损伤，使腹主动脉壁的机械强度显著下降，致动脉壁局限性膨出成瘤。引起弹力纤维和胶原纤维损伤的因素涉及生物化学、免疫炎性反应、遗传、解剖、血流动力学等。传统的观点认为，动脉粥样硬化引起的动脉壁缺血将导致中层坏死，进而损伤弹力纤维。目前研究表明，具有降解弹力纤维和胶原纤维的酶类活性增高。浸润至腹主动脉壁内的慢性炎性细胞，不但分泌这些降解酶类，还介导了损伤性免疫反应。在部分腹主动脉瘤患者中，发现与弹力蛋白和胶原蛋白代谢相关的基因变异。肾下腹主动脉壁的弹力纤维相对匮乏，自身修复能力薄弱，腹主动脉分叉段因血流返折致动脉内压扩大，都是导致腹主动脉瘤形成的重要因素。

【诊断】

1. 临床表现　大多数非破裂性 AAA 发病隐匿，无明显症状。瘤体较大时可压迫肠道引起腹胀、呕吐或排便不适等消化道症状；下腔静脉受压者可引起下肢肿胀等下肢静脉高压症状。突发下肢疼痛、发凉、麻木等下肢动脉栓塞表现者，应排查 AAA 瘤腔血栓脱落可能性。先兆破裂或破裂性 AAA 通常有疼痛症状。疼痛部位一般位于中腹部或腰背部，多为钝痛，可持续数小时甚至数天。疼痛一般不随体位或运动而改变。突发严重腹背部疼痛、伴有低血压和腹部搏动性包块高度提示 AAA 破裂。炎性 AAA 常有腰痛症状，并非先兆破裂的表现。感染性 AAA 的疼痛通常合并发热表现。特殊类型的主动脉－肠瘘或主动脉－下腔静脉瘘则出现血便和心力衰竭表现。

典型表现：腹部无痛性、搏动性包块是 AAA 患者最常见体征。包块通常位于脐周或上中腹部。巨大瘤体可伴有压痛及细震颤，偶可闻及收缩期杂音。但腹部触诊对 AAA 的诊断敏感度＜50%，而且肥胖影响查体的敏感度。破裂性 AAA 患者可表现为腹部或腰背部压痛及失血性休克。慢性破裂可致腰腹部皮下瘀血。出血局限，继发感染者可有低热和心率增快。如出现主动脉－静脉瘘，可闻及连续性杂音、高心排出量等心力衰竭体征。AAA 血栓脱落造成的栓塞可致下肢动脉搏动减弱或消失，并引起皮温降低、肢体麻木或疼痛等症状。

2. 影像学检查　主要依靠血管多普勒超声、CT 血管造影、磁共振血管造影明确诊断。

【误诊原因分析】

临床中腹主动脉瘤常被误诊为腰痛的原因大致如下：①临床表现不典型。部分腹主动脉瘤发病仅以腰痛伴行走后下肢疼痛、麻木为主要症状，无腹痛等症状，发热等全身炎性反应亦不明显，虽然曾出现一过性发热，但对症处理后体温即可下降至正常。②接诊医师诊断思维局限，忽视临床查体。如遇到下肢症状患者，查体如无明确神经定位体征，腰椎 MRI 或 CT 检查亦未提示责任节段椎间盘突出表现，应否定原有诊断，行进一步检查以明确病因。③防范误诊措施：对存在动脉损伤、既往感染、免疫受损等炎性 AAA 高危因素及有吸烟史者，特别是老年男性，若出现腹部、腰部疼痛或下肢麻木、疼痛等临床表现，且腰椎查体或影像学检查无明确神经定位体征时，应考虑炎性 AAA 可能；及时行相关检查，全面综合分析病情，尽早明确诊断并治疗，可降低动脉瘤破裂风险，提高患者生存率及改善患者生活质量。

十、带状疱疹性腰痛

【概述】

带状疱疹性腰痛由潜伏在体内的水痘－带状疱疹病毒（varicella-zoster virus，VZV）再激活所致，以沿单侧腰部神经分布的簇集性小水疱为特征表现，常伴显著的神经痛。

【解剖结构】

带状疱疹为感染性疾病，本病的致病病毒感染导致节段性神经疼痛，故带状疱疹性腰痛特点多为沿神经节段型分布区域疼痛。具体分布见图 5-1。

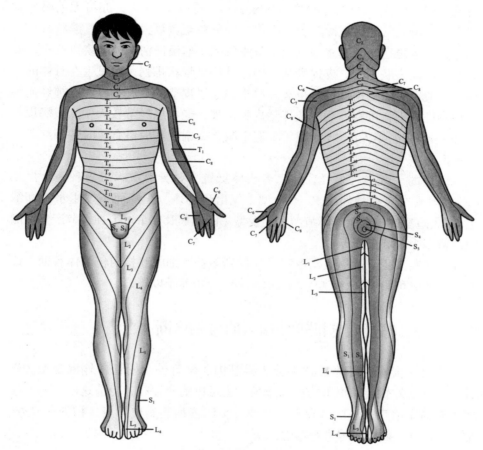

图 5-1　体表神经分布斑马示意

【发病机制】

本病发生与 VZV 感染相关，是水痘 – 带状疱疹的病原体，人群 VZV DNA 的阳性率为 16%～100%。由于潜伏在脊髓后根神经节或颅神经节内的 VZV 再激活，引起感染导致本病发生。带状疱疹感染后可引起周围神经痛和中枢神经痛。周围神经痛的发病机制主要包括病毒感染引起的周围神经功能的病理改变、传导异常致受损的周围神经元异常放电、周围伤害感受器敏化等；中枢神经痛的发病机制是神经损伤后周围神经元持续异常放电，刺激脊髓，使感觉神经元兴奋性异常增加或突触传递增强，导致疼痛信号的放大。

【诊断】

1. 临床表现　本病好发于成人，发病率随年龄增大而呈显著上升趋势。

典型表现：发疹前可有轻度乏力、低热、纳差等全身症状，患处皮肤自觉灼热或灼痛，触之有明显的痛觉敏感，持续1～5天；亦可无前驱症状即发疹。患处常先出现潮红斑，很快出现粟粒至黄豆大小丘疹，簇状分布而不融合，继之迅速变为水疱，疱壁紧张发亮，疱液澄清，外周绕以红晕，各簇水疱群间皮肤正常。皮损沿某一周围神经呈带状排列，多发生在身体的一侧，一般不超过正中线，但也有一些皮损超过皮节的上、下界限。神经痛为本病特征之一，可在发病前或伴随皮损出现，老年患者常较为剧烈。病程一般2～3周，老年人为3～4周。水疱干涸、结痂脱落后留有暂时性淡红斑或色素沉着。

皮损的表现多种多样，与患者机体抵抗力差异有关，可表现为顿挫型（不出现皮损仅有神经痛）、不全型（仅出现红斑、丘疹而不发生水疱即消退）、大疱型、出血型、坏疽型和泛发型（同时累及2个以上神经节产生对侧或同侧多个区域皮损）。

2. 实验室检查　疱底刮取物涂片找到多核巨细胞和核内包涵体有助于诊断，必要时可用PCH检测VZV DNA和病毒培养予以确诊。

十一、椎管内与椎管外病因的鉴别诊断

软组织损害性疼痛按解剖分为椎管内、椎管外、椎管内外混合型。椎管内、椎管外软组织损害既可以单独，也可以混合存在，分清这两种病变形式，对临床治疗方法的选择至关重要。临床依据其病史特点、物理学检查、影像学特征、肌电图等进行鉴别诊断。

【病史特点】

根据患者的发病原因、病程、临床表现、病情演变、既往诊疗史等逐一询问，紧扣以疼痛为主诉的特点；充分了解疼痛的部位、持续时间、性质、强度、伴随症状、诱发因素、加重或缓解因素、性别、年龄和职业等。

椎管外软组织损害性疼痛常见静息痛，少有受到腹压变化的影响，放射痛出现的机会也比较少，持重虽有影响，但程度较小，休息可消失，发作虽突然，但短期内可缓解，复发的间隙期较长，有自限性倾向，有些麻木或功能受限均可通过非手术疗法处理，疗效较好。

而椎管内的病变，情况复杂，疼痛常见为运动痛，下床活动或坐位姿

势、咳嗽、打喷嚏、行走时间较长等往往会加重疼痛，严重者颈椎椎管内病变会出现胸部或腹部束带感、步态不稳和行走踩棉花感；腰椎管内病变可出现间歇性跛行，马尾神经受损严重时，可出现膀胱、直肠功能障碍；以及颈背腰腿痛进行性加重，夜间定时痛，非手术治疗无济于事，也应当重视椎管内的严重病变；老年患者常见重度骨质疏松致椎体压缩性骨折，也需考虑椎管内、椎管外或椎管内外病变所致的疼痛。

【物理学检查】

1. 头颈背肩臂痛的椎管内、外的病因物理学检查　颈脊柱"六种活动功能结合压痛点强刺激推拿"检查。必须首先排除其他可能引起疼痛、功能受限或障碍及相关征象的疾病后，再根据颈脊柱特定部位一系列有规律的高度敏感压痛点，再施行压痛点强刺激推拿，推拿后前述症状、体征减轻或消除，则考虑椎管外病因引起，反之则为椎管内或椎管内外混合型病变。

2. 腰骶臀腿痛的椎管内、外的病因物理学检查　腰脊柱"三种试验"（脊柱侧弯试验、俯卧腰脊柱伸屈位加压试验、胫神经弹拨试验）中，对胫神经弹拨试验阳性结合脊柱侧弯试验阳性者，或胫神经弹拨试验阳性结合俯卧腰脊柱伸屈位加压试验阳性者，可考虑椎管内病变引起的腰腿痛。

3. 全面系统地检查患者　重点突出运动功能与神经功能的检查，即感觉、肌力、反射以及自主神经功能的测定等，根据不同病症，重点检查某些部位。

【诊断】

1. 肌电图检查　肌电图检查可区分为神经源性损害与肌源性损害，均表明来自椎管内病变。

2. 影像学检查

(1) X 线检查：可从不同位置（正、侧、斜位等）观察脊柱曲线改变、椎体间间隙、骨退行性变、间盘关节面的硬化、后韧带的钙化骨化、椎间假性滑移及椎间盘缺失等形态改变。

(2) CT 或 MRI 检查：对椎管的大小测定，即有无椎管狭窄，对椎间盘的结构形态变化及硬膜囊、神经根的关系可较明确地做出诊断。

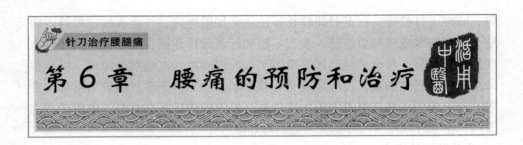

第6章　腰痛的预防和治疗

　　由于不良的生活作息、久坐劳损、姿势不正等，腰痛病发生率居高不下，临床上治疗腰痛病，西医以药物、手术为主，中医则施以中药内服外用、推拿手法、针灸理疗、牵引疗法等。本章主要介绍腰痛的常用治疗方法如针灸、手法、牵伸、针刀、银质针等，并指导患者积极预防与调养。针刀疗法对慢性腰痛病有着独特的治疗作用，创伤小、痛苦少，往往疗效立竿见影。本章对针刀疗法作重点介绍，同时拟定针刀治疗腰痛风控措施以降低风险、保证安全。

第一节　针灸治疗

　　针灸包括针刺和艾灸，具有疏通经络、调和阴阳、扶正祛邪的作用。临床中治疗腰痛常常把针灸作为首选方法之一，能起到祛风散寒除湿、行气止痛、温通经脉等作用。但引起腰痛的原因较多，且发病阶段不同，证候有别，当结合病因、证候分期分型，因人制宜，方可取得理想疗效。

一、腰痛分期

　　1.急性期　腰腿部疼痛、麻木剧烈，活动受限明显，急性疼痛影响站立、行走，肌肉痉挛。

　　2.缓解期　腰腿部疼痛、麻木缓解，活动受限好转，但仍有痹痛，劳累受寒易导致复发加重。

　　3.康复期　腰腿部相关不适症状基本消失，但有腰腿乏力，不能长时站立、行走。

二、证候分型

1. 血瘀气滞证　近期腰部有外伤史，腰腿痛剧烈，刺痛为主，痛有定处，痛处拒按，夜间痛甚，腰部僵硬，俯卧活动艰难，舌质暗紫，或有瘀斑，舌苔薄白或薄黄，脉沉涩或弦。

2. 寒湿痹阻证　腰腿部冷痛重着，转侧不利，痛有定处，虽静卧亦不减或反而加重，日轻夜重，遇寒痛增，得热则减，舌质胖淡，苔白腻，脉弦紧、弦缓或沉紧。

3. 湿热痹阻证　腰腿疼痛，痛处伴有热感，遇热痛甚，或见肢节红肿，口渴不欲饮，可有大便黏滞，苔黄腻，脉濡数或滑数。

4. 肝肾亏虚证　腰腿痛缠绵日久，反复发作，乏力、不耐劳，隐痛为主，劳则加重，卧则减轻；包括肝肾阴虚及肝肾阳虚证。阴虚证症见心烦失眠，口苦咽干，舌红少津，脉弦细而数。阳虚证症见四肢不温，形寒畏冷，筋脉拘挛，舌质淡胖，脉沉细无力等。

三、针灸治疗

（一）分期针刺治疗

1. 急性期　以活血化瘀、行气止痛为治法。可取腰部两侧华佗夹脊穴、大肠俞、秩边、环跳、委中、阳陵泉、昆仑等，用泻法。

2. 缓解期、康复期　以补益肝肾、和营通经为治法，取肝俞、膈俞、环跳、风市、大肠俞、阳陵泉、足三里、三阴交、条口、血海等穴，用补法。

3. 头皮针　取感觉区上 1/5，治疗对侧腰腿痛。

4. 火针疗法　主要用于风寒湿痹型腰痛及肌肤冷麻。

5. 电针　选取 $L_{2\sim4}$ 夹脊穴、环跳 – 委中、阳陵泉 – 昆仑三对穴位。

（二）分型针刺治疗

根据辨证结果进行选穴针刺。

1. 血瘀气滞证　腰椎夹脊穴、血海、膈俞、大肠俞、环跳、三阴交、合谷、肾俞、秩边、承山。

2. 寒湿痹阻证　腰椎夹脊穴、大肠俞、肾俞、环跳、委中、昆仑、腰阳关、关元俞、阴陵泉。

3. 湿热痹阻证　腰椎夹脊穴、大肠俞、肾俞、委中、阳陵泉、阴陵泉、曲池、合谷、八髎。

4. 肝肾亏虚证

(1) 阴虚证取穴：腰椎夹脊穴、肾俞、肝俞、秩边、三阴交、太溪。

(2) 阳虚证取穴：腰椎夹脊穴、肾俞、肝俞、昆仑、足三里、命门。

5. 加减　在以上基础上，加用"通督调肝补肾"进行整体调理，隔日1次。取穴人中、后溪、风市、复溜、束骨。

（三）灸法

适于寒湿痹阻、血瘀气滞、肝肾阳虚者，选取肾俞、命门、环跳、秩边、委中、阳陵泉、昆仑等腰腿部穴位，采用艾盒灸、艾条灸、温针灸、隔物灸等方法。每次施灸约20分钟，寒湿重、阳虚明显者可做督脉灸，每周3次，每次60分钟。

第二节　手法治疗

一、概述

1. 推拿手法治痛机制　推拿，古时也有"按摩"之称，是通过各种手法施术于人体不同部位的治疗方法。基于中医理论认为疼痛的发生多为不通则痛、不荣则痛，而推拿具有疏通经络、调节气血运行、调整脏腑功能作用，可达到经络通则不痛，气血荣则不痛的目的。人体气血阴阳得以调和，阴平阳秘，精神乃治，疼痛亦得以缓解。现代推拿手法基于中医理论、现代解剖和生物力学，并以经络学说为理论指导，根据不同疾病选用相应的部位、手法、幅度、频率等不同参数，作用在人体体表或穴位，使身体发生应激性反应，引起体内一系列生物理化性质变化，最终达到预防和治疗疾病的目的。目前推拿在临床上得到了广泛应用，其治疗效果肯定且明显。

2. 适应证　腰椎间盘突出症，急、慢腰扭伤，慢性腰肌劳损，腰椎小关节紊乱综合征，腰背肌筋膜炎，第三腰椎横突综合征，腰椎管狭窄症，腰椎滑脱症。

3. 禁忌证

(1) 患者有皮肤问题、凝血障碍、急腹症、传染性及感染性疾病等。

(2) 重度骨质疏松症、久病体质虚弱患者，以及妊娠期女性，精神病患者，严重心脏病、肝病、脓毒血症等疾病人群，无法承受强烈刺激，也不适宜进行推拿治疗。

（3）一般关节急性扭伤期（8 小时内）内不能做推拿，易加重病情。

（4）饭后也不宜马上进行推拿治疗，尤其是腹部推拿，避免引起胃肠不适。

4. 施术原则　持久，有力，均匀，柔和，深透。

二、推拿操作方法

1. 揉法

［受术部位］腰背、腰骶部为主。

［施术方法］患者取俯卧位，嘱其充分放松。医者站于一侧，以前臂尺侧肌肉丰厚处着力于患者腰部疼痛部位。手握空拳或自然伸直，通过肩关节小幅度发力，借助上身前倾于治疗部位做回旋运动，从而带动皮肤及皮下组织一起运动。术者应用力均匀和缓，施力大小应以患者承受能力为标准，操作时间以患者透热为度。

2. 按法

［受术部位］腰背肌肉丰厚处为主。

［施术方法］患者取俯卧位，双手置于头顶。医者站于一侧，一手掌置于腰部，另一手掌重叠，由上至下和缓用力，先轻后重，以命门穴为中点，做有节律的按压。力量大小以患者能耐受为度，切不可突发突止，以免加重疼痛。

3. 点法

［受术部位］大肠俞、居髎、环跳等穴。

［施术方法］患者取俯卧位，医者站于一侧，以肘关节着力于大肠俞、居髎、环跳等穴位。先轻后重、缓慢用力，以患者有得气感为度。

4. 平推法

［受术部位］脊柱两侧、腰背、腰骶部肌肉丰厚处为主。

［施术方法］患者取俯卧位，嘱其充分放松。医者站于一侧，手掌根着力，施术于患者的脊柱两侧，腰背、臀部肌肉丰厚处，若触及肌肉条索则可反复操作。若患者皮肤干燥，可予以凡士林或护手霜润滑，以患者透热为度。切记不可损伤患者皮肤。

5. 擦法

［受术部位］腰背、腰骶部为主。

［施术方法］患者取俯卧位或正坐位，嘱其充分放松。医者可在患者皮肤

上涂擦凡士林或护手霜润滑，选用掌擦法，以手掌着力由左向右反复横擦背部、腰部、骶部；再以小鱼际擦法纵向在背部督脉和脊柱两侧足太阳膀胱经施术，以脊中、命门、肾俞、志室等为重点操作穴位；最后横擦腰骶八髎穴或做八字形分擦。以上操作均以透热为度。

6. 拍法

［受术部位］腰背、腰骶部肌肉丰厚处为主。

［施术方法］患者取俯卧位或坐位，嘱其充分放松。医者站其一侧或身后，双掌空心或双拳空心，做平稳有节奏的拍打，在背部对称部位以均匀力量同时拍打 3 次。操作时询问患者感受，以皮肤微红、透热为度。

7. 拿法

［受术部位］腰背、腰骶部肌肉丰厚处为主。

［施术方法］患者取直立或直坐位。医者站或坐其后，以双手分别置于腰部两侧，拇指置于季肋下章门穴处，其余四指置于腰后京门穴处，拿提腰部肌肉，拿法时用力宜重，提法宜轻，拿提最佳频率为每分钟 10～15 次，操作1～3 分钟。操作时患者自觉局部酸胀与微痛感，结束后腰部会有温热、轻松及下腹部舒适的感觉。

8. 旋腰法

［受术部位］脊柱、腰背为主。

［施术方法］患者取侧卧位，一下肢伸直，另一下肢屈曲，一上肢屈肘，另一上肢肩关节后伸，充分放松。医者站其侧，以一手拿定患者单侧肩关节，另一手按压髂前上棘处，前后用力，轻而有节律地摇动 1～2 分钟。取上姿势，医者一手将肩及肩胛骨尽力向后按推，另一手将髂骨尽力向前按推，旋腰 1 次，可听到"喀"的响声，为手法完成标志；不必每次手法治疗时都追求弹响声，也会有效。旋腰法每周可做 1～2 次，治疗后应卧床休息。

9. 腰椎后伸扳法

［受术部位］脊柱、腰背为主。

［施术方法］患者取俯卧位，嘱其放松。医生站于一侧，一手握住患者对侧脚踝，一手掌根按压固定在受术腰椎棘突上，沿腰椎额状轴将所握下肢缓慢抬起，使腰椎后伸至"扳机点"后，快速发力向上做一次弹拉动作，同时置于腰部的手掌向下快速发力推压棘突，可出现扳动响声或手下松动感，为手法完成标志；不必每次手法治疗时都追求弹响声，也会有效。

10. 腰椎拔伸法

［受术部位］脊柱、腰背为主。

[施术方法]患者取俯卧位，全身放松，两肩外展45°左右。一助手用双手托握患者两侧腋下，医者双手紧握住其双腿，两臂伸直，身体后仰，与助手同步相对用力，沿腰椎纵轴方向缓缓拔伸，力量由小到大，达到预定拔伸效应后，保持此拔伸力十几秒后，再慢慢放松，如此反复拔伸3～5次。治疗后腰部会有轻松、舒适的感觉。

　　11."腰三关"手法　乃笔者在老师的指导下独创的治疗腰痛的手法。

　　[施术方法]患者取站立位，两腿自然分开双足与肩同宽。

　　第1关：①医者用腋窝夹住患者同侧前臂，五指并拢，双手掌重叠用指尖顶住腋窝高点，可触及条索状物，向外上方发力用掏抠法，治疗5～10次，产生串麻感为宜；②再用推揉法疏通紧张的胸大肌、胸小肌。

　　第2关：医者用重叠的大拇指指腹顶住小腿一侧的腓骨小头，嘱患者向同侧旋转身体，利用反作用力矫正后移腓骨小头。

　　第3关：医者用双手大拇指顶住风池穴，其余四指伸直向前置于患者两侧颞部，拇指成45°向前、向上发力，疏通挛缩的最长肌，使下移的枕骨复位。

三、注意事项

　　1.明确诊断是推拿手法治疗疾病的基础。不可在诊断不明的情况下，采取推拿手法。否则会增加患者痛苦，严重者甚至导致医疗事故的发生。

　　2.在推拿手法操作的同时，要注重影像学检查。根据影像学检查报告，了解到患者病变的具体情况，有无外伤史等，以避免在推拿时对患者造成二次伤害。

　　3.正确把握推拿治疗的时机，一般急性扭伤8小时内不宜进行推拿治疗，若合并神经损伤，推拿治疗后则会加重患者症状；应在患者病情稳定的基础上给予推拿手法治疗。

　　4.局部出现红肿热痛等急性炎症症状时不可予以推拿。

　　5.在手法的运用上，切记不是越重越好，要以患者耐受为度。一般由轻到重，出现得气感即止。若手法过重，对患者皮肤造成损伤，则起不到良好的治疗效果。

　　6.在手法运用的过程中还要避免重复使用，并不是手法运用的越多效果越好，要根据症状采取恰当的手法治疗。

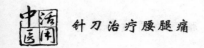

<h1 style="text-align:center">第三节　牵伸疗法</h1>

一、牵伸的定义

牵伸或称牵张、牵拉，是指拉长挛缩或短缩软组织的治疗方法。其目的是改善或重建关节周围软组织的伸展性，降低肌张力，改善关节活动度，防止不可逆组织挛缩，预防或降低肌肉肌腱活动时损伤。

二、牵伸的作用机制

肌肉具有伸展性及弹性，当肌肉受外力牵拉时，可增加其长度，外力消失时肌肉又恢复到原来的形状。肌肉活动时由于肌肉内部的黏滞性，构成肌肉拉长与回缩时的内阻力，从而在牵拉时，肌肉之间出现摩擦，促进局部血液循环，缓解局部疼痛。因肌肉有受温度影响的物理特性，当肌肉温度升高时，肌肉的黏滞性下降，伸展性和弹性增加，所以牵伸之前热敷利于疾病的转归。

牵张反射是指以脊髓为中枢的深反射。其反射弧中只有两级神经元，仅通过一个突触。一级感觉神经元的周围突终止于骨骼肌内的肌梭，传导肌牵张的信息；中枢突经后根内侧部进入脊髓，其侧支直接与前角的 α 运动神经元形成突触。α 运动神经元的轴突路经周围神经再返回该肌，引起肌收缩，做出反应。当肌肉被牵拉导致梭内、外肌被拉长时，引起肌梭兴奋，通过 I 、II 类纤维将信息传入脊髓，使脊髓前角运动神经元兴奋，通过 α 纤维和 γ 纤维导致梭外、内肌收缩。其中 α 运动神经兴奋使梭外肌收缩以对抗牵张，γ 运动神经元兴奋引起梭内肌收缩以维持肌梭兴奋的传入，保证牵张反射的强度。若负荷相对变大，腱梭被激活，通过神经性抑制可引起肌肉的依次放松。

牵伸主要作用于高尔基腱器。高尔基腱器位于肌肉 - 肌腱结合处，是接受牵拉刺激的感受器。缓慢持续牵拉肌肉时，高尔基腱器兴奋，激发抑制反应，使肌肉张力降低，肌肉放松，长度变长。

三、牵伸的治疗原则

最重要的原则是无痛，轻度的疼痛也要停止。通过调整力量找到患者感到舒服及能够对抗的阻力，优先对张力过高的或收缩的肌肉采用，且保持肌肉处于起始中等长度位置，即肌肉正常状态长度的位置，也是最舒服的位置。在施加阻力时以中度为宜，患者只需要 10%～20% 的力量对抗。急性损伤患者每次需要抵抗治疗师的阻力 5～10 秒，通常重复 3～5 次；慢性损伤患者可多持续一段时间，重复 10～20 次。对一些没有知觉的肌肉高张力状态者，轻柔拍打正在收缩的肌肉可以恢复其知觉。

四、腰部牵伸作用

降低腰臀部、腹部、大腿肌群张力过高的肌群，增加腰部、髋关节活动范围，帮助整个腰臀部肌群感觉和运动整合，激活较弱肌群。

五、禁忌证

关节内或关节周围组织有炎症（如结核、感染，特别在急性期），新近发生的骨折，新近发生的肌肉、韧带损伤，组织内有血肿或有其他创伤体征存在。

六、注意事项

避免过度牵拉已长时间制动或不活动的肌肉结缔组织，避免牵拉水肿组织，避免过度牵拉肌力较弱的肌肉，牵拉不应引起剧烈疼痛，关节活动或肌肉被拉长时有剧痛、严重的骨质疏松要慎重。为了维持关节的稳定性或为了使肌肉保持一定的力量，增加功能活动的基础，如脊髓损伤、肌肉严重无力的患者，应慎重操作。

七、操作演示

操作前，对腰部、臀部、双下肢肌肉揉按放松。

1. 牵拉大腿前侧肌群（股直肌为主）　股直肌起于髂前下棘及髋臼上缘，止于胫骨粗隆，主要伸膝关节，可协助腰大肌屈髋关节。

患者俯卧位，操作者立于患者被牵拉下肢同侧。操作者屈膝跪于床面，将患者大腿前侧中下段放于操作者大腿上，操作者握住患者踝部，缓慢牵拉直至患者足跟靠近臀部。如果患者大腿前侧肌群挛缩、张力较高，牵伸松动即可，不必完全到位，防止拉伤肌肉。每侧 1 次（图 6-1）。

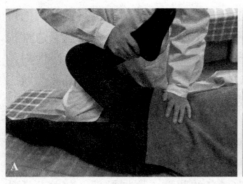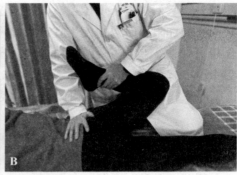

图 6-1　牵拉股直肌

A.牵拉股直肌左侧；B.牵拉股直肌右侧

2.牵拉梨状肌　梨状肌起于髂骨翼外面后部、骶骨背面、骶结节韧带，止于臀肌粗隆及髂胫束。主要伸及外旋髋关节。

在上个动作的基础上，一手固定患者膝关节，另一手握住患者踝部，让患者股骨外旋，牵拉梨状肌。每侧 1 次（图 6-2）。

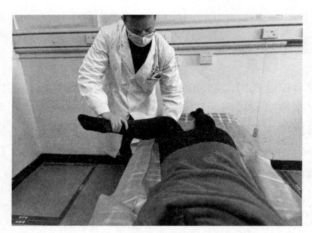

图 6-2　牵拉梨状肌

3.牵拉内收肌群　内收肌群包括耻骨肌、长收肌、短收肌、大收肌、股薄肌。

患者仰卧位，操作者立于患者被牵拉下肢同侧，呈弓字步，将患者小腿放于操作者大腿上端，操作者双手放于患者膝关节前侧固定，将患者下肢伸直外展 60°～90°，角度的转换以操作者重心前移即可，角度大小以患者能耐受为度，切不可求速成。每侧 1 次（图 6-3）。

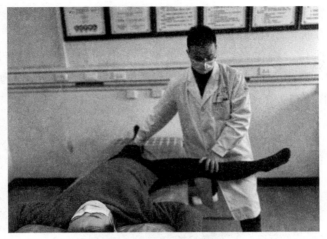

图 6-3　牵拉内收肌群

　　4.环转牵拉髋周肌群　患者仰卧位，操作者立于患者被牵拉下肢同侧，将患者被牵拉侧下肢屈髋屈膝外旋，前臂固定患者膝关节内侧，将患者脚掌抵于操作者髋前部（髂前下棘）固定；患者对侧下肢屈髋屈膝，大腿尽量贴于腹部，患者双手五指交叉抱住对侧膝前下部固定，操作者前臂压住患者小腿；操作者滑动髋关节，使患者髋部做环周运动，缓慢牵动髋周肌群。每侧1次（图 6-4）。

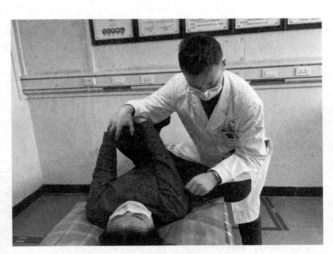

图 6-4　环转牵拉髋周肌群

5. 激活臀后肌群　臀后肌群包括臀大肌、臀中肌、臀小肌、梨状肌、闭孔内肌、股方肌、闭孔外肌。

患者仰卧位，操作者立于患者被牵拉下肢对侧，握住患者踝部牵拉患者下肢内收，嘱患者自主用力，让臀部紧贴于床面，激活患者臀后侧肌群。每侧1次（图6-5）。

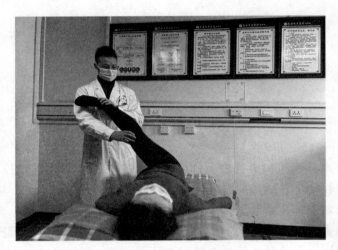

图 6-5　激活臀后肌群

6. 放松腹直肌　患者仰卧位，操作者立于患者同侧，让患者屈髋屈膝，放松腹部。腹直肌起于耻骨联合上缘与耻骨嵴，止于第5～7肋软骨外面及剑突前面。操作者将指腹放于患者腹部，顺着腹直肌的肌腹方向做拨动揉按，使之放松（图6-6）。

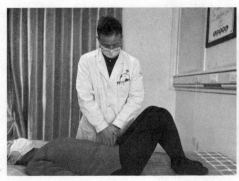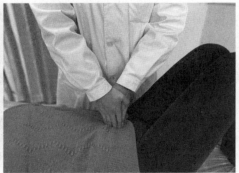

图 6-6　放松腹直肌

7. 点按腰大肌肌腹　患者仰卧位，操作者立于患者同侧。腰大肌起于腰椎体侧面和横突、止于股骨小转子。操作者肘部穿过骨盆前侧，在髂前上棘与股动脉连线中点深部可扪及腰大肌肌束，用肘尖或双手掌叠加按压均可。每侧 1 次（图 6-7）。

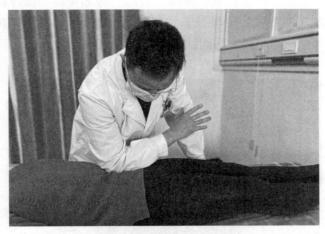

图 6-7　点按腰大肌肌腹

8. 激活放松腰大肌　患者仰卧位，操作者面对患者头侧，让患者双手反握治疗床头侧，双下肢并拢屈髋屈膝，操作者双手环抱患者大腿中段，嘱患者用力屈髋，两人做相反方向对抗，让患者用力同时自行报数（20 秒），防止憋气导致缺氧。每次 3 组（图 6-8）。

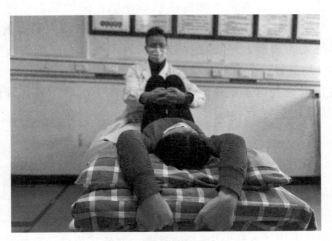

图 6-8　激活放松腰大肌

9.平板支撑　平板支撑为一种类似于俯卧撑的肌肉训练方法，但无须上下撑起运动，在锻炼时主要呈俯卧姿势，身体呈一线保持平衡，可以有效锻炼腹横肌。

患者俯卧，双肘弯曲支撑在地面上，肩膀和肘关节垂直于地面，双脚踩地，身体离开地面，躯干伸直，头部、肩部、胯部和踝部保持在同一平面，腹肌收紧，盆底肌收紧，脊椎延长，眼睛看向地面，保持均匀呼吸。每组60秒，每次4组，组与组之间间歇不超过20秒（图6-9）。

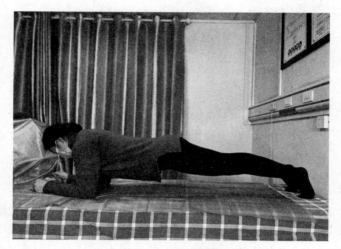

图6-9　平板支撑

综上所述，根据查体来明确哪块肌群薄弱，强的肌群牵伸放松，弱的肌群激活。但股直肌、内收肌群、腹直肌必须放松，腰大肌需激活。除牵伸外，自我锻炼尤为重要，平板支撑被公认为训练核心肌群的有效方法。另外，八段锦、易筋经、五禽戏、太极、游泳、跑步、骑自行车、瑜伽等，可以根据自身情况选择合适的锻炼方法。生命在于运动，只有管住嘴，迈开腿，方能健康永恒。

第四节　银质针治疗

银质针源于古代"九针"，其疗法是老一辈临床疼痛研究骨科学家、原上海市同济医院骨科宣蛰人（1923—2008）主任医师在传承了20世纪40年代浙东陆氏伤科银质针（银针）治疗肩周炎和骨关节炎等疾病基础上，探索研究银质针后，将其运用于椎管外软组织损害性疼痛的治疗，并取得了近、远期显著疗效的一种中西医结合治疗方法。2016 年 10 月 18 日，国家卫计委公开发布《关于印发三级综合医院医疗服务能力指南（2016 年版）的通知》（国卫办医函〔2016〕936 号），称银质针是疼痛科治疗各类软组织疾病的关键技术。迄今，银质针治疗已得到广泛应用。

一、银质针及作用机制

银质针系 80% 白银、20% 铜、锌、镍等金属熔炼压铸而成，针身直径 1.1mm，长度有 24cm、21cm、18cm、16cm 四种规格，针头"尖而不锐"，针体较粗，质地柔韧，热传导效应较好，不易发生断针或滞针，可沿着骨膜的凹面弯曲推进，容易准确地刺到致痛的病灶部位，不易损伤神经和血管，钝性分离，消炎作用显著，是一般物理疗法不能比拟的。

作用机制：椎管外软组织损害性疼痛的致痛因素主要是病灶软组织的痉挛、挛缩、缺血、神经卡压、局部无菌性炎症等，构成了一个"立体"的软组织损害病变区。针对软组织损害的挛缩初期（除外晚期），运用银质针刺入病变组织，由皮肤、皮下组织直达骨骼的骨膜和肌腱附着处，通过热传导效应（两种加热方法：艾球燃烧和银质针导热巡检仪），10～15 分钟，针尖温度（40±2）℃，影响、消除无菌性炎症病变，从而钝性分离粘连、瘢痕，消除炎性反应，增加局部血供，解除肌肉痉挛，最终使软组织疼痛缓解或消除。

二、银质针治疗的适应证和禁忌证

【适应证】
椎管外软组织损害（肌挛缩早期）所致的头、颈、臂、肩、背，腰、骶、臀、腿痛及相关征象，包括血管神经受累的临床症群和软组织损害相关脏器功能障碍。

【禁忌证】
1. 严重的心脑血管疾病、糖尿病、多器官功能不全者。
2. 癫痫和重症精神病患者。
3. 血小板减少等血液疾病或有出血倾向者。
4. 局部皮肤过敏或感染性疾病以及发热者。
5. 妊娠以及其他不能配合者。

三、银质针治疗的基本操作步骤及注意事项

【操作步骤】

常规体格检查后，患者取治疗相关体位，指脉氧监测心率、血氧饱和度，充分暴露相关治疗部位，操作者对治疗部位进行布针定点，常规皮肤消毒、铺巾，戴无菌手套，在局麻下用银质针刺入病变组织，直达骨骼的骨膜和肌腱附着处，套置每枚银质针针柄连接于银质针导热控温巡检仪，最后拔针、按压、消毒结束操作。

【布针方法】

1. 颈项部银质针定点　在项伸肌群的枕外隆凸和上项线–项平面–下项线附着处，做出相应的针距为2cm的进针点群，并用甲紫分别点成记号。接近头颅的上排系直刺枕外隆凸及两侧上项线–项平面–下项线的进针点，下排为由后下方向前上方斜刺直至项平面再小幅度提插至下项线的进针点群。对症状严重者根据压痛点作针刺，应将横向进针点延伸到两侧颞骨乳突为止。枕外隆凸及其相邻的左右两针（共3针）刺入软组织附着处不应超过2cm，其他部位的针刺不应超过2.5cm，以保证颈髓免受误伤。

2. 胸椎银质针定点　先在棘突两侧做相应的纵向针距为2cm的内排进针点群，并用甲紫分别点成记号；再在内排两个进针点之间定出横向针距为2～3cm和纵向针距为2cm左右的外排进针点群，也用甲紫分别点成记号。两侧的内排系沿颈–腰椎棘突直刺至下方邻近椎板骨面的进针点；两侧外排为向前内方斜刺至颈、胸和腰椎下1个脊椎的椎板内端后再小幅度向外偏上提插至后关节突外侧的进针点。

3. 腰椎银质针定点　先在棘突两侧作相应的纵向针距为2cm的内排进针点群，并用甲紫分别点成记号；再在内排的外侧皮区定出横向针距为2～3cm和纵向针距为2cm左右的两排进针点群（外排的每一进针点必须定在远离内排两个相邻进针点的中点），也用甲紫分别点成记号。

4. 腰骶髂银质针定点　自髂后上棘开始，沿髂骨边缘标记皮肤进针点，每个进针点距离为1.5～2cm。在下排进针点的内上方距下排进针点2～3cm外定上排进针点，每个进针点标记在两个下排进针点中点。上排进针点系由后上方（或后内方）向前下方（或前外方）作斜刺，抵髂后上棘内上缘、骶髂关节内侧缘或髂嵴后，再作小幅度提插，分别抵达并贯穿三者各自的前缘肌附着处。

5. 臀中肌银质针定点　自髂嵴后缘下0.5cm处开始作3排横向的弧形进针点群（每排为6个进针点），中排进针点位于上下两进针点针距的中点，用

甲紫分别点成记号。3 排纵向针距各为 2cm，每排横向针距均为 1cm。再在臀中部位于坐骨大切迹后缘的压痛点（区）作相应的 3 个进针点，也用甲紫点成记号并连接成横向弧线。

6. 内收肌银质针定点　即股内收肌群和闭孔外肌坐骨支和坐骨结节的外侧骨面附着处，做出相应的针距为 1cm 的 6～8 个进针点群，用甲紫分别点成记号。针对坐骨支和坐骨结节的外侧骨面分别作斜刺或由内向外的骨膜下刺。

7. 膝关节脂肪垫银质针定点　髌骨下 1/2 段也就是髌下脂肪垫髌尖粗面的边缘附着处下 1cm 部位，做出相应的针距为 1cm 和向上开口成弧形的 16～20 个进针点群，用甲紫分别点成记号。

8. 踝关节银质针定点

(1) 内踝定点：沿着胫骨后肌腱，在内踝后方和下方的内踝沟中的腱鞘点成一向前开口和针距为 1cm 的弧形进针点群的记号，均自上向下和自后向前作腱鞘内斜刺；再在内侧跟腱前脂肪垫用甲紫点成针距为 1cm 的一组 6～8 个进针点群的记号，针头分别由此向脂肪垫在踝后关节囊和跟骨后上方所在部位作斜刺或贯穿跟骨后上缘脂肪垫的直刺。

(2) 外踝定点：在腓骨长短肌腱在腓骨外踝后下方的总腱鞘通过处，用甲紫沿此总腱鞘点成一向前开口和针距为 1cm 的弧形进针点群的记号，也自上向下和自后向前作腱鞘内斜刺；其外侧跟腱前脂肪垫也用甲紫点成针距为 1cm 的一组 6～8 个进针点群的记号，针头分别由此向脂肪垫在踝后关节囊和跟骨后上方所在部位作斜刺或贯穿跟骨后上缘脂肪垫的直刺；外踝前外方跗骨窦脂肪垫仍用甲紫相应地点成针距为 1cm 的一组 5～6 个进针点群的记号，针头分别由此沿窦壁周围和针对窦内脂肪垫中央部作直刺和斜刺，直至窦内的深部骨面。

【注意事项】

1. 治疗前医生履行告知义务，银质针治疗流程、可能出现的不适反应、疗效情况等须向患者交代清楚，消除其紧张情绪，获得理解和配合。

2. 治疗中，按基本步骤严格无菌操作。如果行针用力不当出现折针、弯针，应及时更换针具；从安全区进针，小幅度提插，操作过程始终不离骨面；不可在肌肉中提插，以免引起血肿；不可盲目深刺，以免出现针刺意外；预防和处理不适反应及晕针；初学者慎针刺高风险部位；同一部位针刺须间隔 5～7 天。

3. 治疗后，患者需进行适当的休息和锻炼。若在锻炼中诱发潜在病灶，可行补针治疗。

第五节　针刀疗法

一、概述

（一）针刀治痛机制

针刀医学是朱汉章教授历经 30 年潜心研究，将中医和西医的部分理论融合为一体，再创造而形成的一种新的医学理论体系。它是在微观解剖、立体解剖、动态解剖等知识的指导下，以针的形式进入体内，发挥刀的作用，治疗多种疾病的一种治疗方法，称为针刀疗法。

针刀医学具有四大基本理论、六大组成部分和独具特色的治疗器械——小针刀；针刀疗法效果显著、痛感小、安全、经济、省时。"关于慢性软组织损伤的病因病理新理论"充分体现了中医理论的整体性和宏观性认识。这一理论认为，慢性软组织损伤的根本的、第一位的病因是"动态平衡失调"，根本的病理改变是各种原因损伤后引起的软组织的"变性挛缩、结疤、粘连和堵塞"。当软组织发生了这样的病理变化后，必然导致局部的血液循环障碍，血流变慢，代谢废物堆积，氧供应和营养物质缺乏，进而导致无氧代谢，动态平衡失调，功能障碍加剧，形成恶性循环。而针刀恰好能够解除软组织的变性挛缩、结疤、粘连，疏通血液循环，"以松治痛，通而不痛"，打破恶性循环，恢复动态平衡，使病灶得到根本上的治疗。针刀在临床应用中，除了具有切开病变组织，剥离粘连，疏通阻滞等作用外，兼有针和刀的作用，可调节局部能量、力以及机体生物电的平衡，激发生物能转变成电能，促进局部细胞的新陈代谢等。

（二）刀具介绍

针刀，原名小针刀，也有微创针刀、微型针刀、针刀、小刀、小金刀或平刃针、刃针等名称。针刀是以针刺的针为体（杆），以手术刀的部分刀刃为头（即针体前端的刀刃），两者有机融合在一起，再加一个柄，合成一种新型的微型手术器械。针刀由刃、体和柄三部分组成。针刀的体，是一个直径为 0.8mm 的不锈钢杆，前端是 0.8mm 宽的刀刃。应用不同长度的杆为载体，将 0.8mm 的刀刃送达体内特定部位进行手术治疗操作。针刀虽然是一种需要切开皮肤进入体内的手术刀，但因切口很小，一般在 2.5mm 以内，犹如针头刺入人体一样，出刀后不见切口裂隙，所以也无须像外科手术那样进行缝合。如果把切口须做缝合的手术称为"开放型"手术的话，那么，应用针刀所做的手术就可称之为"闭合型"手术。很明显,针刀不仅是一种外科手术刀,更是一种新型的微创手术刀,它的突出特点是手术切口微小无须缝合,甚至可以忽略不计。故小针刀的本质就是"形似针,实为刀"。

（三）适应证

对于腰部疾病来讲,小针刀适合的病症主要有腰椎间盘突出症、腰椎小关节紊乱综合征、腰扭伤、棘间、棘上韧带炎、第三腰椎横突综合征、腰椎滑脱症、腰椎管狭窄症等。

（四）禁忌证

针刀手术虽然是一种微创手术,但它毕竟是手术,有较大刺激和反应,在有上述广泛的治疗范围的同时,也有其相对应的禁忌证。

1. 全身发热,严重内脏疾病的发作期。

2. 施术部位有红肿、热痛或深部有脓肿、坏死者。

3. 血友病、血小板减少症等凝血功能障碍者。

4. 施术部位有重要的神经、血管或主要的脏器,进针刀时无法避免,有可能造成损伤者。

5. 风湿性肌炎、关节炎,以及类风湿关节炎的化验显示为阳性结果的活动期（但在静止期内针刀疗法可以缓解局部症状和恢复部分功能）。

6. 脑源性疾病所致的运动神经系统症状,部分内脏性病变反射到体表的反射性疼痛,非针刀适应证。

7. 诊断不明或损伤部位不明者不能进行针刀治疗。

8. 精神紧张或晕针严重,应慎用针刀治疗。重度高血压、冠心病、心肌梗死、严重肝肾功能障碍、虚脱和严重传染病活动期、精神疾病禁用针刀治疗。

二、针刀操作方法

（一）背部体表标志

1. 棘突　枕外隆凸在头颈交界处,自此向下沿后正中线,首先摸到 C_2 棘突,当颈前屈时则更加明显;$C_{3\sim5}$ 棘突由于上覆项韧带,不易触到;$C_{6\sim7}$ 容易触及,C_7、T_1 容易混淆,可通过旋转头部时该棘突是否有相应活动予以确认。胸椎及腰椎的棘突均可逐一摸清。两侧肩胛下角的连线横过 T_7 棘突,左右髂嵴最高点的连线经过 L_4/L_5 棘突间或 L_4 棘突。

2. 骶角与骶管裂孔　在骶正中嵴的两侧有一列不太明显的粗线,称为骶关节嵴,该嵴的下端游离下垂突出,称为骶角,易于触及。此嵴在 S_2、S_3 棘突结节间，特别在下份 S_3、S_4 棘突结节间常有孔洞缺损，可进行麻醉或针刺。骶角相当于 S_3 的下关节突，并与尾骨角相关节。

3. 尾骨　位于骶骨下方，肛门后上方。由 3～5 节退化尾椎融合而成，呈倒三角形，尖在下，底在上，底部有卵圆形面以软骨连接骶骨。于臀沟内可触及一个三角形的小骨块。末端为尾骨尖，正常此处有一凹窝，有肛尾韧带附着。底朝上，可触知两侧的尾骨角与骶骨角相连，角内的空虚处为骶管裂孔。

4. 第 12 肋　位于胸廓后面最下方，其前端短而细，伸入腹侧壁肌层中，不与胸骨相连，故名浮肋，通常在竖脊肌的外侧皮下可触及第 12 肋的外侧段。

5. 竖脊肌　为背肌中最粗大者。该肌在背部正中纵沟的两侧形成纵行的隆起，填充于棘突与肋角之间的深沟内。总体肌腱起自骶骨背面、腰椎棘突、髂嵴后部及胸腰筋膜。肌束向上，在腰部开始分为 3 个纵行的肌柱，外侧称髂肋肌，止于下 6 个肋角的下缘；中间称最长肌，止于全部胸椎横突和其附近的肋骨；内侧称棘肌，止于上部胸椎棘突。竖脊肌向上可达枕部，在棘突的两侧可以触及。所有肋角相连的线是竖脊肌外侧缘在背部的投影线。在腰部，该肌的外侧缘可以清楚触及，由此向前摸到的肌板为腹外侧肌群。

6. 脊柱沟　在背部正中线，可见一略微凹陷的纵沟，名脊柱沟，容纳背部深层肌肉，该沟向上与项部正中沟相连续。在纵沟的底部可摸到部分颈椎和全部胸椎、腰椎以及骶椎棘突。在脊柱沟的两侧，为竖脊肌形成的纵行隆起。

（二）患者体位

针刀治疗时患者体位是否适当，对正确选点、针刀手术入路和操作以及防止针刀意外情况发生等都很重要。对于病情较重、体质虚弱或精神紧张的患者，尤其要注意采取适当的体位。不适当的体位，不利于正确的手术操作，患者常因移动体位而造成弯刀、折刀，甚至发生脏器损伤。因此，适当体位的选择，应该本着有利于针刀手术操作和患者舒适自然、能较长时间保持稳定的原则。临床上针刀治疗腰部病变时常用的体位主要为俯卧位，并于腹下垫软垫。

（三）腰部针刀刀法

腰部正中区域一般定点在腰椎棘突及棘突两侧的横突，在棘突进针刀，刀口线与身体的纵轴平行，按照进针刀四步规程，垂直于皮肤快速刺入，匀速推进至棘突，然后以棘突为中心行点刺、松解、切割等相应的针刀操作，待刀下有松动感后出针刀。在横突进针刀，刀口线亦与身体的纵轴平行，快速刺入，匀速推进至横突后行点刺、松解、切割等相应的针刀操作，待刀下有松动感后出针刀。腰部的整体松解包括 $L_{3\sim5}$ 棘上韧带、棘间韧带；$L_{3\sim5}$ 左右横突松解，胸腰筋膜、髂腰韧带的松解，在骶正中嵴上和两侧骶骨后面竖脊肌起点的松解以及 $L_{4\sim5}$、$L_5\sim S_1$ 棘突间隙两侧经黄韧带松解左右椎管内口。

1. 治疗棘上韧带劳损　刀口线和脊柱纵轴平行，针刀体和人体背面成 90°，达棘突顶部骨面。将针刀体倾斜，如痛点在进针点棘突上缘，使针柄向尾侧倾斜 45°，切割、点刺，纵疏横剥 3 刀；如疼痛在进针点棘突下缘，使针柄向头侧倾斜 45°，切割、点刺，纵疏横剥 3 刀。

2. 治疗棘间韧带劳损　在患者自诉疼痛的棘突间隙进针刀。刀口线和脊柱纵轴平行，针刀体与进针刀平面垂直刺入 1cm 左右，当刀下有坚韧感，患者诉有酸胀感时，即为病变部位，先切割、点刺，纵疏横剥 3 刀，再将针刀体倾斜，与脊柱纵轴成 90°，在上一椎骨棘突的下缘和下一椎骨棘突的上缘，沿棘突矢状面切割、点刺，纵疏横剥 3 刀，出针刀。

3. 治疗髂腰韧带劳损

(1) 第 1 支针刀松解髂腰韧带起点。以 L_4 横突为例，摸准 L_4 棘突顶点，在 L_4 棘突顶点旁开 3cm 处定位。刀口线与脊柱纵轴平行，针刀经皮肤、皮下组织，直达横突骨面，刀体向外移动，当有落空感时，即到 L_4 横突尖，在此用提插刀法切割横突尖的粘连、瘢痕 3 刀，深度 0.5cm，以松解髂腰韧带起点、竖脊肌、腰方肌及胸腰筋膜。

(2) 第 2 支针刀松解髂腰韧带止点。在髂后上棘定位，刀口线与脊柱纵轴平行，针刀经皮肤、皮下组织，直达髂后上棘骨面，针刀贴髂骨骨板进针 2cm，后用提插刀法切割髂腰韧带的粘连、瘢痕 3 刀，深度 0.5cm。

4. 治疗竖脊肌下段劳损

(1) 第 1 支针刀松解竖脊肌骶骨第三棘突结节，刀口线与脊柱纵轴平行，针刀经皮肤、皮下组织，直达骶正中嵴骨面，在骨面上纵疏横剥 3 刀，范围不超过 0.5cm。然后，贴骨面向两侧分别用提插刀法切割 3 刀，深度不超过 0.5cm。

(2) 第 2 支针刀松解竖脊肌骶骨背面左侧起点，于第 1 支针刀向左侧旁开 3cm 处定位，从骶骨背面进针刀，刀口线与脊柱纵轴平行，针刀经皮肤、皮下组织，直达骶骨骨面，在骨面上纵疏横剥 3 刀，范围不超过 0.5cm。

(3) 第 3 支针刀松解竖脊肌骶骨背面右侧起点于在第 1 支针刀向右侧旁开

3cm 处定位，针刀操作方法参照第二支针刀。

(4) 第 4 支针刀松解竖脊肌髂嵴背左内侧和左骶外侧嵴起点（骶髂部压痛点），在第 1 支针刀松解竖脊肌骶正中嵴起点的基础上，从骶正中嵴左侧旁开 4cm 处定位，从骶骨背面进针刀，刀口线与脊柱纵轴平行，针刀经皮肤、皮下组织，直达骶骨骨面，在骨面上纵疏横剥 3 刀，范围不超过 0.5cm。

(5) 第 5 支针刀松解竖脊肌髂嵴背右内侧和右外侧嵴起点（骶髂部压痛点），在第 1 支针刀松解竖脊肌骶正中嵴起点的基础上，从骶正中嵴右侧旁开 4cm 处定位，从骶骨背面进针刀，刀口线与脊柱纵轴平行，针刀经皮肤、皮下组织，直达骶骨骨面，在骨面上纵疏横剥 3 刀，范围不超过 0.5cm。

5. 松解腰大肌　选股骨小转子附着点，患者俯卧位，在臀横纹偏外侧定位，针刀先达股骨干背侧骨面，然后向内移动到股骨内侧，上下寻找小转子，找到小转子后，纵行疏通剥离；松解时，患者多有腹股沟区域的异感。

6. 治疗第三腰椎横突综合征　摸准 L_3 棘突顶点，在 L_3 棘突顶点上缘旁开 3cm 处定位。刀口线与脊柱纵轴平行，针刀经皮肤、皮下组织，直达横突骨面，刀体向外移动，当有落空感时，即到 L_3 横突尖，在此用提插刀法切割横突尖的粘连、瘢痕 3 刀，深度 0.5cm，以松解腰肋韧带在横突尖部的粘连和瘢痕；然后调转刀口线 90°，沿 L_3 横突上下缘用提插刀法切割 3 刀，深度 0.5cm，以切开横突间韧带。由于 L_3 横突的长度是腰椎横突中最长的，所以受伤机会多，根据针刀理论，一侧的横突受损伤，对侧必然代偿，也有粘连和瘢痕，故针刀还要松解对侧第三腰椎横突。

7. 治疗腰椎间盘突出症侧隐窝狭窄　定点于患侧骨板间隙骨内缘体表投影点上，目的是松解侧隐窝处的黄韧带及小关节囊。在顶点处进针刀，刀口线与身体纵轴平行，针刀体与皮面垂直，快速刺入皮下，匀速推进至小关节骨面，刀锋应向外移动，寻找关节间隙，沿关节间隙切开小关节的关节囊 3～5 刀。关节突关节囊松解后，沿骨面向内侧移动刀锋至关节突内侧骨缘，此时可沿关节突关节内侧缘小心切开黄韧带 3～5 刀。

三、注意事项

注意进针刀的深度，要根据患者的肥瘦、体型决定，不要过于追求每次操作都到达骨面。有时因患者身体肥胖或解剖结构变异，可能很难找到横突，此时应根据治疗目的，针刀突破筋膜对相应的肌肉进行松解即可，没有必要寻找横突骨面。在棘突处进针刀松解棘上韧带和棘间韧带时亦不能过深，针刀进入棘上韧带和棘间韧带，完成松解后即出针刀，不可再进针刀，如果再深入操作会损伤脊髓，产生严重后果。还需注意，在治疗第三腰椎横突综合征时，因 L_3 横突粗大，距后正中线较远，在此处治疗时一定注意进针刀不能太深，以免刺伤内脏。在做侧隐窝松解时，难度较大，一定要精确定点，同时掌握好进针刀角度，以免误伤血管、神经。

第六节　针刀治疗腰痛风控措施

无论何种医学诊疗方式，都会有不同程度的风险。如何降低风险取得更满意的疗效，是我们必须着力解决的问题。根据相关法律法规、针刀医学原理及各针刀医家经验，本章就针刀治疗腰痛病的相关风控措施介绍如下。

一、筑牢针刀基础

针刀治疗是一种微创医疗方式，相对于普通针灸治疗有更高的技术及风险防控要求。所以，掌握相关知识是进行针刀治疗的基础。包括但不限于以下 6 点。

1. 掌握针刀医学原理。

2. 掌握体表定位学。

3. 熟悉人体解剖学。

4. 熟悉运动力学。

5. 熟练掌握进针、施针方法。

6. 掌握适应证、禁忌证。

二、针刀术前准备

根据患者情况完善闭合手术相关检查，包括但不限于以下 7 点。

1. 详细询问相关病史及诱发、缓解因素，进行常规生命体征检查。

2. 进行相关体格检查，如病症局部及与该部位人体力学相关的其他部位的体格检查等，特别注意阳性及重要的阴性体征。

3. 影像学检查，包括 X 线、CT、MRI 超声等。其中，超声检查包括血管彩超、浅表淋巴结彩超、肌骨超声等。

4. 实验室检查，包括血常规、凝血、血糖、ESR、常见传染病等。

5. 心电图检查。

6. 做好术前沟通，让患者充分了解该项治疗可能发生的损伤及特殊感觉，并能及时向医生反馈。医患双方达成共识并签署知情同意书，避免或减少术中术后不良事件的发生。

7. 明确诊断，排除禁忌证，精准定位。

三、规范针刀操作

针刀治疗必须进行规范操作，这既是疗效的保证，也是减少风险的保障。包括但不限于以下 8 点。

1. 合适体位：针刀治疗腰椎病，在体位选择时，以患者尽可能舒缓、医生操作方便、不易造成不必要损伤为原则。

2. 精确选点，尽可能做到选择治疗效果最佳、损伤最少的针刀治疗点，以提高疗效、减少损伤。

3. 严格无菌操作，如术者手术帽、隔离衣、无菌手套、施术部位铺巾消毒等。

4. 进针点局部存在重要脏器、神经、血管区域时，应尽量避免使用麻药。

5. 针刀治疗施术方法需严格按照闭合性手术的进针四部规程。

6. 术中随时与患者进行必要的沟通。

7. 准备好必要的急救药品、设备及措施。

8. 若确认针刀进入椎管，术后应严格卧床休息 6～8 小时，避免出现体位性眩晕、头痛等。

四、必要的人文关怀

现代医学是生物－心理－社会模式，为理解疾病的决定因素，以及进行合理的治疗和卫生保健，医学模式必须考虑到患者、患者的生活环境和由社会构建来应对疾病破坏作用的补充系统。因此，人文关怀在医学诊疗中，尤其是侵入性治疗操作中格外重要。患者的有效治疗必须对其生理、心理及社会需要进行全方位的关注。包括但不限于以下 4 点。

1. 注重医患沟通技巧。加强对沟通重要性的认识，提高沟通技能，不过度使用专业术语，尽量用患者能理解的语言进行表达，使其理解针刀治疗，缓解生理心理疲劳。必要时与患者家属做好沟通。

2. 充分了解患者本人所处的状况，包括家庭条件、职业信息、生活习惯、知识水平及心理状态等。对于影响患者治疗的一些因素，尽量通过沟通消除，若无法消除，则应暂缓针刀治疗，改用其他相对保守的治疗方式。

3. 由于患者来自不同的社会阶层，其所处的境遇各有不同，必须采取因时、因地、因人而异的治疗方式，尽可能结合患者本身社会家庭情况，采取恰当的针刀治疗方案，拟定合适的术后功能锻炼方法。

4. 评估环境，充分保护患者隐私。当患者为女性时，建议在治疗时需要至少 2 名工作人员同时在场，其中至少 1 人为女性。

五、严格遵守相关法律法规

在现今医疗行为中，医者必须严格遵守相关法律法规，让诊疗更加规范，以避免或减少不必要的医疗纠纷和事故。针刀治疗在遵循相关法律法规及十八项核心制度的同时需注意，包括但不限于以下 4 点。

1. 针刀治疗必须签署知情同意等相关医疗文书，建议在同意书上让患者手写如下字样："我已充分了解并理解针刀治疗 ×× 病可能带来的风险，医生已告知非针刀治疗方案，经充分沟通后本人自愿选择针刀治疗并愿意承担相关风险"，同时加盖指印（注明具体手指，如"右食指"）。

2. 治疗时必须提供非针刀治疗方案（如药物治疗、非药物治疗等）。

3. 需要授权委托书时，必须按照正规程序选择合适的法定代理人签署。

4. 在建立本单位通用医疗沟通相关文书时，建议咨询专业法务人员意见，注意规避相关法律风险。

第七节　腰痛的预防和调养

腰痛病主要表现为腰部酸胀、不适，或有疼痛、麻木、沉重、无力等，给人带来不舒服的感受，影响生活和工作。《黄帝内经》提出"生病起于过用"的发病观，提示腰部超常使用，劳伤筋骨，导致腰痛病的发生；并告诫人们"久视伤血，久卧伤气，久坐伤肉，久立伤骨，久行伤筋"，主张"起居有常，不妄作劳"，使"形劳而不倦，气从以顺"。《灵枢·本神》曰："智者之养生也，必顺四时而适寒暑"，提出应根据一年四季阴阳的变化调整养生方式，春夏宜"夜卧早起"，秋季宜"早卧早起"，冬季宜"早卧晚起"，以应生长收藏之气而葆健康。下面从护腰、健腰、食疗、按摩、锻炼、针刀疗法等方面谈谈对腰痛病的预防和调养。

一、腰部保暖

腰部受外伤、劳损、风湿热邪、寒邪侵袭后，会使局部气血运行不畅，肌肉、筋脉收缩痉挛，甚至出现肌肉、筋脉、关节的粘连，从而导致疼痛。因此，平时一定要注意腰部保暖。中医学认为"腰为肾之府"，腰部受寒以后会造成寒凝经脉，肾气亏虚，腰部的肌肉、筋脉失去濡养而出现腰痛。

1. 沐浴后要及时穿上衣服，避免着凉。

2. 外出时尽量穿长裤，不要穿露脐装、低腰裤等。

3. 寒冷季节尽量少穿露腰装或低腰裤，即使在炎热的夏季也不要穿过"高腰"的衣服或坐在风扇下。

4. 夏天不要贪凉吹空调，不要躺在地板上睡觉。

5. 夏天吹空调时温度不宜过低，一般以26℃为宜；冬天开空调时温度不宜过高，一般以28℃为宜。

6. 沐浴时不要坐在地板上洗，沐浴后应立即擦干身体和头发并及时穿上衣服。

7. 对于中老年人来说，经常会出现腰痛的症状，主要是其生理功能衰退所致，在日常生活中要注意及时增减衣服，不宜剧烈运动，注意休息、保暖等。

二、预防措施

《素问·宣明五气》曰："久视伤血，久卧伤气，久坐伤肉，久立伤骨，久行伤筋，是谓五劳所伤。"久坐、久立工作时要注意坐姿和站姿，感觉疲劳时要注意休息，保持良好的生活习惯等。推荐3个不需要特殊条件即可进行的针对性的调养方法，以及时协调腰部肌肉力量，避免出现腰痛，建议每坐、立45分钟左右可活动1次。

1. *左右旋转* 直立，双脚与肩同宽，把腰和肩同时向左或向右转，每组10～20次，每天3～5组。

2. *回头望月* 直立，拉开弓箭步，双手叉腰，头颈尽量从侧面向后瞧，每组 10～20 次，每天 3～5 组。

3. 弓箭压腰　直立，拉开弓箭步，距离要拉开至双腿有紧绷感，双手叉腰，上半身直立并略微向下压。每组 5～10 次，每天 2～3 组。

三、饮食调理

《素问·脏气法时论》曰："五谷为养，五果为助，五畜为益，五菜为充，气味合而服之，以补精益气。"腰痛患者饮食要注意多样化，避免挑食和偏食，建议以清淡、易消化食物为主；多吃新鲜蔬菜、水果，适当摄入优质蛋白质，如鸡蛋、牛奶、鱼肉、牛肉等，有助于强健筋骨。腰痛患者日常可适当服用一些补肾益气的中药，如人参、鹿茸等，有助于腰痛的康复，但建议在医生的指导下使用。另外，注意避免食用生冷、寒凉的食物和饮料。生冷和寒凉之物容易损伤脾阳和肾阳，而寒凉饮料则具有清热解毒、滋阴养血的特性，不利于腰痛的康复。

四、穴位按摩

1. 按摩风池穴　位于颈部，枕骨之下，胸锁乳突肌与斜方肌上端之间的凹陷处。用手掌从耳后向后抚摸，以出现热感为佳。

2. 按揉肾俞穴　位于第 2 腰椎棘突下，旁开 1.5 寸处。用拇指指腹按揉肾俞穴 1～2 分钟，以局部有酸胀感为宜。

3. 推揉腰阳关　位于第 4 腰椎棘突下的凹陷中，用双手拇指指腹从上向下推揉腰阳关穴 1～2 分钟。

4. 推搓腰阳关　在腰部两侧，自上向下推搓 30 次，以局部有明显的温热感为宜。

5. 双手擦腰　用双手手掌从上向下擦腰两侧 30 次，以局部有温热感为佳。

五、守意锻炼

《素问·上古天真论》曰："提挈天地，把握阴阳，呼吸精气，独立守神，肌肉若一。"腰痛患者应坚持吐纳守神、功能锻炼，以增强腰部肌肉的力量，促进腰背部肌肉的血液循环，防止肌肉萎缩，达到强筋健骨的目的。

1. 极限臀桥　仰卧位，双手放于身体两侧，双下肢屈膝 90°，同时双臀向上用力，将臀部抬至最高，使膝–髋–肩在同一水平面，保持姿势1～2秒，然后缓慢回复原位。如此反复进行，并配合守意、吐纳。

2.旱地拔葱　仰卧位，双手放于身体两侧。双腿伸直抬高至90°，保持姿势1～2秒后缓慢放下，重复此动作20～30次，并配合守意、吐纳。

3.双轮摩天　仰卧位，双手放于身体两侧，双腿轮流向上抬起至与床面成90°，重复此动作20～30次，并配合守意、吐纳。

4.首尾相顾　俯卧位，双手放于身体两侧，双腿伸直并拢与头部同时向上抬离床面，保持姿势3～5秒，并配合守意、吐纳。

5.四平八稳　俯卧位，双肘弯曲支撑于地面，双肩垂直于地面，双脚前部踩地，身体离开地面、伸直，收紧腹肌，保持头、肩、胯和踝部在同一平面，保持姿势30～60秒，并配合守意、吐纳。

6.一团和气　仰卧位，双腿屈髋屈膝，双臂交叉抱于膝前，收紧腰腹及臀部肌肉，使双膝尽可能靠近胸部。保持姿势30～60秒，并配合守意、吐纳。

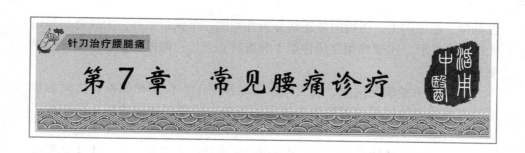

第7章　常见腰痛诊疗

一、急性腰扭伤

【概述】

急性腰扭伤俗称"闪腰、岔气"，中医称为"血瘀腰痛"，属于"腰部筋伤"范畴，是指突然遭受直接或间接外力，导致腰部筋膜、肌肉、韧带、椎间小关节、滑膜、腰骶关节的急性损伤，从而引起腰部疼痛及活动功能障碍为主要表现的一种病症。急性腰扭伤是一个笼统的病名，由于解剖结构不同，一般可分为急性腰肌筋膜扭伤（肌肉、筋膜）、急性腰部韧带损伤（棘上韧带、棘间韧带和髂腰韧带）、急性腰部关节损伤（椎间小关节、腰骶关节和骶髂关节）等三类损伤。多发生于平素缺乏锻炼、肌肉不发达者，以及青壮年体力劳动者、长期从事弯腰工作者，若处理不当或治疗不及时，可转为慢性腰痛。

【解剖结构】

腰部脊柱既承受人体 1/2 的重力，又从事各种复杂的运动，故腰部在承重和运动时，过度的负重、不良的弯腰姿势所产生的强大拉力和压力，容易引起腰段脊柱周围的肌肉、筋膜和韧带损伤。

腰部的扭伤多发生在腰骶、骶髂关节和腰背两侧骶脊肌群。腰骶关节是脊柱运动的枢纽，骶髂关节则是连接躯干和下肢的桥梁，腰部两侧的肌肉和韧带是维持脊柱稳定的重要因素。5 个腰椎中，L_3 横突最长，所受到的拉力最大，处于生理前突的中间，是腰椎前屈、后伸、左右旋转活动的枢纽，所以扭伤的机会较多。

腰背部的肌肉一般分为浅、深两层。浅层主要有斜方肌和背阔肌；深层包括由浅至深的竖脊肌、横突棘肌和深层短肌；侧方有腰方肌、腹内外斜肌等。

竖脊肌（又名骶棘肌）总束起自骶骨背面、腰椎棘突、髂嵴后部及腰背筋膜，肌束向上，由内向外逐渐分为并列的三个纵行肌柱，为腰背部最强大的伸脊柱肌，主要作用是后伸躯干和维持直立，一侧骶棘肌收缩也可侧屈躯干。

深层短肌指横突间肌、棘突间肌等最深层的、位于相邻椎骨之间的短肌，其作用是协同横突棘肌维持躯干的姿势。腰背部伸肌收缩还可使躯干屈、伸、侧屈和回旋。

腰方肌起于髂嵴后部内唇，止于第12肋骨内侧半的下缘、上4个腰椎横突；腹内斜肌起于胸腰筋膜、髂嵴前部中线、腹股沟韧带外侧1/2，止于第10～12肋软骨及肋骨下缘、移行于腱膜、白线、联合腱；腹外斜肌起于第5～12肋骨外面，止于髂嵴前部外唇、半月线以内和髂前上棘以下，移行成腹股沟韧带。

腰背筋膜分为浅、中、深三层。浅层最厚，位于骶棘肌的表面，与背阔肌、下后锯肌的起始腱膜融合，向下附着于髂嵴和骶外侧嵴，内侧附着于腰椎棘突和棘上韧带，外侧在骶棘肌外侧缘与中层愈合，形成骶棘肌鞘；中层位于骶棘肌与腰方肌之间，内侧附于腰椎横突尖和横突间韧带，外侧在腰方肌外侧缘与深层愈合，形成腰方肌鞘；深层较薄，位于腰方肌的前面，又称腰方肌筋膜。三层筋膜在腰方肌内侧缘会合而成为腹内斜肌和腹横肌的起点。腰背筋膜对骶棘肌起着强有力的保护和支持作用。

【病因病机】

中医学认为，各种原因如弯腰提物、运动过猛、跌仆闪挫等，导致腰部经络受损、血瘀气滞，不通则痛，引起疼痛及功能障碍是本病的主要病机。

现代医学认为，急性腰部扭伤多发生在腰部两侧竖脊肌、腰骶、骶髂关节、椎间小关节等位置。当脊柱屈曲时，两旁的伸脊肌特别是骶棘肌收缩，以抵抗体重和维持躯干的位置，若负重过大，易使肌纤维撕裂；当脊柱完全屈曲时，主要靠韧带，尤其是棘上、棘间、髂腰韧带来维持躯干的位置，若负重过大，易造成韧带损伤；腰部活动范围过大，椎间小关节过度牵拉或扭转，可致骨节错缝或滑膜嵌顿。扭伤之后局部充血、水肿，渗出物增加，局部组织缺血缺氧，小血管扩张，代谢产物堆积，刺激神经末梢引起疼痛及肌肉痉挛。

【诊断】

1. 病史　突然发病，多为青壮年体力劳动者，多数均有明确的腰部扭伤史。

2. 临床表现　疼痛可与扭伤同时发生，也可在数小时后逐渐加重，多见于腰骶部，有时有单侧或双侧臀部及大腿后部疼痛，部位和性质较模糊，多为下后放射性疼痛，常保持强迫姿势以减少疼痛，扭伤较重者，疼痛剧烈，深呼吸、咳嗽、喷嚏甚至大小便均使疼痛加重。

3. 体格检查　腰部活动受限，腰部多平直或向一侧倾斜，腰部肌肉痉挛，或可触及条索状硬块，损伤局部有明显的压痛点，部分患者可伴有下肢牵扯痛。因腰部疼痛、肌肉痉挛，直腿抬高试验、骨盆旋转试验可呈阳性。

4. 影像学检查　腰部 X 线检查可见腰椎侧弯、生理弧度变直或消失，多无其他特殊改变。

【针刀治疗】

1. 体位　测得患者生命体征平稳后，患者取舒适俯卧位，可在腹部放置枕头，尽量使患部肌肉被动牵伸，使肌紧张、痉挛暴露更明显。

2. 定点　腰骶部疼痛区寻找压痛点或条索状物，或肌痉挛明显处，找准明显压痛点，用记号笔标记。

3. 消毒与麻醉　定点确定后，铺巾，局部用碘伏外科消毒，充分暴露定点部位，一般不需要麻醉；必要时，采用局部逐层浸润麻醉，浸润麻醉时进针不宜过深。

4. 针刀操作　医者左手食、中指扪及条索状肌肉并固定于术点两侧，右手持 4 号针刀，垂直于局部皮肤，刀口线与肌索走向平行，快速刺入皮肤达皮下组织层。当感到已穿透深筋膜后再缓慢进入肌腹中，待患者有较强的酸、胀感时，说明针刀已达病变部位，纵行切割松解 2～3 刀；若触及条索状硬结时，稍微向上或向下倾斜 30° 左右，纵向剥离松解，出针按压针孔以防出血，创可贴外敷治疗点。

【辅助治疗】

1. 手法治疗　可采用搓揉舒筋法、点拨镇痛法、理筋整复法、推拿揉擦法等手法。先用搓、揉等轻柔手法在局部施术以改善血液循环、缓解肌肉痉挛；用拇指点压、弹拨等稍重刺激手法调和气血，提高痛阈，从而减轻疼痛；再使用腰部扳法，调整小关节紊乱，使错位的关节复位，嵌顿的滑膜回纳；最后以推拿揉捏法自上而下直擦腰部两侧膀胱经，横擦腰骶部，以透热为度，达温经通络、活血散瘀、消肿止痛目的。一般不与针刀同时使用。

2. 物理治疗

(1) 24 小时内局部冷敷，可以使毛细血管收缩，控制局部出血和减轻肿胀，减少炎症反应；超过 24 小时可在扭伤部位热敷促进瘀血吸收和改善血瘀局部循环。

(2) 无热量的高频电疗，可以促进急性期及亚急性期的炎性渗出液的吸收。

(3) 中频脉冲电治疗对缓解肌肉痉挛、僵硬、止痛效果较好。

3. 日常护理　劳动时做好充分的热身准备，掌握正确的劳动姿势，必要时可使用护腰带，以协助稳定腰部脊柱。伤后注意休息，佩戴腰围护腰，进食易消化食物，避免便秘。疼痛缓解后加强腰背部核心肌群锻炼，以防复发。

【按语】

《金匮翼·卷六》云："瘀血腰痛者，闪挫及强力举重得之。盖腰者一身之要，屈伸俯仰，无不由之。若一有损伤，则血脉凝涩，经络壅滞，令人卒痛，不能转侧，其脉涩，日轻夜重是也"。中医学认为急性腰扭伤属血瘀气滞，不通则痛；西医学认为急性腰扭伤的病理变化，是损伤组织出血、水肿和吸收修复的过程，在修复过程中酸性代谢产物增加，组织炎症内容物增高，局部形成高压产生肿胀疼痛。

针刀治疗急性腰扭伤，一方面利用"针"的作用，直接刺入压痛点，活血化瘀，疏经通络，"通则不痛"；另一方面利用"刀"的作用，深入到病变部位，切开深筋膜和部分肌纤维，以减轻病变组织因修复过程中局部形成的高压，而达到减压、减张、解痉，消除疼痛的目的。

二、腰背肌筋膜炎

【概述】

腰背肌筋膜炎是指因各种原因引起腰部肌肉、筋膜等组织损伤而出现疼痛的一种无菌性炎症，好发于30—50岁的中青年人，临床可表现为腰背部酸困，肌肉僵硬发板，有沉重感，疼痛常与天气变化有关，阴雨天及劳累后症状可加重。临床上常采用针灸、推拿、放血疗法、局部封闭和物理治疗等，其中，针刀松解能迅速减张减压、改善局部血液循环，疗效甚好。

【解剖结构】

1. 背腰肌筋膜分浅、深两层　浅层起自胸、腰、骶椎的棘突和棘间韧带，下缘止于髂嵴，外侧缘止于肋角；深层分隔骶棘肌与腰方肌，紧贴腰椎横突、髂嵴、第10肋与髂腰韧带之间；浅深两层在骶棘肌的外侧汇合，构成骶棘肌鞘。

2. 背部皮神经　由胸神经后支分布，上6对胸神经内侧支所发出的皮支，沿中线两侧穿出斜方肌至皮下，分布于背部皮肤。其中第2胸神经后支的内侧支较长，向外可达肩峰部皮肤。下6对胸神经的内侧支一般不发出皮支，而由胸神经的外侧支发出，穿背阔肌至皮下，分布于背下部及腰部。

3. 腰部皮神经　发自 1、2、3 腰神经后支的外侧支，由骶棘肌外侧缘穿出深筋膜，跨越髂嵴支配臀部皮下，称为臀上皮神经，主要分布于臀部皮肤。

【病因病机】

慢性劳损是最常见的原因之一，肌肉、筋膜受损后发生纤维化改变，使软组织处于高张力状态，从而出现微小的撕裂性损伤，进一步使纤维样组织增多、收缩、挤压局部的毛细血管和末梢神经，出现疼痛。潮湿、寒冷的气候环境为另一重要发病因素，湿冷可使肌肉血管收缩，缺血，水肿，引起局部纤维浆液渗出，形成纤维织炎。慢性感染、精神抑郁、睡眠障碍、甲状腺功能低下以及高尿酸血症等疾病也可并发肌筋膜炎。

【诊断】

1. 可有外伤后治疗不当、劳损或外感风寒等病史。

2. 腰背部酸痛、肌肉僵硬发板、有沉重感，疼痛常与天气变化有关，阴雨天及劳累后可使症状加重。

3. 腰背部有固定压痛点或压痛较为广泛，背部肌肉僵硬，沿竖脊肌走行方向常可触到条索状改变。

【针刀治疗】

1. 操作方法　患者俯卧位，腹下垫枕，在腰骶部仔细查寻敏感压痛点，多为棘上韧带起止点、棘间韧带纤维、骶棘肌在骶骨和髂骨上附着点、骶棘肌下端在腰椎横突上的附着点、腰肋韧带的起止点等。1% 利多卡因局部麻醉，用针刀在局部进行粘连带的松解，刀法有切、割、推、拨、针刺等，一般1 次即可，不愈者同一部位隔 7 天做第 2 次。超微针刀疗法：选择痛点或软组织条索处，无须麻醉，直接针刺，切割深浅筋膜 1～3 刀。

2. 注意事项　刀具要严格消毒，防止感染。施术部位皮肤有炎症表现者；施术部位有重要器官、大血管、神经干等无法避开，可能引起损伤者；孕妇、月经期或有出血倾向者；有严重心脑疾病或脏器衰竭以及精神病患者；糖尿病患者有肢体缺血或软组织感染倾向者等，忌用针刀治疗。

【辅助治疗】

1. 中医治疗方法　主要包括手法、中药熏蒸、中药贴敷、穴位注射、针灸、拔罐疗法、中药封包、梅花针、放血等。

2. 现代物理疗法　根据病情需要，可选用红外线、超短波、TDP、超声脉冲电导治疗仪、中药离子导入仪、蜡疗等。

3. 日常护理　患者疼痛剧烈时以卧床休息为主，减轻腰椎负担，避免久坐、弯腰等动作。减轻腰部负荷，避免过度劳累，尽量不要弯腰提重物，注意保暖，防止受凉。加强腰肌背伸锻炼，方法同前。

【按语】

针刀疗法在微观解剖学、立体解剖学、体表定位学等闭合性手术理论指导下，直达病变层次，对瘢痕进行切割，对粘连挛缩进行分离，疏通阻塞，去除神经压迫，促进局部血液循环；通过纵行疏通，横行剥离，破坏疾病的病理框架，恢复软组织和骨关节的力学平衡，使疾病得到治愈。同时还可以刺激穴位，疏通经络，起到调节人体气血、止痛的作用。

三、腰椎间盘突出症

【概述】

腰椎间盘突出症（lumbar disc herniation，LDH）是一种临床常见疾病，其主要特征是由于纤维环的破裂导致髓核突出，进而压迫神经根，产生无菌性炎症，引发腰部和（或）腿部疼痛。这种病变主要源于腰椎间盘的退行性改变。此外，外部力量的作用也可能导致纤维环的破裂。因此，髓核的突出可能刺激或压迫神经根或马尾神经，从而导致一系列临床症状和体征。腰椎间盘突出是引起腰部和腿部疼痛的主要原因之一，对患者的生活质量和工作能力造成了较大的影响，甚至可能导致残疾，失去劳动能力。

【解剖结构】

腰椎间盘，结构上主要由纤维环、髓核、透明软骨终板及 sharpey 纤维组成。其主要功能是连接邻近的椎体，确保脊柱的稳定性和整体对齐，同时提供椎骨之间的柔韧性，并有效缓解脊柱受到的载荷及冲击能量。

关节突关节，又称椎间关节或小关节，其形成基于相邻椎骨的上、下关节突之间的滑膜性连接。这一关节确保了两椎骨之间有序的活动范围。但当椎间关节受损时，可能会引发腰椎不稳和持续的腰痛。关节的异常增生或肥大有可能对脊神经造成压迫。值得注意的是，关节突关节囊主要分布在关节突的后外区域，而其前内区通常被黄韧带所替代。关节囊的内层为滑膜层，此层内具有一些微小的皱褶。

腰神经通道，是腰神经从离开硬膜囊到达椎间孔外口这段骨性纤维通路。若此通道出现狭窄或其他病变，可能导致腰腿疼痛的症状。腰神经通道可划分为两个部分，第一部分为神经根管，从硬膜囊起始至椎间管的入口。尽管这段不长，但其内含有数个可能的狭窄区域，如盘黄间隙、侧隐窝及上关节突旁沟等，这些结构一旦发生异常变化，都可能对腰神经根施加压力。第二部分是椎间孔。平对椎体者称侧隐窝，为椎管的外侧部，其前部为椎体后外侧缘，后壁为上关节突前面与黄韧带，外界为椎弓根。侧隐窝的前后径为 3～5mm，若小于 3mm，则被视为狭窄。盘黄间隙可因椎间盘后突、黄韧带肥厚或关节突增生内聚而缩窄，这时受压迫的是下一位，甚至是下两位的脊神经根。

【病因病机】

腰椎间盘突出症在中医属于"腰痛"范畴，病因主要包括体虚肾亏和外感邪气。体虚肾亏导致的腰部经脉和组织不能得到充分濡养，使腰椎易于发生退行性变。外感邪气如风、湿、寒、热导致腰部经络痹阻和气血不畅。此外，外伤如跌打损伤或不均匀用力也可致腰椎间盘突出。病机在于邪实为标，正虚为本，即外因为表，体质因素为本。

西医学认为，腰椎间盘突出症的内因主要为腰椎间盘退行性改变，如髓核脱水和纤维环增厚，长期不当体位或突然负重可加速纤维环破裂；外因如腹内压增加、职业因素和感受寒湿也会影响腰椎健康。

腰椎间盘突出引起的症状机制复杂，包括机械压迫导致的局部缺氧、炎性反应和神经体液机制。突出的髓核释放致痛物质，与免疫系统发生反应，进而引起腰腿痛。这些因素综合作用，导致疼痛和功能障碍。

【诊断】

1.病史　腰部可有慢性劳损史，如久坐、长期体力劳动、受凉等。年龄集中在中老年，近年随着社会工作节奏的改变，青年发病的也较多。

2.临床表现　下肢特定神经根支配区域的酸胀、麻木、灼热等不适，伴或不伴腰痛。咳嗽、打喷嚏、久坐、久站等加重脊柱压力的动作会导致症状加重。平卧位时，症状可相对减轻。

3.体格检查　直腿抬高试验、加强试验多是阳性，挺腹试验、屈颈试验阳性也可辅助诊断。相应受累神经根支配区可查及感觉减退或感觉异常，相应神经根支配肌肉可出现肌力下降，病程久者甚至可见肌肉萎缩。

4.影像学检查　X 线检查可见责任椎间隙变窄、生理曲度改变、骨质增生等。CT、MRI 检查可见相应的椎间盘突出，并可排除肿瘤、结核、先天性畸形等其他病变。

需要注意的是，影像学的"椎间盘突出"和临床的"椎间盘突出症"二者不可等同视之；临床上主要依据症状、查体，推断出责任神经根以及对应的可能病变椎间盘，再通过影像学进一步验证和排除诊断。

【针刀及中医其他治疗】

1.外口松解　患者俯卧、腹部垫薄枕，平罹患椎间盘棘突间，患侧旁开约 3.5cm 处定点，刀口线与人体纵轴平行，针柄向外侧倾斜 60° 刺入，至骨面后寻找上位椎体横突下沿，至横突根部，稍退针刀并略下压针柄，进针刀，当刀锋抵达上位椎体椎下切迹时，旋转刀口线使之与脊柱成15°左右夹角，稍进针约0.5cm且有紧箍感时，切割松解2～3刀。

2. 内口松解 在罹患椎间盘棘突间、后正中线旁开0.5cm处进针刀，刀口线与人体纵轴平行，垂直进针，突破黄韧带后，调整刀口线，刀口上缘向内与正中线成60°，针柄向内微倾，刺向侧隐窝外侧，触碰神经根，以出现下肢窜麻感时即出针刀。

3. 小关节囊 平罹患椎间盘棘突间、后正中线旁开1cm处进针刀，刀口线与人体纵轴平行，达骨面后，对多裂肌、回旋肌和小关节囊切割2～3刀；然后稍提针刀向外侧约0.5cm，切割横突副突－乳突韧带，松解脊神经后内侧支的卡压。

4. 腰臀部筋结点 必要时，针对髂后上嵴内上沿骶脊肌、多裂肌、骶髂骨间韧带，臀大肌、臀中肌、阔筋膜张肌、棘上棘间韧带、臀上皮神经髂嵴处、腰椎横突等部位的高敏压痛筋结点进行针对性的针刀治疗。

除针刀疗法外，中医治疗腰椎间盘突出症主要依据辨证施治原则，涉及药物治疗、针灸、推拿和穴位注射等方法。辨证治疗根据寒湿、湿热、血瘀和肝肾亏虚等不同类型制定相应的药方。针灸、推拿旨在疏通经络，缓解疼痛，改善血液循环；埋线疗法在针灸的基础上，通过埋入可吸收线进一步改善微循环和减缓神经压迫。

【西医治疗】

西医治疗腰椎间盘突出症主要分为非手术疗法和手术疗法。对于大部分患者，首选非手术疗法，包括卧床休息、物理疗法和药物治疗。卧床休息旨在减轻椎间盘压力，缓解肌肉痉挛。物理疗法如电疗、热疗等主要缓解临床症状。药物治疗，特别是非甾体抗炎药和局部注射类固醇，具有脱水、镇痛和抗炎效果。对于非手术治疗无效或病情严重的患者，应考虑手术治疗，以解除神经根压迫和消除炎症反应。

【辅助治疗】

日常护理：强化核心肌群练习，养成良好的用腰习惯。

【按语】

针刀疗法已被确认为一种治疗腰椎间盘突出症的有效方法。其主要通过松解腰部软组织，恢复椎体正常解剖位置，从而解除对神经根的压迫，提高腰椎功能。此外，它能够抑制一系列炎症相关的化学物质释放，如谷氨酸和IL-1β，从而降低炎症反应并缓解疼痛。该治疗还具有免疫调节作用，可能通过增强T淋巴细胞亚群的活性而起效。

针刀治疗不仅可以改善局部微循环，还能通过松解粘连和瘢痕等软组织病变，调节脊柱的机械平衡，促进炎症因子的代谢。其电生理调节作用有助于恢复腰部肌群的生物力学特性和腰背肌的功能失衡，进一步促进神经根功能的恢复，提高患者生活质量。

综合来看，针刀治疗为腰椎间盘突出症提供了一个多方面的治疗机制，包括解压、抗炎、免疫调节及脊柱环境的调节等。

四、腰椎管狭窄症

【概述】

腰椎管狭窄症（lumbar spinal stenosis，LSS）是指因原发或继发因素造成椎管结构异常，椎管腔内变窄，出现以间歇性跛行为主要特征的一系列临床综合征。Verbiet 于 1954 年首先报道腰椎管狭窄症，并认为此症是由椎板、椎弓根和关节突增生肥大，使椎管、神经根管狭窄，导致马尾神经或神经根受压，从而引起腰背痛症状。它是引起腰背痛的常见疾病之一，其发病率仅次于腰椎间盘突出症。

【解剖结构】

腰椎由前方的椎体，后方的椎弓、棘突及侧方的横突构成。椎体后缘、后关节与椎弓间形成椎间孔。各椎体间有椎间盘连接，椎弓间有后旁小关节连接，周围有各韧带连结而形成腰段脊柱。各椎孔相互叠加而形成椎管。腰椎管的前壁为椎体后面、椎间盘后缘及后纵韧带，两侧为椎弓根，后方为椎板、后关节和黄韧带。椎管内有硬膜囊，囊外有脂肪组织、血管及从囊内穿出的神经根。囊内在第 2 腰椎以上为脊髓圆锥及神经根，第 3 腰椎以下为马尾神经。

【病因病机】

1. 发育性椎管狭窄

(1) 先天性小椎管：由于先天发育异常，导致椎管狭窄，压迫、刺激脊髓、脊神经根引发一系列神经症状。特点为多节椎管发病，起病较早。

(2) 软骨发育不全症：一种由于软骨内骨化缺陷的先天性发育异常，主要影响长骨。

(3) 先天性椎弓部不连及滑脱：由于先天发育异常，形成椎弓部不连续从而造成锥体滑脱，影响脊柱稳定性。

(4) 先天性脊柱裂：又称椎管闭合不全，是一种先天性神经管缺陷疾病，分为隐性脊柱裂及显性脊柱裂，局部常有毛发增多。

2. 骨病与创伤性狭窄　由于椎间盘突出、终板炎症等情况形成椎管管径缩小以及外伤后骨折等损伤腰椎后影响椎管形态结构引起。

3. **退变性椎管狭窄** 骨质增生、黄韧带增厚等原因形成椎管管径缩小或形态结构改变。

4. **医源性椎管狭窄** 腰椎手术后脊柱不稳定继发后突畸形，畸形阶段引起椎管狭窄。

【诊断】

腰椎椎管狭窄诊断标准一般包括体格检查和影像学检查，影像学检查又包括 X 线、CT 及 MRI 检查。

1. **体格检查** 可发现腰部过伸动作引起下肢麻痛加重，但过伸试验时部分患者可无任何阳性体征，直腿抬高试验多正常或稍受限，跟腱反射可减弱或消失，膝腱反射无变化，伸肌肌力减弱、感觉减退等。主诉多而体征少，也是腰椎管狭窄的特点。

2. **影像学检查**

(1) X 线检查：可以提供间接征象，并发现腰椎的退行性改变，如椎间隙狭窄、腰椎生理前突缩小或异常。

(2) CT 检查：CT 是诊断腰椎椎管狭窄的首选方法，可以直接显示腰椎椎管狭窄、腰椎间盘突出和小关节增生的程度，可用游标尺测出矢状径小于 12mm。

(3) MRI 检查：MRI 诊断椎管狭窄及椎管其他疾病的准确度更高。

【鉴别诊断】

1. **血管源性跛行** 患者症状不受姿势影响，甚至无法耐受行走或骑车。通常一侧下肢的症状更加严重，有时伴一侧下肢发凉。体格检查可发现股动脉血管杂音或外周动脉搏动减弱。血管超声或其他血管检查可发现异常。有时两种疾病的鉴别很困难，特别是二者并存的时候需要请血管外科医生会诊。

2. **脊柱结核、强直性脊柱炎、类风湿关节炎等也会引起腰腿痛** 如果不是典型的腰椎管狭窄症状，需要进一步的影像学检查或者抽血化验来鉴别。

3. **肿瘤性病变** 肿瘤可能在早期没有任何症状。当肿瘤突破椎体并侵犯邻近的软组织、神经和脊髓，或者导致椎体病理性骨折和脊柱不稳定时，就会出现以腰背痛和腿痛为主的症状。肿瘤引起的腰痛通常异常剧烈，难以忍受，卧床休息和改变体位常常不能缓解，逐步加重，尤其在夜间疼痛加剧，难以入睡。肿瘤还可能伴随全身消瘦、体重短期内明显下降、食欲差、疲乏等全身表现。通过 X 线、CT、MRI、骨显像等检查，多数患者可以明确诊断。

【针刀治疗】

1. **棘间韧带的松解**

［入路层次］皮肤→浅筋膜→棘上韧带→棘间韧带。

［松解方法］在后正中线取病变节段棘突间隙作为进针点。进针时，针刀与皮肤垂直，刀口线方向与躯干矢状平行，针刀快速刺入皮肤达棘间韧带切割1～2刀，然后提起针刀先朝上，达到上位棘突下缘切割1刀，分别向上位棘突两侧各切割1刀，针刀能到达上位棘突根部椎板骨面为佳；再提起针刀向下达到下位棘突上缘，切割1刀，分别向下位棘突上缘两侧各切割1刀，针刀能到达下位棘突根部骨面为佳，出针刀，压迫止血，无菌敷料包扎。

2. 关节突关节囊与乳突 – 副突骨纤维管的松解

［入路层次］皮肤→浅筋膜→胸腰筋膜→竖脊肌→多裂肌→关节突关节。

［松解方法］取病变节段椎间盘水平面后正中线旁开2cm处作为进针点。进针时，针刀与皮肤垂直，刀口线方向与躯干矢状面平行，针刀快速刺入皮肤，探索进针并小幅上下摆动针体以寻找骨面（刀锋在皮肤定点正下方触及的骨面为关节突关节），到达骨面后，分两步操作如下。

(1) 松解关节囊：保持刀口线方向不变，在骨面上左右探切4～5刀（因为关节囊将整个关节突关节全部包裹，所以针刀切至骨面已经穿透关节囊），以手下有刀锋进入缝隙的感觉最佳，说明针刀准确地穿过关节囊进入了关节间隙。

(2) 松解乳突 – 副突骨纤维管：先向外侧慢慢移动刀锋至关节突关节外侧缘，再沿外侧缘将刀锋慢慢向下移动，感觉刀锋有自骨面滑落感时，说明已到达关节突关节的下缘，即下位椎骨的上关节突与横突相连处，此处即为乳突 – 副突骨纤维管的位置。在此处先将刀锋稍提，再切至骨面3～4下，以出现触电感向周围放射为最佳（说明针刀准确地找到了后内侧支）。上面两个步骤的松解全部完成后方可出针，常规压迫止血，无菌辅料包扎。

3. 黄韧带的松解

［入路层次］皮肤→浅筋膜→胸腰筋膜→竖脊肌→多裂肌→黄韧带表面的深筋膜→黄韧带。原则上，松解黄韧带需在CT、C臂、超声等可视化设备引导下操作。

［松解方法］术者辅助手拇指按于病变节段椎间盘下位椎骨的棘突尖，进针时，针刀与皮肤垂直，刀口线方向与躯干矢状面平行，针刀对准棘突尖进针，快速刺入皮肤，到达棘突尖骨面，再沿棘突侧方骨面下行到棘突根部与椎弓板的连接处，然后小心移动刀锋至椎弓板上缘，刀锋不离骨面，有滑落感时停止移动，在此处调转刀口线90°，使之平行于椎弓板上缘，沿椎弓板上缘小心切割2～3下，然后提起针刀，朝上到达上位椎板下缘下关节突内侧缘交接部，针刀沿骨面下缘切割黄韧带2～3下，落空即停止（黄韧带

位于上下椎弓板之间，黄韧带在椎弓板上缘附着在骨背面，故此处只需要在骨面上切割，而在椎弓板下缘附着在骨前面，则需要在紧贴骨面下缘切割才能有效地松解黄韧带），严格控制切割幅度不超过 3mm（黄韧带厚度一般为 2～4mm），以不进入椎管为度。完成操作后出针，无菌辅料包扎。

切割黄韧带并不能绝对避免针刀切透黄韧带进入椎管，如果针刀穿透黄韧带，将会进入硬膜外腔，硬膜外腔的间隙（黄韧带内侧面至硬膜的距离）有丰富的静脉丛，针刀进入硬膜外腔有损伤该静脉丛的危险，应予避免。如果不能控制切割幅度，针刀进一步深入就有可能穿过硬脊膜进入蛛网膜下腔，危险性进一步增大，出针后有可能出现脑脊液外漏，为了防止这种情况的发生，无论针刀是否进入了蛛网膜下腔，出针后均应使患者严格平卧 6～8 小时。此外，黄韧带松解的操作必须在严格消毒的无菌环境下进行，以避免造成椎管内感染，引发严重后果。

4. 梨状肌的松解

［入路层次］皮肤→浅筋膜→臀大肌→坐骨大孔骨面→梨状肌。

［松解方法］结合压痛反应，在髂后上棘向下 5.5～6.5cm、旁开 2.5～3.5cm 处确定进针点。进针时，针刀与皮肤垂直，刀口线方向与躯干矢状面平行，针刀快速刺入皮肤，缓慢探索进针到达骨面（刀锋在皮肤定点正下方触及的骨面为坐骨大孔外侧骨面）后，小心向内侧移动刀锋至坐骨大孔下边缘，手下有刀锋自骨面滑落感时立即停止移动，在此处提起针刀约 1cm，再轻轻切割 2～3 下，落空即止（此处为梨状肌肌腹，梨状肌经此处穿出坐骨大孔向外附着于股骨大转子，切割梨状肌肌腹可有效地缓解其张力，从而解除其对坐骨神经的刺激）。如患者出现触电感，则停止操作，稍向左或右方移动刀锋后继续松解。完成操作后出针，压迫止血，无菌敷料包扎。

【辅助治疗】

日常护理：养成良好生活作息规律，强化核心肌群练习。

【按语】

腰椎管狭窄症是临床导致根性神经痛的最常见原因之一，针刀治疗效果肯定。其关键点有以下方面：一是明确责任节段，术前应详细阅读腰椎 MRI 或 CT 检查结果，结合症状体征，明确责任椎间盘和责任神经根。二是定位准确，必要时可以 C 臂或超声引导，以提升准确度。三是要有整体观，根据人体生物力学的原理，对关节力线，关节节点进行松解，如部分腰椎管狭窄症患者属于软组织源性，需要松解骨盆、腰骶部肌群；再如腰椎生理曲度的变化，需采用针刀、手法、锻炼加以调整等，才能保障远期疗效。

五、腰椎滑脱症

【概述】

腰椎滑脱也称为腰椎不稳，是由于先天性发育不良、创伤、退变劳损等原因造成相邻椎体骨性连接异常而发生的上位椎体与下位椎体部分或全部滑移，临床多表现为腰骶部疼痛、坐骨神经受累、间歇性跛行等症状的疾病。引发椎体滑脱的原因有椎板峡部断裂、关节的退行性改变、椎体发育不良等。临床中，退行性假性滑脱占腰椎滑脱症中的大多数，故本文着重探讨退行性腰椎滑脱。影像学一般表现为脊柱下位椎体相对于上位椎体的前突，后上部椎弓根并未受损，且退行性滑脱多小于Ⅱ度。滑脱程度很少超过30%。此类滑脱多见于中老年人，女性发病高于男性。

【解剖结构】

腰椎滑脱症也称腰椎失稳；而腰椎稳定性是指在各种不同负荷情况下腰部脊柱结构维持正常功能状态和关系的能力。国内外研究都表明，当去除腰椎周围附着的肌肉，只剩下椎间盘、椎体、关节突关节等结构后，腰椎垂直负荷的承受力大幅度降低，腰椎的稳定性明显下降。故椎旁肌在维持腰椎的稳定性有非常重要的作用。

1. 椎旁肌　分为前群、后群。前群主要是髂腰肌等，后群主要是多裂肌、竖脊肌等。在腰椎的椎旁肌主要包括腰大肌、竖脊肌、多裂肌等。

2. 腰大肌　起于腰椎椎体及椎间盘侧面，横突后缘，走行在椎体两侧，止于股骨小转子。

3. 竖脊肌　腰椎部位的竖脊肌位于多裂肌后侧，附着在髂嵴后部、骶骨背面、腰椎的棘突等，向上附着在颈胸椎横突、上项线等。

4. 多裂肌　腰椎棘突旁内侧，外邻腰最长肌和腰髂肋肌（腰部竖脊肌段），是一组靠近人体中线的肌肉。

【病因病机】

既往研究认为退行性腰椎滑脱症多由相邻椎体的椎间盘退变、椎间隙高度降低等造成相邻椎体的相对滑移，此属于脊柱的静力性平衡遭破坏后，腰椎的稳定性下降所致。随着现代医学的深入研究，发现动力性平衡破坏才是腰椎失稳的最大因素。动力性是指与腰椎相关联的肌肉与调节。脊柱的平衡需要脊柱周围腰腹部相关肌肉、韧带来维持。而直接附着在脊柱的肌肉如多裂肌、回旋肌、竖脊肌、腰大肌等又在维持脊柱的正常生理曲度、椎体的矢状面和冠状面的稳定上起重要作用。

【诊断】

参照《黄家驷外科学》（第6版）关于退行性腰椎滑脱症的诊断标准。

1. 临床表现　腰部酸软僵硬、无力，伴有持续性或者间歇性的疼痛，休息时症状减轻，负重与运动时症状加重，腰部后伸与旋转活动功能严重受限，甚至会出现臀腿痛、麻木或间歇性跛行等症状。

2. 体格检查　腰背部僵硬，活动受限。腰部屈伸活动时可能出现腰痛或下肢疼痛，滑脱部位棘突间触及"台阶感"，棘突双侧压痛明显，疼痛向下腰部放射，直腿抬高试验或阴性或阳性。

3. 影像学检查　腰椎X线正位片示腰曲多增大，侧位片示腰椎间隙狭窄，腰椎前角、后角连续性中断，屈曲；椎体前缘唇样增生，后关节脱位。

【针刀治疗】

1. 体位　患者取俯卧舒适体位，术前监测生命体征平稳后，进行针刀治疗。

2. 定点　结合患者症状、体征及影像学检查，确定针刀治疗点，一般选取患处椎体周围肌群的起止点，如腰椎横突尖部、棘突间、关节突关节囊、股骨小转子等定点，针刀着重处理多裂肌、竖脊肌、腰大肌等。

3. 消毒与麻醉　术野常规外科手术消毒，铺无菌洞巾，戴无菌手套，一般不需要麻醉；必要时，可于定点处予局部浸润麻醉，减轻患者疼痛不适感。

4. 针刀操作　治疗期间严格无菌操作，按照针刀治疗操作的四步进针规程进针刀，对浅表的竖脊肌、韧带等组织，较深的多裂肌及股骨小转子行针刀疏通松解治疗。针刀治疗后棉球充分按压止血，创口再次消毒后无菌纱布覆盖，3天不接触生水。

【辅助治疗】

1. 防寒保暖、中药调敷　退行性腰椎滑脱症属于中医学"痹证"范围，正虚不固加之外邪如风、湿、寒、热、瘀等阻滞是本病的中医病机，故患者平时可运用扶正、补肝肾等中药，加之防寒保暖适当运动等。另可运用中药包（如当归、狗脊、自然铜、牛膝、独活、伸筋草、舒筋草、杜仲等）加热后熨烫腰椎滑脱部位。

2. 日常护理　注意控制动作幅度，尽量避免腰部异常发力，不过度负担。

【按语】

退行性腰椎滑脱是腰椎不稳定中最常见的临床表现，而腰椎的稳定性由腰椎附着的肌肉、控制肌肉的神经系统共同维护。腰椎附着的肌肉群是维持腰椎稳定性的重要因素。其中多裂肌、竖脊肌、腰大肌的退变，特别是整体的退变很可能是导致退行性腰椎滑脱症发生的重要因素之一。而针刀针对以上肌群的治疗，能直接解除其高张力和高应力，恢复肌群及脊柱正常的生物力学状态，解除病理曲度下张力状态，减轻患处椎体的剪切力等负荷，为恢复滑脱椎体的序列和腰椎整体正常的生物力学平衡创造了条件。

六、骶髂关节紊乱

【概述】

骶髂关节紊乱是指各种原因造成骶髂关节的骶骨或者髂骨发生不同程度的旋转、位移产生的病变。主要临床表现为下腰部疼痛、臀部疼痛、腹股沟疼痛，严重者出现下肢放射性疼痛、跛行、高低肩、长短足以及盆腔脏器功能紊乱等症状。研究表明，骶髂关节紊乱的发病率较高，女性明显高于男性，主要好发于产后女性、长时间伏案工作人群、体力劳动者、有腰部或者骶尾部外伤史等人群。骶髂关节紊乱在中医学属于骨错缝，又称胯骨错缝，在脊骨神经医学里叫骶髂关节半脱位。

【解剖结构】

骶髂关节由骶骨和髂骨的耳状面构成，骶骨由 5 块骶椎融合而成，成倒三角形，前面凹陷，中部有 4 条横线，横线两端有 4 对骶前孔，背面粗糙隆突，有 4 对骶后孔。髂骨分为髂骨体和髂骨翼，髂骨体肥厚，构成髋臼的上部 2/5，髂骨翼内面平滑稍凹，称髂窝，窝的下界为突出的弓状线，其后上方为耳状面与骶骨构成骶髂关节。骶髂关节在结构上属滑膜微动关节，成人关节软骨表层为纤维软骨，深层为透明软骨，两个关节面凹凸不平，相互嵌合；相关的肌肉和韧带来共同维持骶髂关节的稳定与功能，其主要相关的肌肉有髂腰肌、腰方肌、竖脊肌、臀大肌、臀中肌、臀小肌、阔筋膜张肌、腹直肌、腹内外斜肌、腹横肌等，韧带有骶髂前韧带、骶髂后韧带、骶结节韧带、骶棘韧带、髂股韧带、耻股韧带、坐股韧带等。

【病因病机】

骶髂关节是人体至关重要的关节，是力学传递的枢纽，起到承上启下的作用。正常的骶髂关节将上半身的力量通过骨盆均匀地分散到双侧髋关节、膝关节及踝关节，直至传递到足底，力量被规律地分解和化解。如果骶髂关节力学结构发生变化，便会造成关节的力学结构失衡，久而久之就会引起骶髂关节的损害，出现不同程度的炎症、退变甚至错位等，其具体的发病机制分为以下几种。

1. 外伤　见于腰部外伤和骶尾部外伤，尤其是不慎滑倒时骶尾部着地，自上而下的重力和来自地面的冲击力将力量传递到骶髂关节，造成骶髂关节不同程度的位移，由于骶髂关节特有的解剖结构（关节面粗糙、凹凸不平），错位的关节难以自行复位。

2. 静立性损伤　其一，长期的不良姿势造成骶髂关节周围的肌肉和韧带的慢性劳损，如跷二郎腿、长期不良坐姿和卧姿等；其二，体态的变化，啤酒肚或者怀孕等造成腰曲过大，腹部肌肉无力，部分腰背部肌肉过载，造成力学结构紊乱。

3. 怀孕和分娩的损伤　妊娠后激素水平的改变尤其是妊娠中后期会分泌"松弛素"使骶髂关节周围附着的韧带松弛，关节稳定性下降，加上体重明显增加及过度的前突姿态等造成骨盆位置的变化；分娩时的机械性创伤和局部的炎症造成局部肌肉韧带的损伤。

4. 退行性病变和慢性炎症　骶髂关节退变造成关节腹侧的软骨逐渐变薄、骨质疏松、韧带松弛变性，对关节的保护作用明显下降；关节慢性炎症使局部形成关节液，导致关节的压力升高，内外结构失衡，在众多外界因素的催化下容易造成骶髂关节错位。

【诊断】

1. 病史　有骶尾部的外伤史或者长期久站久坐的病史、怀孕、分娩等。

2. 临床表现　一侧或双侧腰臀部疼痛，疼痛放射至腹股沟，甚至沿髂骨外侧、大腿后侧放射至足底，跛行，久坐或负重后加重，卧床休息后减轻，仰卧位双下肢伸直时疼痛加重，屈膝位时疼痛缓解，侧卧屈膝位时疼痛缓解。

3. 体格检查　骶尾部轻度肿胀、压痛明显（主要表现为骶骨的外侧沿及臀部的中外侧），腹股沟压痛明显，双侧髂后上棘不在同一水平，双下肢不等长（长短足），骶三角和腹三角异常，直腿抬高试验阴性，"4"字试验、屈膝屈髋试验、骨盆分离和挤压试验、床边试验阳性。

4. 影像学检查

(1) X 线检查：X 线片对骶髂关节的形态可以非常直观判断，为了减少误差最好拍摄站立位片，并用 14in × 17in 的片子打印、测量，见股骨头最高水平连线倾斜，双侧髂骨影（无名骨）大小不等、闭孔大小不等，骶骨中心线和耻骨联合中心线偏移，骶髂关节的关节面有无增生、硬化。

(2) CT 检查：CT 三维重建可以全面地观察骶髂关节的形态，MIP 成像可以系统地连续地观察骶髂关节的变化和错位情况。

(3) MRI 检查：MRI 观察骶髂关节是否有积液、骨髓水肿表现。

5. 脊骨神经医学分析（岗斯德分析系统）　可以有以下八种错位组合编码。

(1) AS：髂骨相对骶骨发生向前、向上偏位。X 线片示髂骨影变短、闭孔长径变短、腰曲变小、股骨头抬高（非绝对）。体格检查可见患肢变长。

(2) PI：髂骨相对骶骨发生向后、向下偏位。X 线片示髂骨影变长、闭孔长径变长、腰曲变大、股骨头下降（非绝对）。体格检查可见患肢变短。

(3) IN：髂骨相对骶骨发生向内偏位。X 线片示髂骨影变宽、闭孔横径变长、腰曲变小、股骨头抬高（非绝对），耻骨联合位于中心线同侧。体格检查可见足跟转向内，呈"外八字"表现。

(4) EX：髂骨相对骶骨发生向外偏位。X 线片示髂骨影变窄、闭孔横径变短、腰曲变大、股骨头下降（非绝对），耻骨联合位于中心线对侧。体格检查可见足跟转向外，呈"内八字"表现。

(5) AS-IN：髂骨相对骶骨发生向前、向上、向内偏位。X 线片示髂骨影变短、变宽，腰曲和闭孔变得更小，股骨头抬高，耻骨联合位于中心线同侧。

(6) AS-EX：髂骨相对骶骨发生向前、向上、向外偏位。X 线片示髂骨影变短、变窄，腰曲大小要随 AS 或者 EX 占主导地位而定，耻骨联合位于中心线对侧。

(7) PI-IN：髂骨相对骶骨发生向后、向下、向内偏位。X 线片示髂骨影变长、变宽，腰曲大小要随 PI 或者 IN 占主导地位而定，耻骨联合位于中心线同侧。

(8) PI-EX：髂骨相对骶骨发生向后、向下、向外偏位。X 线片示髂骨影变长、变窄，腰曲和闭孔变得更大，股骨头下降，耻骨联合位于中心线对侧。

【针刀治疗】

患者取仰卧位、俯卧位和侧卧位，俯卧位时腹部垫枕，在无菌治疗室操作，常规碘伏消毒，铺无菌巾，戴无菌手套。选用汉章针刀Ⅳ号。

1.腰方肌　松解较短一侧肢体的腰方肌，取俯卧位，拇指按住髂棘最高点，刀口线与身体纵轴平行，针刀与皮肤成 45°，与髂棘骨面成 90° 刺入，抵达骨面纵行切割 2～3 刀，然后再掉转刀口 90°，先抵达髂棘骨面，再沿髂棘骨面轻轻滑下切割腰方肌纤维 1 刀，返回骨面再轻轻滑下去切腰方肌纤维 1 刀，如此往返操作切割 3 刀即可。

2.$L_{1\sim4}$横突尖　患者取俯卧位，该处针刀有一定的风险性，建议在超声、CT 或 C 臂引导下操作。无引导条件者，用左手拇指摸清横突骨面，从骶棘肌外缘向内下按住坚硬的横突尖，右手持针刀，刀口线与脊柱纵轴平行，顺着左手拇指缘缓慢刺入，抵达骨面，在骨面切割 2～3 刀并轻轻摆动针柄行纵行疏通剥离，待针下有松动感时出针刀，用无菌敷料重压 5 分钟防止出血。

3.臀中肌止点　取侧卧位，屈膝屈髋 90°，患侧在上，定位股骨大转子尖端，刀口线与髂胫束走行方向一致，针刀与皮肤垂直，按照针刀四部进针法进针，抵达骨面后纵行疏通剥离，然后掉转刀口线90°，在骨面铲剥2～3刀。

4. **臀小肌触发点**　取侧卧位，屈膝屈髋90°，患侧在上，于股骨大转子上方和髂前上棘后方明显的压痛点或者紧绷的张力带定位，针刀与臀小肌走行方向一致，成60°刺入皮肤，不需抵达骨面，针刀刺入后突破皮肤、臀中肌达臀小肌遇到硬结或者条索组织时纵行切割2～3刀，刀下出现松动感或者出现小腿前外侧牵涉痛为最佳。

5. **髂腰肌**　松解 $L_{1～5}$ 横突尖。松解股骨小转子附着点，仰卧位，下肢外展外旋，在患侧股骨小转子处定位，拇指摸清股骨小转子并牢牢按住，针刀与下肢纵轴平行，刀口线与肌纤维平行，垂直皮肤刺入直达骨面，在有张力处纵行切割3刀，并疏通剥离2～3刀即可出刀，以上建议在可视引导下操作。

6. **腹外斜肌**　取侧卧位，患肢屈曲健侧伸直，松解腹外斜肌止点。在髂棘前部痛点进针，刀口线与腹外斜肌的肌纤维走行平行，成45°刺入皮肤直达髂骨骨面，纵行剥离和疏通后出针刀。

7. **腹直肌**　治疗前排空小便，患者仰卧位，选择腹直肌的压痛点和筋结点，针刀与皮肤成90°刺入，刀口线于人体纵轴平行，针刀切破条索样硬结即可，引起牵涉痛和腹直肌颤搐反应为佳，切不可进针太深，勿进入腹腔。

【**辅助治疗**】

1. **正骨手法矫正**　从中医理论的角度出发，骶髂关节紊乱就是骶髂关节相对正常的最佳功能状态发生了一定的偏移，系骨错缝范畴，那么要想恢复最佳功能、消除疼痛就势必要把关节回复到最佳位置。纠正错位的方法是根据中医正骨学理论，动作轻柔，在错位的髂骨找到最好的发力点后给予反方向的巧妙推力。如果从脊骨神经医学的角度来矫正，须系统的画片分析，测量出相应的数据，找到错位的编码，如到底是 AS 还是 PI，根据编码找到着力点来反方向矫正。其着力点如表7-1所示。

表7-1　正骨手法矫正着力点

编　码	矫正接触点	编　码	矫正接触点
AS	坐骨结节	AS-IN	坐骨结节
PI	髂后上棘	AS-EX	坐骨结节
IN	髂后上棘内缘	PI-IN	髂后上棘外下方
EX	髂后上棘	PI-EX	髂后上棘外下方

2.日常护理　注意控制动作幅度，尽量避免异常姿势腰骶部发力。

【按语】

中医将骶髂关节紊乱归属于"骨错缝""腰痛症""胯骨错缝""落小胯"范畴，骶髂关节是人体重要的力学传递枢纽，是支撑人体负载的重要部位，好比一栋大楼的基石。因此，临床上骶髂关节痛的发病率较高，但骶髂关节紊乱在临床上存在各种争议，导致重视程度不够，但从中医正骨学和脊骨神经医学的角度出发，该病是真实存在的，而且众多疾病都与骶髂关节紊乱相关。有效的评估、有效的矫正骶髂关节的错位并系统的治疗，再结合正确的功能训练，使骨正筋柔，可收满意的疗效。

七、梨状肌综合征

【概述】

梨状肌综合征（piriformis syndrome）是坐骨神经在通过梨状肌出口时受到卡压或慢性损伤引起的一组临床症候群。本病多见于青壮年，男性多于女性，男女比约为 2∶1，可有臀部外伤史、劳累、受寒湿等诱因。主要症状为臀中部相当于梨状肌投影部位疼痛，并向股外侧、股后侧、小腿外侧直至足趾放射。大部分患者有间歇性跛行和下肢痛，蹲位休息片刻可缓解，极少有腰痛症状，严重者可有臀部、股部、小腿等肌肉萎缩表现。

【解剖结构】

梨状肌大部分起自第 2、3、4 骶椎前孔侧方的骨盆面上，通过坐骨大孔，出骨盆进入臀部，处于股骨大粗隆与坐骨结节之间，以狭细的肌腱止于股骨大粗隆尖，形如梨状，其内宽外窄，几乎完全充满坐骨大孔。梨状肌将坐骨大孔分隔为两部分，即梨状肌上、下二孔。梨状肌上孔有臀上皮神经及臀上动、静脉通过，梨状肌下孔有坐骨神经、股后皮神经、臀下神经、阴部神经及臀下动静脉通过，其中坐骨神经最有临床意义。该肌由第 1、2 骶神经支配，功能主要为髋关节伸展时外旋髋，髋关节屈曲时外展髋，与上、下孖肌一同发挥作用。

【病因病机】

本病多因长期反复劳损积累所致，或因髋关节快速运动，臀部肌肉在没有准备或准备不充分时发生急性扭伤。极度的髋关节外展外旋、突然由蹲位站起时，因各肌肉协调不一致也易损伤梨状肌。

梨状肌反复受到损伤后，由于肿胀、肥大、变性、增生，甚至持续挛缩，肌肉体积相对增大，在通过坐骨大孔时，则易压迫同样穿过坐骨大孔的血管、神经，从而产生相应的症状。

【诊断】

1. 有外伤史及慢性劳损史。

2. 臀部疼痛向下肢放射，伴发麻，病程长者可见臀部及小腿肌肉萎缩。

3. 触诊有梨状肌紧张、增厚、压痛，偶尔感到部分肌束呈条索状隆起，臀点、腘窝点等坐骨神经径路常有显著的压痛，但腰部一般无压痛。

4. 直腿抬高试验：令患者仰卧，患肢抬高 30°～60° 时疼痛逐渐加重，而抬高超过 60° 后疼痛反而减轻。此外，亦常见小腿外侧皮肤感觉过敏或减退、跟腱反射改变等。

5. 梨状肌紧张试验阳性：患者仰卧于床上，医生握住患侧小腿下端，使患者膝关节屈曲 90°，将小腿向外旋转、髋关节内旋，从而使梨状肌紧张，若发生坐骨神经疼痛，即为梨状肌紧张试验阳性。

【针刀治疗】

1. 体位　俯卧位。

2. 体表定位　A 点，坐骨神经在梨状肌下孔的体表影，即髂后上棘与尾骨尖连线的中点与股骨大转子连线的中内 1/3 交点处。B 点，股骨大转子周围筋结点。

3. 消毒　在施术部位，用碘伏消毒 2 遍，然后铺无菌洞巾，使治疗点正对洞巾中间。

4. 针刀操作　0.8mm×80mm 直形针刀。

(1) A 点：患者俯卧位，在定位处进针刀，针刀体与皮肤垂直，刀口线与下肢纵轴一致，按四步操作规程进针刀，当患者有麻木感时，已到坐骨神经在梨状肌下孔的部位，退针刀 2cm，针刀体向内或者向外倾斜 10°～15°，再进针刀，刀下有坚韧感时，即到坐骨神经在梨状肌下孔的卡压点，以提插刀法向下切割 3 刀，范围 0.5cm。术毕，拔出针刀，局部压迫止血 3 分钟后，创可贴覆盖针眼。

(2) B 点：患者患侧向上侧卧位，屈膝、屈髋 90°，在定位处进针刀，针刀体与皮肤垂直，刀口线与下肢纵轴一致，按四步操作规程进针刀，直达骨面，纵行疏通剥离，横行摆动针体，还可调转刀口线方向，切割范围为 0.5cm，当左手指下感觉结节消散时出刀，局部压迫止血 3 分钟后，创可贴覆盖针眼。

5. 注意事项　在操作过程中，快速刺破皮肤，缓慢进针，若针下有突破感，患者感觉疼痛明显，提示刺入血管，此时应即刻退针按压 5～10 分钟。若患者觉得有触电感，提示针刀在神经旁边，此时缓慢退针刀 2mm，调整方向 5°～10° 再缓慢进针刀到梨状肌粘连点进行松解。

6. 针刀术后锻炼

(1) 仰卧位，做直腿抬高 3 次。

(2) 仰卧位，屈髋屈膝 90°，术者压住膝关节外侧，让患者做外旋抗阻力动作 3 次。

【辅助治疗】

1. 手法治疗　急性期手法宜轻柔，恢复期手法可稍重。首先在臀部先施以掌根按揉法，使局部肌肉由僵硬变为松软，且有发热感为度。然后在梨状肌体表投影区施行拇指弹拨法。用拇指指尖垂直深按臀大肌，力透肌层，待指尖触及呈条索状的梨状肌肌腹后，先以重手法由内向外，沿肌纤维垂直方向弹拨，然后稍放松拇指压力，调整指尖与肌纤维角度约 45°，梳理弹拨已较为柔软的梨状肌肌腹，进一步缓解粘连、痉挛。

2. 物理及其他治疗　微波、超短波治疗，中医定向透药、中药封包等。

3. 日常护理　急性期严格卧床休息并指导患者进行踝泵练习，防止出现下肢静脉血栓。局部注意防寒保暖，避免受凉。

【按语】

目前临床上治疗梨状肌综合征多结合局部封闭以增强疗效，封闭药物以曲安奈德为主，具有抗炎、镇痛、消肿等效果，但对于病程较长的患者，其梨状肌局部已产生明显的粘连、挛缩，可触及条索状硬结，则可能无法彻底消除症状。必要时可以使用正清风痛宁局部注射；针刀可有效松解挛缩的肌肉，并改善其紧张状态，促进微循环，重建生物力学平衡，使软组织进一步恢复。

依据针刀医学理论，臀部后群肌肉共同止于股骨大转子，故松解大转子周围的筋结点可缓解梨状肌肌肉的痉挛、减轻坐骨神经在梨状肌出口处的卡压，达到治疗目的。

八、臀上皮神经卡压

【概述】

臀上皮神经卡压是一种十分常见的神经压迫症状。常表现为腰痛、臀痛、坐骨神经痛、臀部肌肉无力或麻木感，严重者可导致髋关节活动受限。疼痛一般呈刺痛、酸痛或者胀痛，向大腿后方放射，但一般不超过膝关节。多有腰臀部外伤史，受寒凉史。

【解剖结构】

臀上皮神经发自 $L_{1\sim3}$ 神经的后外侧支，在骶棘肌外缘穿出，通过腰背肌筋膜进入皮下，跨越髂嵴分布到臀部后方的皮肤，分布于臀上部。其越过髂嵴进入臀部时，被腰背筋膜与髂嵴形成的骨纤维管固定。腰部不当运动使神经在髂嵴的骨纤维性管道外口处卡压，或周围瘢痕组织以及脂肪疝嵌顿压迫，或偏出正常的走行位置，使神经支瘀血、水肿，形成条索。也有人通过尸体解剖和临床观察提出臀上皮神经在走行过程中存在多处卡压点的可能。部分臀上皮神经卡压是由于上腰段的小关节紊乱引起。神经的多重卡压理论认为神经卡压综合征的产生可以缘于神经干多处受到压迫，即使每处的压迫不足以产生临床症状，但加在一起则完全可能造成功能障碍。提示临床上产生症状的神经卡压，不能仅仅注意该神经的入臀点部位，还应考虑存在其他卡压点的可能。

【病因病机】

臀上皮神经在其通路上受到刺激或者压迫，是导致其分布区域产生疼痛、麻木或者放射痛症状的主要原因。由于劳损或创伤引起局部肌肉和筋膜组织增厚，或附着于腰椎横突的肌肉慢性劳损，上腰段小关节紊乱，或髓核突出压迫等均可导致臀上皮神经卡压。

【诊断】

1. 病史　多有腰臀部外伤史，受寒凉史，无明显性别差异。

2. 临床表现　腰臀部疼痛，可呈刺痛、酸痛或撕裂样疼痛。可有向大腿后方的牵涉痛，但疼痛多不超过膝关节。部分患者可出现臀上区皮肤感觉障碍，弯腰受限，不能屈髋或直立，行走困难。

3. 压痛点范围　两侧髂嵴最高点连线为上界，髂嵴后份作为外侧界，脊柱作为内侧界，主要臀上皮神经均经此三角区再跨越髂嵴至臀部；其位置相对固定，可有向臀下及大腿后方的放射感。压痛点深部可触及条索状隆起的肌束，慢性患者可有臀部肌肉萎缩。

4. 体格检查　肌肉紧张、痉挛。腰部前屈受限。如触及上腰段棘突偏斜、条索状硬结，棘突侧方压痛并向臀部放射，提示可能存在上腰段关节紊乱。痛处较表浅，固定不移动，腰、背、骶部前屈或平卧时疼痛明显加重，少部分会出现腰骶部后伸疼痛加重。

5. 影像学检查　X 线检查多无特异性表现。

【针刀治疗】

1. 体位　测得患者生命体征平稳后，患者取舒适俯卧位。

2. 定点　两侧 L_3 横突及两侧髂嵴中后部压痛点，用医用记号笔标示。

3. 消毒与麻醉 定点后，局部用碘伏进行外科消毒，治疗点局部铺巾，充分暴露定点部位，一般不需要麻醉；必要时，采用局部逐层浸润麻醉，麻醉时进针不宜过深。

4. 针刀操作 在定点部位进针，刀口线与脊柱纵轴平行一致，针刀与皮肤垂直快速破皮，缓慢进针，逐层缓慢行纵、横疏通剥离等通透松解。若松解时触碰到横突骨面，可稍微向上或向下倾斜约45°，紧贴横突骨面疏通、剥离。松解过程中，若遇到韧性结节等明显高张力点，可纵行切开即可。

第一步：松解 L₃ 横突尖的粘连：刀口线与脊柱纵轴平行一致，针刀与皮肤垂直快速破皮，缓慢进针，直达横突骨面，针刀体向外移动，当刀下有落空感时，即达 L₃ 一侧横突尖，在此疏通、剥离。

第二步：松解髂嵴中后部臀上皮神经入臀点的粘连。刀口线与脊柱纵轴平行，针刀与皮肤垂直快速破皮，缓慢进针，保持针刀在皮下，切割松解。

术毕，拔出针刀，压迫止血3分钟，创可贴覆盖针刀口。

【辅助治疗】

1. 手法治疗 推拿手法可舒筋理脊，解痉止痛。可运用推揉腰部法、摩揉臀部法，使腰臀部筋肉松软，解除粘连瘢痕；运用弹拨理筋手法，弹拨局部条索状物，松解粘连，改善神经压迫。一般不与针刀同步使用。

2. 物理治疗 物理因子治疗能够改善局部血液循环、减轻疼痛、缓解肌肉紧张，包括红外线治疗、中频脉冲电治疗、冲击波治疗等。

3. 日常护理 保持良好的坐立站姿等，避免长时间保持同一姿势，避免剧烈运动、过度劳累，避免腰臀部受凉等。加强腰背部、腹部等核心肌群的肌力锻炼，能有效预防本病的发生。

【按语】

臀上皮神经损伤属于中医学"慢性腰痛""筋出槽"范畴。腰痛之因，不外外感和内伤。劳作汗出外感风寒，或久卧湿地，寒湿之邪客于经络，气血阻滞，不通则痛。劳累过度，闪挫跌仆，经筋络脉受损，或因各种原因引起的体位不正，致气滞血瘀，发为腰痛。久病肾虚，或房劳过度，精血耗伤，肾脉失于濡养，亦可造成腰痛。针刀治疗臀上皮神经卡压引起的腰痛，主要运用针刀医学原理中的局部减张减压原理，找到神经卡压的精准定位点，在比较表浅的软组织层面进行纵向切开、横向摆动剥离，松解局部紧张粘连，改善局部血液循环，解除神经卡压，消除疼痛。针刀治疗结束后，保持良好的脊柱姿势，避免损伤部位受风寒湿邪，充分休息等是取得远期疗效的关键。

九、强直性脊柱炎

【概述】

强直性脊柱炎是一种主要累及中轴关节的慢性全身性自身免疫性疾病。我国发病率约为 0.3%，男性高于女性，比例为 2～10：1，易发年龄为 20—30 岁，首发症状多在 40 岁以下。病因不清，与免疫、遗传等因素密切相关。主要表现为滑膜、关节囊、韧带和肌腱附着点复发性非特异性炎症，其基本病理表现为附着点炎。临床以慢性腰痛和僵硬为典型表现。早期症状可因长时间不活动而加重，活动后缓解，可有夜间痛和晨僵。部分患者表现为以下肢大关节为主的炎症性非对称性寡关节炎，可伴葡萄膜炎、主动脉炎、主动脉瓣关闭不全、心包炎、心肌病、肺纤维化、胸膜增厚、继发性肾淀粉样变性及肾小球肾炎等。常见脊柱活动度下降、胸廓活动度降低、受累关节和周围肌腱的压痛及外周关节肿胀等。对本病的治疗，主要是及时有效地控制症状，延缓病情进展，防止畸形产生和脊柱、关节功能障碍。

【解剖结构】

AS 主要累及脊柱中轴关节和骶髂关节，在此侧重介绍骶髂关节。

骶髂关节由骶、髂两骨的耳状关节面构成滑膜关节。关节面上被以关节软骨，在骶侧深层为透明软骨，浅层是纤维软骨，在髂骨侧为纤维软骨。关节面凹凸不齐，互相嵌合，运动范围极小。关节囊紧张，并有坚强的韧带进一步加强其稳定性，前面有骶髂前韧带，连结骶骨盆面的侧缘与髂骨的关节沟；后面有骶髂后韧带，其深层为骶髂后短韧带，起自髂骨粗隆、髂骨耳状面后部和髂骨下棘，斜向内下方，止于骶外侧嵴和骶关节嵴；浅层为骶髂后长韧带，从髂后上棘至 $S_{2\sim4}$ 关节突，外侧与骶结节韧带相连。在两骨之间有骶髂骨间韧带，连结髂骨粗隆和骶骨粗隆，填充于骶髂关节的后方和上方，其浅面被骶髂后韧带覆盖。在躯干屈、伸运动中，该关节可沿冠状轴做前后方向的旋转运动。骶髂关节的动脉来自臀上动脉、髂腰动脉和骶外侧动脉。前面有 L_5、S_1 神经前支分布，后面为 L_5 和 S_1 神经后支分布，下面为臀上神经和 S_2 神经后支分布。

【病因病机】

AS 病因尚未完全清楚，主要与免疫、遗传、内分泌、细菌感染等因素相关。部分患者的免疫球蛋白会升高，存在多种抗体和细胞免疫改变，用免疫抑制治疗有效等提示其具有自身免疫特征。其表现出家族聚集倾向，患病率与 LHA-B27 的阳性率相平行，依人群而不同，提示 HLA-B27 对 AS 的发病有重要作用。尚有其他遗传因素参与，部分还未知。男性高发、发病年轻、妊娠后症状易引发和性激素对免疫功能的调节作用等提示雄激素在 AS 的发病机制中可能一定程度相关。感染被认为是 AS 发病的一个重要诱发因素，国内外报道胃肠道、上呼吸道和泌尿生殖道感染可能与 AS 发病存在关联。

基本病理改变主要见于滑膜、关节囊、韧带和肌腱附着点复发性非特异性炎症。

附着点炎主要见于骶髂关节、脊柱关节突关节、椎间盘、胸骨柄、椎体周围韧带、跟腱、跖筋膜、胁肋连接等，这些部位的软骨和骨出现侵蚀破坏或囊性变，继则新骨形成，骨膜硬化和骨赘形成，最终附着端出现纤维化和骨化。其中骶髂关节几乎 100% 受累，为本病的突出表现。针刀医学认为该病的根本病因是电生理线路的功能紊乱，使自身免疫力下降，导致病菌、病毒感染后无法彻底将其清除。在自身代谢机制的作用下，关节炎性渗出，周围软组织遭到破坏，造成粘连、挛缩、瘢痕、堵塞，使关节囊内产生巨大的张力，软组织进一步变性，形成钙化、骨化，最终形成中轴关节的完全强直。

【诊断】

诊断主要依据病史、体征及 X 线检查等，对有典型的临床表现、较晚期或已有脊柱强直性驼背的患者，容易诊断。但其早期诊断较难，尤其是无影像学骶髂关节炎证据者。MRI 检查及 CT 引导下骶髂关节活检，对早期不典型患者有较大的诊断价值。

目前诊断常采用 1984 年纽约强直性脊柱炎分类标准。

1. 临床标准

(1) 下腰痛持续至少 3 个月，活动后可缓解。

(2) 腰椎在垂直和水平方向活动受限。

(3) 胸廓活动度较同年龄、性别的正常人减少。

2. 影像学标准　根据骶髂关节 X 线相的病变征象，可以分为以下 5 级。

0 级：正常骶髂关节。

Ⅰ级：可疑或极轻微的骶髂关节炎。

Ⅱ级：轻度骶髂关节炎，关节边缘模糊，近关节区域硬化，关节间隙轻度变窄。

Ⅲ级：中度骶髂关节炎，关节边缘明显模糊，近关节区域硬化，关节间隙明显变窄，骨质破坏明显。

Ⅳ级：骶髂关节融合或完全强直，伴或不伴硬化。

如果骶髂关节 X 线相显示，单侧骶髂关节为Ⅲ～Ⅳ级或双侧骶髂关节为Ⅱ～Ⅲ级，并至少符合 1 条以上的临床标准者，可以诊断为强直性脊柱炎。

【针刀治疗】

1. 体位　俯卧位，胸腹部下垫枕。

2. 定点

(1) 脊柱周围点：根据患者脊柱病变受累情况分为腰骶椎、胸椎、颈椎段，每次选择连续 7～9 个椎体节段，每个棘突间隙及旁开 1.5cm 左右各为一个治疗点。

(2) 骶髂关节点：根据骶髂关节受累情况两侧各定 2～4 点。

(3) 脊柱以外其他点：如腰背部广泛疼痛者，可选腰背筋膜压痛点；胸廓活动受限者可选胸骨与肋骨交界处压痛点、腹直肌鞘、肋弓下及耻骨联合上；驼背者可选 12 肋下及髂骨翼上压痛点；其他如腹内外斜肌、下后锯肌、敏感压痛点、结节痉挛处等也可根据病情选择。

3. 消毒与麻醉　定点确定后，局部用碘伏外科消毒，治疗点局部铺巾，充分暴露定点部位，治疗点较多或惧怕疼痛者可配合局部麻醉，在脊柱周围进针不宜过深，脊旁操作时针尖向脊柱内侧方向进针不宜过深，避免进入椎管内造成意外。

4. 针刀操作

(1) 脊柱棘间点：与脊柱纵轴平行进针刀，到达棘间韧带后调转刀口线 90°，沿下位棘突上缘骨面，横行切开剥离 2～3 刀。

(2) 脊柱横突间点：与脊柱纵轴平行进针刀，到达横突骨面，调整针刀至横突下缘，调转刀口线 90°，沿横突下缘切开剥离横突间肌和横突间韧带 2～3 刀。

(3) 骶髂关节点：用 3 号针刀，与骶髂关节面平行进针刀，沿骶髂关节定点刺入 3～5cm，适度刺切 2～3 刀，不作剥离，留针 10 秒后出针。

(4) 其他点：根据进针刀深度，选择 3 号或 4 号针刀，沿上述同样的方法进入治疗点，行纵行疏通、横行切开剥离治疗。每隔 1 周治疗 1 次，松解 20～30 个点，至刀下有松动感即可。腰骶、胸、颈段由下而上开始，每次治疗椎体节段由上而下，直到所有的治疗点松解完为止。

【辅助治疗】

1. 手法整复　针刀松解术后患者俯卧位，医生双手重叠放在松解治疗的节段部位，用弹压法，使脊柱周围的软组织进一步松解，但要特别注意病情轻重、手法轻重，切不可因急于求成而用重法。

2. 脊柱牵引　牵引带固定在双侧腋下及骨盆上，卧硬板床做持续对抗牵引 30～40 分钟，可被动做挺腹屈腰、四肢屈伸手法。牵引结束后行背腰颈部前屈、后伸、侧弯、旋转等功能训练。

3. 物理疗法　可配合中药封包、蜡疗、干扰电、中频等，以散寒除湿、活血通络止痛，改善血液循环，解除肌肉韧带痉挛紧张等。

4. 药物治疗　慢作用抗风湿药如柳氮磺胺吡啶、甲氨蝶呤等控制免疫性炎症；用非甾体抗炎药如醋氯芬酸、美洛昔康等消炎止痛；较重时可用糖皮质激素以加强症状缓解。部分患者用生物制剂如重组Ⅱ型肿瘤坏死因子受体－抗体融合蛋白等也可取得较好疗效。

5. 康复训练　长期坚持康复治疗与训练，能巩固和加强疗效，可最大程度保持良好的关节、脊柱活动功能。

【按语】

AS 是在多种致病因素的作用下，关节周围的软组织及关节内产生粘连、挛缩、瘢痕、堵塞，使关节内产生高应力而导致关节内力学平衡失调，关节软骨破坏及在张力的刺激下纤维组织变性，最终产生骨性融合。针刀医学关于软组织损伤动态平衡失调的理论，应用针刀松解粘连挛缩的组织，辅以手法等治疗，可重新恢复力学平衡状态。附着点炎为其基本病理改变，预防晚期致残是整个治疗成败的重要环节，采用针刀治疗为主的综合疗法，包括针刀松解术、手法整复、脊柱牵引、物理疗法、康复训练、药物治疗等，改善脊柱及四肢关节活动功能，缓解疼痛和僵硬，可较好地控制病情进展，明显提高生活质量。

十、腰方肌劳损

【概述】

生活中腰痛患者随处可见，而大部分人去医院进行 X 线检查显示腰椎间盘突出。实际上根据有关研究，只有 4% 的人群是属于真正的腰椎间盘突出引起的腰痛，而 96% 的腰痛是其他原因引起。从软组织角度上，最常发生长时间腰痛的是腰方肌损伤。

【解剖结构】

腰方肌呈长方形，在解剖上被视为腹肌后群，位于腰大肌外侧，向下连结髂腰韧带、髂嵴后份，向上止于第 12 肋内侧半和 $L_{1\sim4}$ 横突末端。

按其纤维走行，它可以分为三束。

1. 髂肋纤维　几乎垂直向下附着于髂嵴和髂腰韧带，向上连接至第 12 肋。

2. 髂腰纤维　向下附着于同侧髂骨附着点，向上经过上方 4 个腰椎横突，对角穿过并延伸至髂肋纤维内侧。

3. 腰肋纤维　向下跨越 $L_{2\sim4}$ 或 L_5 横突，向上附着在第 12 肋，对角穿过并延伸至髂腰纤维形成交织结构。

【功能】

一侧肌肉收缩，使脊柱同侧侧屈，两侧收缩降第12肋。

腰方肌与臀中肌、臀小肌共同维持骨盆稳定，防止骨盆侧移。当臀肌无力或不能正确行使职能时，腰方肌还会进行代偿工作。腰方肌属于核心肌群，主司核心稳定，可以在运动时稳定腰椎。

【诊断】

1. 静态评估　自然站立，双脚与髋同宽，眼睛平视前方，观察患者是否有双肩不等高、脊柱侧弯、骨盆倾斜等情况。

2. 动态评估

(1) 左右侧屈测试：自然站立，双脚与髋同宽，眼睛平视前方，让患者缓慢侧屈，对比侧屈时两侧腰方肌的紧张度。正常：手指可触摸到同侧腓骨头。阳性：如躯干向右侧侧屈无法触摸到腓骨头或出现疼痛、不适，提示左侧腰方肌短缩。

(2) 弯腰测试：自然站立，双脚与髋同宽，上半身缓慢前屈，感受屈曲过程中是否出现疼痛。

3. 临床表现

(1) 疼痛与牵涉痛：急性发作的严重的腰方肌肌筋膜损伤会造成极其痛苦的情况，如患者急欲如厕而无人帮助，只好用手和膝爬行去卫生间，因为这种姿势不需要腰方肌固定腰椎。少数患者产生一种闪电样的跳动或震颤，从深部腰方肌到大腿前侧，从髂前上棘至髋部外侧。

(2) 压痛：常见患侧腰部浅表两个位点压痛及多个深部压痛点，即第12肋下或近12肋压痛，髂嵴最高点压痛及 $L_{1\sim4}$ 横突尖压痛，股骨大转子部、臀小肌部也可有压痛。

(3) 下肢长度不等：脊柱侧弯患者站立时，健侧骨盆可能向下倾斜，下肢长度延长，腰椎形成代偿性侧弯，患侧臀部上抬。

(4) 当下肢长度不等时，很可能在短下肢一侧伴见小半骨盆，对腰方肌的影响较大，出现激痛点；除疼痛外，还可能出现脊柱代偿性侧弯、肩关节轴倾斜等。

4. 影像学检查　X线、CT、MRI 可见脊柱侧弯，或有小半骨盆，及腰椎、骨盆等结构性改变。

【针刀治疗】

1. 体位　患者取俯卧舒适体位，术前监测生命体征平稳后，进行针刀治疗。

2. 定点　结合患者症状、体征及影像学检查，确定针刀治疗点。

3. 针刀操作　定位腰方肌在髂嵴体表投影处压痛点，常规消毒，刀口线与纵轴平行，缓慢进针至髂嵴骨面，刀柄尾侧向上倾斜至 10°～15°，针尖向头侧方向紧贴髂嵴内侧面进入腰方肌，纵向疏通横向剥离 3～5 刀，出针刀后棉球充分按压止血，创口再次消毒后无菌纱布覆盖，3 天伤口不接触生水。

【辅助治疗】

1. 手法松解腰方肌　腰方肌不论是拉长还是缩短，张力都发生了变化，而这两种情况都会形成扳机点，从而导致疼痛出现。这时候需要对扳机点进行松解，具体手法如下：患者健侧卧位，屈髋屈膝，治疗师面对患者前侧站立，找到腰方肌位置，从侧面入手，以拇指指腹向下按压，找到痛点，缓慢持续按压痛点，注意力度不要过大，保持 15～30 秒，做 3 组。过程中，患者可以配合做抬胳膊或抬腿动作，加强放松效果。

2. 日常护理

(1) 搬重物时使身体尽量靠拢重物，双腿下蹲降低重心，保持后背直立，同时收紧腰腹部，用下肢的力量向上抬起，减轻腰背肌肉负担，避免损伤。

(2) 坐位时要避免"葛优瘫""二郎腿"等不良姿势，保持正确坐姿，避免久坐，每隔 40 分钟要注意放松腰方肌。

(3) 家中橱柜高度要跟身高匹配，尽量避免弯腰做家务。

【按语】

腰方肌属于人体的核心肌群，主要维持核心稳定性。但在众多肌肉中，腰方肌属于大肌群，也叫整体稳定肌群。和小肌群比起来，大肌群在维持稳定时需要发挥更大的力，因而久坐之后容易紧张。腰方肌被称为腰部的钥匙，上方连接肋骨和竖脊肌（通过筋膜），内侧连接多裂肌，前侧下方连接髂腰肌，外侧连接臀中肌，后侧通过筋膜可与梨状肌发生连接。如果腰方肌出现问题，这些连接的位置会同时出现问题，可以说是牵一发而动全身。针刀针对以上肌群的治疗，能直接解除其高张力和高应力，恢复肌群及脊柱正常的生物力学状态。

十一、腰椎退行性病变

【概述】

腰椎退行性病变是一种随着年龄增长，以退行性病理改变为特征的慢性病、常见病、多发病，好发于中老年人。其病变主要包括腰椎间盘纤维环、椎间盘髓核、软骨终板、韧带、腰椎椎体、腰椎小关节、黄韧带、其他韧带的退变及骨质增生、退行性椎管狭窄等。临床主要表现为腰痛、下肢疼痛麻木、腰椎支撑功能下降、间歇性跛行等，严重者可能会导致大小便障碍、性功能障碍等。

【解剖结构】

1. **竖脊肌**　在背部肌肉中，最容易受到伤害的是竖脊肌。它的作用是牵引脊柱实现后仰。竖脊肌深部为短肌，有明显的节段性，连于相邻两个椎骨或数个椎骨之间，能够加强椎骨之间的连接和脊柱运动的灵活性。竖脊肌受全部脊神经后支支配。竖脊肌的受伤往往会造成神经剧烈疼痛。

2. **腰大肌**　位于腰椎椎体侧方，腰椎横突的前方，为一长梭形肌肉，起自腰椎两旁，与髂肌共同终点于股骨小转子，合称"髂腰肌"。

3. **腰方肌**　位于腹后壁，在脊柱两侧，其前侧有腰大肌，其后方有竖脊肌，二者之间隔有胸腰筋膜的中层。作用：下降和固定第 12 肋，并使脊柱侧屈和后伸。受腰神经前支支配。

4. **横突棘肌**　位于竖脊肌的深面，分三层，依次为半棘肌、多裂肌和回旋肌。作用：单侧收缩，使脊柱凸向对侧，双侧同时收缩，使脊柱后伸。

【病因病机】

脊柱的退行性病变大多数由生理性老化引起，但受到遗传、免疫性、急性创伤或者慢性劳损等因素的影响，会加快腰椎退行性病变的速度。其主要的发病原因是患者长时间劳作致椎间间隙发生改变，从 X 线片中可以看到腰椎椎体曲度变直、腰椎侧弯、腰椎滑脱等病变。因椎体的结构发生改变，其附着在周围的软组织力学失衡，诱发腰部疼痛。

在中医理论中，腰椎退行性病变主要有内外两个因素：内因主要是"肾虚"，外因主要是"风寒湿邪"侵袭，进而导致气血运行不畅，筋脉痹阻。早在秦汉时期我国传统医学就有了关于腰椎退行性病变临床症状和病因病机的叙述。《素问·五脏生成》曰："卧出而风吹之，血凝于肤者，为痹。"《素问·痹论》曰："荣卫之气令人痹乎……逆其气则病，不与风寒湿气合，故不为痹。"说明痹证的产生是肾虚和风寒湿共同作用的结果。《黄帝内经》中也有腰腿痛的记载，如《素问·病能论》所述"少阴脉贯肾络肺，今得肺脉，肾为之病，故肾为腰痛之病也"，论证了腰腿痛与肾的功能失调有密切关系。先天肾气不足，筋骨失养为发病的内在因素，长期的劳累、外伤、慢性劳损以及风寒湿邪的侵袭是其发病的外在因素。

【诊断】

1. **病史**　腰椎退行性病变是随着年龄增长，身体机能逐渐退变，与腰椎相关的骨骼、肌肉韧带、椎间盘等结构发生病理性改变；又因长期劳作、负重、姿势不良等因素加快其退变，从而继发的一系列临床症状。

2. 临床表现

(1) 腰痛及腰椎支撑功能下降：该类症状一般由椎间盘的退变、腰椎小关节退变增生、腰椎侧弯、腰椎滑脱等引起，特征是站立劳累后加重，卧床休息后减轻。

(2) 下肢疼痛麻木，间歇性跛行：该类症状主要与椎间盘突出、骨赘增生或椎管狭窄压迫神经、影响神经血供有关，典型的腰椎疾病引起的腿痛多表现为坐骨神经痛，即从腰部或臀部开始，沿大腿后侧、小腿后外侧放射至足的疼痛或麻木。间歇跛行主要表现为行走一段距离后（通常随疾病加重，行走距离逐渐缩短），双下肢出现酸麻胀痛，无法继续步行，必须休息后才能缓解。

(3) 大小便和性功能障碍：该类症状可表现为排便排尿无力、便不尽、尿潴留及性敏感性下降、阳痿、异常勃起等。男性小便方面的问题有时难以与前列腺增生相鉴别，有学者认为腰椎疾病引起的男性小便障碍多时轻时重，而前列腺疾病引起的小便症状轻重程度多比较恒定。

3. 影像学检查　X线片常提示腰椎生理曲度变直，椎体边缘骨质增生。MRI 提示椎间盘退变、髓核退变导致椎间盘膨出、突出甚至脱出。CT 提示腰椎骨质增生，椎间盘膨出、突出等。

【针刀治疗】

1. 竖脊肌　患者俯卧位，定点在髂后上棘内侧缘，针刀刀口线与中轴线成 45°，垂直骨面进针，达到骨面边缘后调转刀口与髂后上棘内侧缘平行，稍退针刀，在腱腹结合部切割，深度 1～2cm，针下松动即止（图 7-1）。

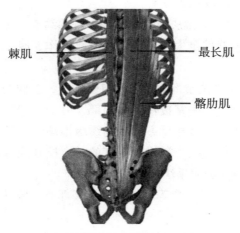

棘肌　　　最长肌

髂肋肌

图 7-1　竖脊肌

2. 腰方肌　定点在棘突旁开 3 寸，髂嵴上缘内侧面。患者俯卧位，双下肢自然伸直，嘱患者翘臀 3 次，放松后查看患者内踝尖位置，处理短侧下肢同侧腰方肌。针刀操作：针刀刀口线平行于中轴线进针，到达骨面后调转刀口线 90°，沿髂嵴上缘内侧面切割，落空即止，以双脚内踝尖齐平为止，一般 3～5 刀（图 7-2）。

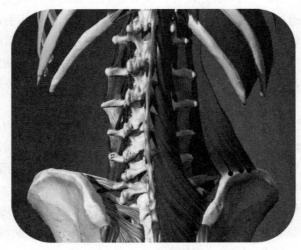

图 7-2　腰方肌

3. 横突棘肌　定点棘突下缘旁开 1.5 寸，针刀刀口线与中轴线平行，到达椎体椎板骨面后，局部纵向疏通 2～3 刀即可。

【辅助治疗】

1. 手法治疗：腰椎斜扳法为主。

（1）患者取俯卧位，以滚法施于腰背部、臀部约 5 分钟，然后双掌掌根部重叠，由上向下按揉背部足太阳膀胱经，反复操作 5 遍，必要时可弹拨脊柱两侧肌群。

（2）患者取侧卧位，位于下面的下肢自然伸直，上面的下肢屈髋屈膝。医者面对患者前侧而立，一手掌按住其肩前部，另一手用肘部或手掌抵住其臀部，而后双手协同用力，做相反方向上的缓缓推动，使其腰椎被动扭转，当旋转至最大限度时，再做一个稍增大幅度的、有控制的弹性扳动，此时常可听到"咔嗒"的响声，表明手法成功。

（3）最后用滚、按、揉、拿等理筋手法沿腰部及下肢外侧部施术，以疏通经络，放松肢体。

2. 物理治疗　针对腰部可以给予蜡疗、电脑中频、冲击波等治疗。

3. 功法练习

(1) 八段锦锻炼：八段锦为传统医学中导引按跷中绚丽多彩之瑰宝。有八节，锦者，誉其似锦之柔和优美。正如明朝高濂在其所著《遵生八笺》中"八段锦导引法"所讲："子后午前做，造化合乾坤。循环次第转，八卦是良因。""锦"字，是由"金""帛"组成，以表示其精美华贵。除此之外，"锦"字还可理解为单个导引术式的汇集，如丝锦那样连绵不断，是一套完整的健身方法。

(2) 平板支撑：本法被公认为训练核心肌群的有效方法。动作要领：俯卧，双肘弯曲支撑在地面上，肩膀和肘关节垂直于地面，双脚踩地，身体离开地面，躯干伸直，头部、肩部、胯部和踝部保持在同一平面，腹肌收紧，盆底肌收紧，脊椎延长，眼睛看向地面，保持均匀呼吸。每组保持60秒，每次训练4组，组与组之间间歇不超过20秒。

(3) 游泳：目前对人体损伤最小，锻炼全身肌群及肺活量的方法，适合大部分人群。

【按语】

针刀疗法是以中医整体观为主，以西医解剖、生物力学为辅，形成的一种闭合性松解理论。随着年龄的退化，腰椎骨骼、肌群退变，生物力学失衡，使腰椎周围的肌肉、韧带、筋膜出现粘连，而后局部血液循环受影响出现疼痛，生物力学改变同时又加重了腰椎椎体的退变，形成恶性循环。针刀主要是松解粘连和痉挛的肌肉，重新使腰椎达到一种正常生物力学的平衡状态。针刀从病变部刺入，到达深部病变组织，通过剥离、疏通，使粘连的肌肉、韧带、筋膜，甚至关节囊得到缓解、松解、放松，从而改善局部微循环，使脊柱重新达到稳定平衡，从而治疗腰痛。

十二、腰椎骨质疏松症

【概述】

骨质疏松症是一种以骨量低下、骨微结构破坏、骨强度下降，导致骨脆性增加、易发生骨折为特征的全身性骨病。临床常见腰背部疼痛，甚至骨折、脊柱畸形，可引起或加重其他系统的病变。本病是中老年常见病、多发病，女性发病率高于男性，严重影响人们的正常生活和工作。

【解剖结构】

腰椎共有5个，有椎体、椎孔、椎弓根、关节突、横突、棘突、副突和乳突等骨结构，供腰腹肌与韧带附着。腰椎与骶椎相连，通过骶椎连接骨盆和髋关节，为承载上半身重量的枢纽，是躯干运动的主体部分。正常腰椎的稳定性由椎体、椎间盘、关节突关节（椎间关节）和韧带、肌肉共同维持，并受周围神经及腹压等因素影响。由多裂肌与腹横肌等组成的稳定肌群处于深层，由竖脊肌和腹直肌等组成的运动肌群位于浅层，腰腹部肌群和筋膜、韧带维持着腰椎的稳定与运动的平衡。骨质疏松导致胸腰椎压缩骨折，出现脊柱后突或侧弯畸形，引起脊柱轴的力线偏移，从而使腰椎伸、屈、侧屈和旋转功能发生障碍。

【病因病机】

现代医学认为骨质疏松症的主要病因是年龄增长和绝经后雌激素减少，降钙素分泌不足，骨钙沉积下降，骨的微观结构改变，使骨的重建过程失衡导致骨质疏松症的发生。本病归属于中医学"骨痿、骨痹、骨枯、腰痛"等范畴，因老年肾气亏虚，天癸耗竭，骨不充养，肾枯髓减而百骸痿废，发为本病，其病机为肾精亏损，脾气虚弱，肝失所藏，导致气虚失运、瘀血内停之本虚标实证。

【诊断】

1.病史 轻微外伤或日常活动后发生腰痛。

2.临床表现 腰部疼痛，或伴周身疼痛，坐卧、转侧困难。

3.体格检查 腰椎棘突或椎旁压痛、叩击痛，肌筋膜紧张，多不伴有下肢放射痛及麻木等神经刺激症状。严重时可有身高变矮、驼背畸形。

4.影像学检查 X线片主要表现为骨密度减低。腰椎椎体皮质菲薄，骨小梁减少变细或稀疏萎缩，椎体成双面凹陷或呈楔形改变。轻度骨质疏松 X线片早期常难以发现。CT可显示骨折形态，但和 X线片一样不能区分是新鲜性还是陈旧性骨折。MRI检查有腰椎（或合并胸椎）椎体楔形压缩改变，T_2加权像呈高亮信号提示为新鲜骨折。

5.骨密度标准 DXA骨密度测量结果是骨质疏松症确诊的金标准，用 T-Score（简称 T 值）表示人体骨密度，T 值＜-2.5 为骨质疏松，T 值＜-2.5 且伴有一个部位以上骨折为严重骨质疏松。

【针刀治疗】

1.体位 俯卧位，腹部垫枕。

2.定点 利用按压触摸手法，在督脉及足太阳经上检查腰椎棘突、椎旁，在任脉上检查胸骨部、剑突下及两侧肋弓边缘、腹直肌等部位的筋结点、肌肉痉挛紧张点、压痛点，作为治疗点，用记号笔标记。

3.消毒与麻醉 充分显露定点部位，局部用碘伏消毒三遍，治疗点局部铺巾，一般不用麻醉；惧痛者可采用 1% 利多卡因局部逐层浸润麻醉，浸润麻醉时进针不宜过深。

4. 针刀操作　按四步规程进针刀，刀口线与脊柱纵轴平行，针刀同皮肤垂直，快速刺入皮下，逐层缓慢进针，行纵行疏通、横形剥离等通透松解。松解过程中，若遇到韧性结节等明显高张力点，可用"十"字法切开松解。各点操作完毕出针后压迫止血，静脉贴敷针孔。

【辅助治疗】

1. 针灸治疗　①电针：取两侧悬钟、肾俞及关元等穴；②艾灸：取足三里、命门、肾俞、脾俞、神阙、关元、中脘、阴陵泉及三阴交等穴。

2. 手法治疗　手法宜轻柔，轻手法纵向牵引，禁用旋、扳等大力手法。

3. 物理治疗　微波、冲击波治疗、中药封包等。

4. 日常护理　保持良好的坐立站姿，避免腰部异常受力，防止腰骶部受凉；加强腰背部、腹部等核心肌群的肌力锻炼，如五禽戏、健身气功八段锦、古本易筋经等，能有效预防肌萎缩。

【按语】

目前临床上治疗骨质疏松症多以药物为主，口服西药如止痛药、钙剂、维生素 D、双膦酸盐、降钙素等，起效缓慢。针对老年新鲜性骨质疏松性椎体骨折，采用椎体成形术治疗，急性疼痛缓解快，但对全身骨痛无效。该病常继发脊柱侧弯或后突畸形，使脊柱生物力学关系发生改变，脊柱的运动肌群及稳定肌群力学关系也随之改变，深、浅层肌群为维持脊柱稳定性而继发肌肉筋膜充血水肿、痉挛、粘连、挛缩、瘢痕、硬化、骨化等病理改变。针刀不能直接治疗影像显示的骨质疏松，而是针对其病因进行治疗，通过松解软组织来达到调节脊柱内外力平衡失调的目的。评估病变在哪一层，针刀就要治疗到哪一层。

任、督二脉循行于身体前后正中，足太阳经循行于脊柱两侧。《素问·骨空论》云："督脉为病，脊强反折。""督脉生病治督脉，治在骨上。"任、督脉分别为阴、阳脉之海，故本病采用针刀调任通督、舒筋解结。根据脊柱整体力线理论、经筋理论，通过触摸手法对骨质疏松症进行综合评估，主要在督脉、足太阳、任脉经筋上选点，运用针刀松解脊柱前后及侧方的软组织，通过松解剥离粘连、瘢痕及缓解肌筋膜的痉挛，通督助阳、通任养阴，燮理阴阳，有助于纠正脊柱的力平衡失调，恢复脊柱生物力学平衡，解除神经及软组织卡压，改善局部循环，加速致痛物质代谢，缓解疼痛，恢复日常生活能力。

十三、椎间盘源性腰痛

【概述】

椎间盘源性腰痛（简称盘源性腰痛）是指由于纤维环破裂导致髓核泄漏，进一步引起椎间盘机械性应力改变、自身免疫反应、神经末梢长入纤维环等继发病变而引起疼痛的病症。Crock 利用椎间盘造影提出椎间盘破裂的概念，此后将基于椎间盘破裂引起的腰痛称为盘源性腰痛。

查阅文献中关于盘源性腰痛的描述，大体存在两种类型：在大部分研究所定义的盘源性腰痛患者中，影像学排除椎间盘移位等明显形态改变，即不包括椎间盘突出引起的腰痛；但也有学者用盘源性腰痛的病理机制来解释以腰痛为主要表现的复杂腰椎疾病的临床症状。椎间盘破裂后髓核组织局限性移位，超出椎间盘边缘，则影像学可见椎间盘突出。无神经根受压表现的椎间盘突出导致腰痛的病理机制理论上与单纯椎间盘破裂是一致的。因而广义的盘源性腰痛为与椎间盘破裂相关而无神经根受压证据的腰痛，无论有无椎间盘突出。

【解剖结构】

纤维环特别是外 1/3 已经发现由窦椎神经及脊神经支配。窦椎神经起自灰交通支（交感节后纤维）与脊神经结合处的交通支上，进入椎间孔后走行于脊神经节的腹侧，发出细支分布到其上和其下的 2～3 个椎节范围的硬膜囊前部、后纵韧带及纤维环的背外侧。窦椎神经纤维被认为是由灰交通支发出的交感神经纤维和同节段脊神经后支的纤维共同组成，其末梢纤维可以分布到纤维环的外层纤维中。

【病因病机】

盘源性腰痛的致痛原因可能是间盘外层纤维环受损及间盘炎症引起窦椎神经的刺激，导致窦椎神经超敏；椎间盘纤维环内层撕裂，形成炎性肉芽带。Copper 等的研究发现退变纤维环中的神经纤维密度高于正常的纤维环。有人认为髓核退变、内层纤维环撕裂产生的肉芽带可深入到纤维环外层，窦椎神经的末梢纤维是无髓鞘纤维，容易受刺激产生疼痛。髓核是身体最大的无血管组织，正常的血管也不分布到纤维环表层，其中央退变的无血管髓核可作为抗原刺激机体产生免疫反应，释放许多炎症介质，如 IL-6、NO、TNF、PLA2、LA 等。这些炎症介质通过退变椎间盘的放射状裂隙达到外层纤维环，使窦椎神经末梢处于超敏状态，引起疼痛。

【诊断】

盘源性腰痛诊断一般认为必须满足下列条件。

1. 有或无外伤史，下腰痛症状反复发作，持续时间＞6 个月。

2. 有以下典型的临床特点：坐位耐受性下降，疼痛常在坐位时加剧，疼痛部位主要位于下腰部，有时也可以向下肢放散，65% 伴有下肢膝以下的疼痛。

3. MRI 的 T_2 加权像病变椎间盘表现为典型的间盘低信号（黑盘征）、纤维环后部出现高信号区（HIZ），呈现椎间盘造影阳性，特别是在低压力和小剂量的情况下复制与平时同样的疼痛尤其重要。

【针刀治疗】

1. 体位　患者取俯卧位，暴露腰部，腹部垫枕。

2. 定位　根据患者的临床症状、体征及影像学检查确定病变椎间盘，以病变椎间盘上下腰椎棘突间隙中点及左右各旁开 2cm 作为进针点。

3. 消毒与麻醉　常规皮肤消毒，戴无菌手套。术者左手拇指触压并固定进针点，一般无须麻醉；特别惧痛者，可用 1% 利多卡因局部浸润麻醉。

4. 针刀操作　采用汉章 I 型 3 号针刀，术者右手执刀，左手固定病变部位的两侧，刀口线与肌肉肌腱的走行方向一致，严格按照针刀四步进针规程；棘突间隙点针刀先朝上，达到上位棘突下缘切割 1 刀，分别向上位棘突两侧各切割 1 刀，针刀能到达上位棘突根部为佳；再提起针刀向下达到下位棘突上缘，切割 1 刀，分别向下位棘突上缘两侧各切割 1 刀，针刀能到达下位棘突根部为佳，后出针刀；椎旁点从棘间隙旁开 2cm 垂直进针，达病变部位（有坚韧感）即到达关节突关节韧带后，纵疏横剥 2～3 刀，松解关节囊；然后将针刀向外上缘移动，有落空感时，即到达关节突关节外上缘及横突上缘的交点，松解 2～3 刀后出针刀。注意进针刀要缓慢，如有下肢放射痛，退针刀调整进针刀方向。针眼处创可贴覆盖，3 天内术区不沾生水。

【辅助治疗】

1. 保守治疗　物理治疗，包括腰椎牵引、光疗、电疗、磁疗、温热疗法等；联合服用抗炎镇痛药、肌松药；局麻药复合曲安奈德进行神经阻滞，常选 L_2 神经根、脊神经后支及局部痛点；保守治疗应最少持续 6～8 周，效果不佳可采用微创介入治疗。

2. 微创介入治疗　椎间盘电热凝术和臭氧髓核溶解术。

3. 手术治疗　椎体融合术治疗。

4. 日常护理　保持良好的坐立站姿，避免腰部异常受力，防止腰骶部受凉；加强腰背部、腹部等核心肌群的肌力锻炼。

【按语】

椎间盘损伤或退变过程中产生大量炎症介质，这些物质刺激腹侧硬膜、后纵韧带、纤维环背侧及髓核内的窦椎神经末梢，降低神经纤维的疼痛阈值，使神经处于超敏感状态，促进疼痛的传递扩散。在关节突、关节囊内及内衬的滑膜皱襞有大量痛觉神经纤维，受该节段及上方节段脊神经背支的内侧支支配，也有窦椎神经的分布，可被压力或牵拉所激活，并对炎症因子敏感。由此可见，窦椎神经的返支在传递来自髓核、后纵韧带及关节突关节的疼痛刺激过程中起重要作用。窦椎神经也叫脊膜支或返神经，是由脊神经发出的一支分支，起于背神经节之上，通过椎间孔之后，于关节突关节外上缘及横突上缘的交点又重返椎管，它在脊神经分出前支和后支之前分出，与主干反向走行。在棘突间隙行针刀治疗能减轻椎管后侧压力，两侧关节突关节囊及周围做针刀松解，可松解此处神经的粘连，释放关节囊内压，阻断其对神经血管的恶性刺激，改善血液循环，缓解或纠正缺血、缺氧状态，利于炎症消退和吸收，改善组织的新陈代谢，加快组织修复，从而恢复局部的动态平衡。

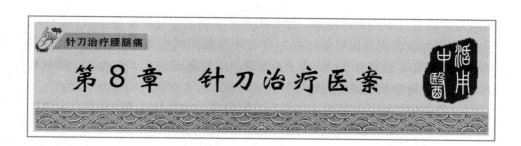

第8章 针刀治疗医案

一、急性腰扭伤

王某，女，54岁，重庆市沙坪坝区人，工人。

[就诊时间] 2023年5月8日。

[就诊地点] 重庆市沙坪坝区中医院。

[主诉] 腰痛伴活动受限1天。

[现病史] 1天前，患者侧腰搬重物后突发腰痛，疼痛剧烈，痛处固定拒按，改变体位、深呼吸、用力咳嗽、喷嚏、解便均诱发疼痛加重，伴腰部屈伸、旋转活动受限，无下肢放射痛及麻木乏力，无尿频、尿急、尿痛等不适。患者于药店购买膏药外贴，配合口服"活血止痛胶囊"后，腰痛伴活动受限无好转，影响工作及夜间睡眠，故来我科门诊就诊。

[体格检查] 患者双手扶腰步入诊室，腰部活动受限，脊柱向左侧倾斜，右侧腰肌紧张、痉挛、僵硬，右侧L_3横突尖部、腰骶部、髂嵴后部压痛明显，腰椎各间隙及椎旁无压痛，椎体无叩击痛，直腿抬高试验（-），加强试验（-），挺腹试验（+），下肢肌力感觉正常，病理征未引出。VAS评分：6分。

[辅助检查] 腰椎X线片示脊柱右侧弯，腰椎退行性变。

[主要诊断] 急性腰部扭伤。

[处置方法] 针刀松解术。

[操作方法] 患者取俯卧位于治疗床上，腹部垫薄枕，充分暴露腰部。

(1) 定位：用记号笔定位右侧L_3横突尖部压痛点，骶部骶棘肌起点、髂嵴后部压痛点。

(2) 术者立于治疗床右侧，常规消毒、铺巾、戴无菌手套。

(3) 采用汉章Ⅰ型3号0.8mm针刀，先取L_3横突尖部为进针点，刀口与脊柱纵轴平行，刀体与皮面垂直，快速刺入皮肤、皮下组织、筋膜、肌肉，刀口接触骨面后，行纵向剥离松解，感觉肌肉和骨尖之间有松动感即退出针刀。

(4) 再行骶部骶棘肌松解，在 L_5、S_1 距棘突顶线约 2cm 处定位，刀口线和肌肉、韧带走行方向平行，垂直皮肤刺入，达骶骨骨面，在骨面上纵向切割 2～3 刀，针下松动感即出针刀。

(5) 最后取髂嵴后部痛点，针刀与皮肤垂直，刀口与脊柱纵轴平行，快速刺入皮肤，到达髂后嵴骨面后，纵向剥离松解 2～3 刀后出针。

(6) 完成上述操作出针后常规压迫止血，碘伏消毒，针眼处创可贴覆盖，3 天内保持术区干燥。

［操作要点］

(1) 一支针刀只在一个治疗点使用，以防不同部位交叉感染。

(2) 在做 L_3 横突尖松解时，针刀必须抵到骨面再行松解，且针刀不能离开横突尖端骨面。

(3) 于骶部骶棘肌起点处施术时，针刀在骨面上纵疏横剥范围不宜超过 1cm。

(4) 于髂嵴后部压痛点施术时，注意刀口需距离髂骨边缘的骨性组织约 1cm，不可向深部刺入，以免损伤重要的神经和血管。

［二诊］首次针刀治疗 5 天后患者复诊，诉腰部活动受限缓解，但感右侧腰部肌肉僵硬、酸胀痛，弯腰、旋转腰部时疼痛。查体发现右侧骶棘肌可触及条索状硬结，NRS 评分：2～3 分。处理：针对右侧骶棘肌条索状硬结再次行针刀松解。

［三诊］二次针刀治疗 5 天后患者门诊复诊，诉腰痛伴活动受限基本缓解，但腰部不耐劳，弯腰负重久站后感腰部酸胀僵痛，结合舌暗红，苔薄白，脉涩，考虑血瘀腰痛，予腰痹痛胶囊口服每次 1.26g，每日 3 次。并嘱患者注意正确的劳动姿势，如扛、抬重物时要尽量让胸、腰部挺直，髋膝部屈曲，起身应以下肢用力为主，站稳后再迈步，必要时可使用护腰带，以协助稳定腰部脊柱。腰痛缓解后进行腰背肌锻炼，如极限臀桥、旱地拔葱、双轮摩天、首尾相顾、四平八稳、一团和气等。

> **诊疗体会：**急性腰扭伤属"腰痛"范畴，多发生于腰骶、骶髂关节或两侧骶棘肌等部位，多由持重不当或运动失度、不慎跌仆、牵拉以及过度扭转等原因引起经筋、络脉及关节损伤，经气运行受阻，气血壅滞局部而发病。治疗以活血化瘀、行气止痛为原则。清代沈金鳌《杂病源流犀烛》云："跌仆闪挫，卒然身受，由外及内，

气血俱伤病也……忽然闪挫必气为之震，震则激，激则壅，壅则气血之周统一身者，忽因所壅而聚一处，是气失其所以为气，气凝何处，则血凝何处。"通过针刀治疗，能直接放松肌肉，解除肌肉紧张痉挛，促进损伤组织修复和炎症吸收，活血化瘀，行气止痛。

（陈　杰）

二、腰背筋膜炎

王某，男，32岁，重庆市璧山区人，办公室职员。

[就诊时间] 2023年4月3日。

[就诊地点] 重庆市璧山区中医院。

[主诉] 反复腰背部疼痛6⁺月，加重1⁺周。

[现病史] 6⁺月前，患者受寒后出现腰背部酸胀疼痛，久坐后及夜间症状明显，热敷后症状稍缓解。1⁺周前久坐后腰背部疼痛加重，无恶寒发热、恶心呕吐、心慌气促，无下肢放射痛等不适。自行热敷及贴敷膏药后症状无明显缓解就诊，症见腰背部酸胀疼痛，久坐后及夜间症状明显，纳食可，眠差，二便调，舌暗红，苔黄腻，脉涩。

[体格检查] 腰背部肌肉僵硬，可触及多处大小不等筋结点，局部压痛明显，双侧"4"字试验、直腿抬高试验及加强试验（－），下肢肌力肌张力正常，皮肤感觉及腱反射正常，病理征未引出。VAS评分：8分。

[辅助检查] 腰椎MRI示腰椎及椎间盘未见明显异常。

[主要诊断] 腰背肌筋膜炎。

[处置方法] 超微针刀松解术。

[操作方法] 患者取俯卧位，暴露腰部，腹部垫枕。

(1) 于腰背部仔细触诊，找到6个筋结点，定为进针点。

(2) 常规皮肤消毒，戴无菌手套。术者左手拇指触压并固定进针点，采用0.6mm针刀，术者右手执刀，刀口线与人体脊柱纵轴平行，垂直于皮肤刺入，缓慢进针至浅筋膜层再至深筋膜层，探寻粘连的筋结、筋束，再行切、割、推、拨、针刺等手法，突破即止。

(3) 完成操作后出针，常规压迫止血，针眼处创可贴覆盖，24小时内保持术区干燥。

[操作要点] 操作者需谨记局部解剖，针刀快速刺入皮下后缓慢进针突破

至浅筋膜，而后至深筋膜，逐层探寻局部粘连的筋结、筋束，松解幅度不宜过大，不宜在筋膜层及肌肉层过度刺激，据术者和患者感觉调整进针方向和深度，以达到松解每个层面病灶，且能减少损伤及出血的效果。

［二诊］首次针刀治疗 5 天后患者复诊，诉夜间疼痛症状缓解，VAS 评分：3 分，但连续坐位 1 小时后仍感腰背部酸胀，遂于左侧 L_3 横突及双侧髂嵴上缘确定 4 个针刀治疗点。操作：①常规皮肤消毒，戴无菌手套。②术者左手拇指触压并固定 L_3 横突进针点，采用汉章 I 型 4 号 0.6mm 针刀，术者右手执刀，刀口线与人体脊柱纵轴平行，垂直于皮肤刺入，严格按四步进针刀规程进针刀，针刀经皮肤、皮下组织、筋膜、肌肉，直达横突骨面，针刀体向外移动，当刀下有落空感时，即达左侧 L_3 横突尖，在此用提插刀法，切割胸腰筋膜中层在横突尖的粘连、瘢痕，以松为度。③术者左手拇指触压并固定髂嵴上缘进针点，刀口线与脊柱纵轴平行，针刀体与皮肤垂直刺入，直达髂嵴骨面，纵行切割，横行推摆，松解臀后筋膜，以松为度。④操作结束后常规压迫止血，针眼处创可贴覆盖，3 天内保持术区干燥。

［三诊］二次针刀治疗 7 天后患者门诊复诊，诉症状已明显缓解，嘱其注意腰背部保暖，每周习练八段锦 2 次。2023 年 6 月 20 日随访，患者诉腰背痛未再发作，生活工作自如。

诊疗体会：根据《黄帝内经》经筋理论，腰背肌筋膜炎属筋病，病在经筋。经筋相当于现代解剖学中的肌肉、肌腱、韧带、筋膜等组织结构。经筋病多表现为肌肉、肌腱、筋膜、关节、韧带等组织在感觉、运动方面的功能失常。《灵枢·经筋》曰："经筋之病，寒则反折筋急，热则筋弛纵不收。"临床所见腰背肌筋膜炎的疼痛症状多是寒则筋急的表现。另外，《灵枢·经筋》对经筋病证提出了"以知为数，以痛为腧"的治疗方法。"以痛为腧"即泛指病变之所在，又包含局部取穴的意思。筋结点是在皮肤上按压反映出来的痛觉或过敏感应点、结节点，它的周围有神经、血管、肌肉等组织结构。在病理变化方面，疼痛与神经、血管、肌肉有密切关系。在选穴方面，除阿是穴外，应结合十二经筋的循行分布，适当选择其他穴位切割针刺配合治疗，效果尤佳。

（黄召兰）

三、腰椎管狭窄症

陈某，男，70 岁，重庆市涪陵区人，农民。

［就诊时间］2023 年 4 月 27 日。

［就诊地点］重庆市涪陵区人民医院。

［主诉］反复腰部及左小腿胀痛 1$^+$ 年，加重伴跛行 7 天。

［现病史］1$^+$ 年前无明显诱因出现腰骶部持续性胀痛及左小腿后侧阵发性麻木疼痛，疼痛区域沿左侧腰骶部经左臀部、大腿后侧、小腿后侧，曾反复就诊于当地私人诊所，予以针灸理疗后疼痛稍好转。7 天前患者因劳作后上述症状加重，伴跛行（行走数十米后因左下肢疼痛麻木须静坐休息方可继续行走），久坐后疼痛也加重，卧床休息时疼痛可缓解，VAS 评分：发作时 6 分，静息时 3 分。未予诊治。

［体格检查］脊柱无侧弯，腰及下肢皮肤无红肿、青紫、疱疹，无皮温改变，L$_{2\sim5}$ 椎旁两侧压痛、叩击痛，无下肢放射痛。左小腿后外侧压痛，骨盆挤压试验、双侧 "4" 字试验（−），左下肢直腿抬高试验（＋）。四肢肌力、肌张力正常，双下肢浅感觉对称引出，双下肢无水肿，双侧膝腱、跟腱反射对称。病理征未引出。

［辅助检查］腰椎 MRI 示腰椎退行性变，L$_{4\sim5}$ 椎间不稳；腰椎间盘变性，腰 L$_{3/4}$、L$_{4/5}$ 椎间盘膨出并 L$_{4/5}$ 椎间盘突出（后正中型）；L$_3\sim$S$_1$ 双侧黄韧带增厚；L$_3\sim$S$_1$ 棘间韧带炎，腰骶部棘突旁肌筋膜炎。

［主要诊断］腰椎管狭窄症。

［处置方法］针刀松解术。

［操作方法］患者取俯卧位，暴露腰部，腹部垫枕。

(1) 常规皮肤消毒，戴无菌手套。

(2) 术者左手拇指触压并固定进针点，1% 利多卡因局部浸润麻醉。

(3) 采用汉章 I 型 3 号 0.8mm 针刀，术者右手执刀，根据患者的临床症状、体征及影像学检查确定 L$_{4/5}$ 椎板间隙，术者左手拇指按于病变节段椎间盘下位椎骨的棘突尖，针刀与皮肤垂直，刀口线方向与躯干矢状面平行，针刀对准棘突尖快速刺入皮肤，到达棘突尖骨面，再沿棘突侧方骨面下行到棘突根部与椎弓板的连接处，然后慢慢移动刀锋至椎弓板上缘（刀锋不离骨面，有滑落感时停止移动），调转刀口线 90°，使之与躯体额状面平行（平行于椎弓板上缘），沿椎弓板上缘小心切割 2~3 下，严格控制切割幅度不超过 3mm，以不进入椎管为度。

(4) 完成操作后出针，常规压迫止血，针眼处创可贴覆盖，3 天内保持术区干燥。

[操作要点]操作者需掌握熟悉局部解剖，垂直皮肤进针，在椎弓板上缘切割黄韧带并不能绝对避免针刀切透黄韧带进入椎管，如果针刀穿透黄韧带，将会进入硬膜外腔，硬膜外腔的间隙（黄韧带内侧面至硬膜的距离）一般为在硬脊膜的表面，有丰富的静脉丛，针刀进入硬膜外腔有损伤该静脉丛的危险，应予注意。如果不能控制切割幅度，针刀进一步深入就有可能穿过硬脊膜进入蛛网膜下腔，危险性进一步增大，出针后有可能出现脑脊液外漏。因此，无论针刀是否进入了蛛网膜下腔，出针后均应使患者严格平卧6~8小时。此外，进行黄韧带松解的操作必须在消毒严密的无菌环境下进行，以避免造成椎管内感染，引发严重后果。

[二诊]首次针刀治疗3天后患者复诊，诉左侧腰腿疼痛及麻木程度缓解，行走距离有所延长，NRS评分：4分，久坐后疼痛可加重，行走稍困难，嘱患者卧床休息，下床活动正确佩戴腰围，于$L_{4/5}$椎旁小关节、多裂肌、回旋肌区域及条索点处再行针刀治疗，以松为度。

[三诊]二次针刀治疗5天后患者门诊复诊，诉腰腿疼痛及麻木症状已明显缓解，NRS评分：2分，行走数百米后出现左下肢疼痛及麻木，嘱患者多注意卧床休息，配合营养神经、活血化瘀药物口服。

> **诊疗体会**：在中医学上，腰椎管狭窄症引起的腰腿痛归于"痹证""腰痛"等范畴，先天肾气不足、肾气虚衰，以及劳役伤肾为发病的内在因素。若反复遭受外伤，慢性劳损，以及风寒湿邪的侵袭为发病的外在因素。其病因病机是肾虚不固，风寒湿邪阻络，气滞血瘀，营卫不得宣通，致腰腿痹阻疼痛。针刀松解术是基于中医经络学说、现代神经生理学的闭合性疗法。腰椎管狭窄症引起的腰腿痛患者存在慢性软组织粘连、瘢痕、挛缩及堵塞表现，故采用针刀松解术可通过针刀松解组织粘连，剥离挛缩部位，疏通堵塞部位，对韧带、神经、筋膜的压力均具有缓解作用，从而调节腰椎力学平衡，减少神经根刺激，缓解患者疼痛及功能障碍程度。

（李　翔）

四、腰椎滑脱症

余某，男，48岁，重庆市忠县人，建筑工地从事制模工作。

［就诊时间］2019 年 6 月 28 日。

［就诊地点］重庆市忠县石宝镇咸隆卫生院。

［主诉］腰部酸重乏力 1^+ 年，加重伴右侧腰骶部疼痛 2 天。

［现病史］1^+ 年前，无明显诱因出现腰部酸胀、沉重、乏力感，同一姿势不能持久，负重、劳累后加重，休息后缓解，曾多次在诊所、理疗馆进行针灸理疗和服中药治疗，治疗后腰部酸胀乏力稍缓解，但时有反复。2 天前因劳累过度致腰部酸重乏力加重，伴右侧腰骶部疼痛，腰部不能后伸，稍负重则疼痛加重，坐位和蹲位时症状缓解，到县医院检查，予活血止痛药物内服，症状未见减轻反觉加重。经其父介绍，前来就诊。

［体格检查］腰部肌肉僵硬、腰椎前突加大，L_1 棘突轻度后突，L_4 棘突凹陷，呈阶梯样。L_4 横突部、右侧骶髂关节压痛，无放射痛，右侧"4"字试验（＋），皮肤感觉及腱反射正常，病理征未引出。

［辅助检查］腰椎 X 线（正、侧、双斜位）检查示 L_4 椎体轻度向前滑脱，右侧骶髂关节炎。

［主要诊断］腰椎滑脱症。

［处置方法］针刀松解术。

［操作方法］患者取俯卧位于治疗床上，术者立于治疗床右侧，定位于 L_4、L_5 左右关节突、左右横突中点处，右侧骶髂关节处。常规消毒、铺巾，戴无菌手套，采用Ⅳ号 0.8mm 针刀，按照针刀四步操作规程进针。

(1) 横突点处：刀口线与人体脊柱纵轴平行，直达横突骨面，调转刀口线 90°，调整刀锋至横突上缘，切开横突尖韧带 2～3 刀。

(2) 椎旁小关节处：刀口线与纵轴平行，针刀直达关节突骨面，松解关节囊 2～3 刀。

(3) 右侧骶髂关节处：刀口线与纵轴平行，针刀倾斜 45°，刺入骶髂关节内，切割 2～3 刀，有松动感后出针刀。

［操作要点］针刀操作要轻柔、缓慢，切忌暴力蛮干，不能追求过多切割，针下有松动感即可。

［二诊］首次针刀治疗 7 天后患者复诊，诉腰部酸重无力感消除 80%～90%，右侧腰骶部疼痛好转 70% 以上，腰部僵硬明显减轻，腰部后伸时，疼痛未见明显加重，再次于右侧骶髂关节处行针刀治疗，以松为度。

患者二次治疗后，未再复诊，1 年后因他病来诊，告知经两次针刀治疗后，腰部诸症完全消除，继续在工地从事制模工作，未再发作。

诊疗体会： 腰椎滑脱症可归属中医学"腰痹痛"范畴，正虚卫外不固是内因，风、湿、寒、热、瘀等邪气阻滞经脉、肌肉、关节为外因，致经气不通，经脉失于濡养，不荣不通而痛。《素问·脉要精微论》云："腰者，肾之府，转摇不能，肾将惫矣。"《素问·生气通天论》云："因而强力，肾气乃伤，高骨乃坏。"患者长期从事工地制模工作，劳动强度大，而腰部为人体的力学中心，所伤尤多，故出现腰部酸胀、沉重、无力、疼痛等症。针刀刺入脊椎椎旁经络腧穴，可疏通经络、解利关节、激发经气，气血以流，症状可解。从解剖角度而言，针刀可松解腰肌筋膜及韧带，改变和矫正腰肌痉挛和牵拉引起的异常结构力线关系，从而恢复腰椎稳定状态。

（王朝健）

五、致密性骶髂骨炎

　　秦某，女，30 岁，已婚已育，重庆市丰都县人，全职太太。

　　[就诊时间] 2023 年 6 月 6 日。

　　[就诊地点] 重庆市丰都县中医院。

　　[主诉] 反复左侧腰骶部胀痛 1 年，加重 1 周。

　　[现病史] 患者诉 1 年前无明显诱因出现左侧腰骶部疼痛，以持续性胀痛为主，久坐、久行后症状加重，休息后有所缓解，无下肢麻木、间歇性跛行等。患病以来上述症状遇劳即发，间断予针灸、穴位注射等对症治疗后症状稍减轻，受凉及劳累后又明显加重。近 1 周患者左侧腰骶部胀痛逐渐加重，疼痛向左侧臀部放射，坐立转换困难，疼痛严重时难以忍受，遂来我科就诊。

　　[体格检查] 患者 L_4 左侧横突、$L_{4\sim5}$ 和 $L_5\sim S_1$ 棘突及棘间隙、髂骨内上角压痛明显，疼痛从髂骨内上角沿着髂骨内侧边缘向骶髂关节放射，左侧臀部肌肉压痛明显，骨盆分离试验、左侧"4"字试验、左侧直腿抬高试验（+），双下肢肌力及肌张力正常，深浅感觉及腱反射正常，病理征未引出。

　　[辅助检查] 腰椎及骶髂关节 MRI 考虑 $L_{4\sim5}$ 棘间韧带损伤、左侧髂骨致密性骨炎。HLA-B27 阴性。

　　[主要诊断] 致密性骨炎（左侧髂骨）。

　　[处置方法] 针刀松解术。

　　[操作方法] 患者取俯卧位于治疗床上，术者立于治疗床左侧，定位于

L_3、L_4 左侧横突，L_4、L_5 棘突旁及左侧髂骨内上角压痛处。常规消毒、铺巾，戴无菌手套，取 0.8mm×50mm 的 4 号针刀，采用针刀四步操作规程，于 L_3、L_4 横突尖及 L_4、L_5 椎旁小关节处进针，刀口线与人体脊柱纵轴平行，直达骨面，松解 2～3 刀，有松动感后退出针刀。左侧髂骨内上角与髂骨垂直进针，刀口与髂骨垂直，松解 2～3 刀，然后调整刀口与髂骨内上角平行，贴着髂骨松解 1～2 刀。

[操作要点] 操作者需谨记针刀松解的局部相关解剖，特别是神经血管走行方向，针刀治疗时要避开神经及血管。针刀松解横突时尽量使针刀达到横突骨面上，如未碰到横突骨面则不可深刺，避免损伤。针刀平行松解髂骨时有落空感即止，不可深刺。

[二诊] 首次针刀治疗 1 周后患者复诊，诉左侧腰部疼痛缓解，但仍有左侧臀部及骶髂部胀痛，久行、久站后疼痛明显。查体左侧骶髂关节处压痛明显。在骶髂关节条索处行针刀治疗，常规消毒、铺巾，戴无菌手套，采用 Ⅰ 型 4 号 0.8mm 针刀，刀口与髂骨内侧缘垂直进针，松解 2～3 刀，调整刀口方向与髂骨内侧缘平行，松解 1 刀后退出针刀。

[三诊] 二次针刀治疗 1 周后患者复诊，诉腰骶部疼痛已好转，但久坐后稍有胀痛不适。嘱患者进行极限臀桥、旱地拔葱、双轮摩天、首尾相顾、四平八稳、一团和气等。半月后电话随访，患者诉症状已明显缓解，日常生活工作已无胀痛等症状。

诊疗体会：本病属中医学"腰痛""骨痹"范畴。明代李中梓《医宗必读》认为，腰痛的病因"有寒、有湿、有风热、有挫闪、有瘀血、有气滞、有积痰，皆标也，肾虚其本也"。肾精滋润濡养五脏六腑，肾主骨生髓，骨的生长发育和修复均依赖肾精的滋养和推动。肾虚则任脉不充，胞宫失养，瘀血阻塞脉络；腰部容易扭闪和劳损，外邪易侵犯经脉，久病入络致瘀，瘀则不通而痛，导致腰痛，且腰痛在劳累、月经、同房后加重，故本病为本虚标实之证。《沈氏女科辑要笺正》指出，骨痹的治疗当以"养血为主，稍参宣络，不可峻投风药"。治疗以补腰健肾、舒筋活络止痛为主要原则。从整体观出发，急则治标，缓解临床最突出、患者最难忍的疼痛为主。中医学认为，局部针刀治疗可以"通其经脉，调其气血"，从而能活血化瘀；根据病证的属性来调节机体的"偏盛偏衰"，使机体恢复其正常的生理平衡状态。

本病的病因可能为女性妊娠期间，由于内分泌作用，使骶髂部韧带松弛，骶髂关节松动，活动度增大，失去稳定性，加之妊娠期人体重心前移及负重增加，引起骶髂关节异常压力，长期骶髂关节受力改变可应激性发生致密性髂骨炎。针刀松解骶髂关节周围劳损粘连的肌肉及韧带，从而改变骶髂关节受力，使骶髂关节周围的力学恢复原本的平衡，达到治疗本病的目的。

（王　进）

六、骶髂关节紊乱

徐某，男，53岁，公务员。

[就诊时间] 2020年8月11日。

[就诊地点] 重庆益民医院。

[主诉] 反复腰骶部、左侧大腿外侧烧灼样疼痛 2^+ 年。

[现病史] 患者自诉 2^+ 年前因在家中沐浴时不慎滑倒，骶尾部着地，当即出现腰骶部剧烈疼痛，急诊到当地医院就诊，骨盆X线片检查未见骨折及脱位，腰椎CT示 $L_{3/4}$、$L_{4/5}$、L_5/S_1 椎间盘膨出，相应硬膜囊轻度受压，考虑腰椎间盘突出症、腰骶部软组织损伤。住院治疗好转出院。2^+ 月前再次出现腰骶部疼痛，程度加重伴左侧大腿外侧烧灼样疼痛，久坐后疼痛加剧，起立后需弯腰活动10余分钟才能行走，夜间疼痛明显，无法平卧，只能屈膝侧卧位，下肢伸直时诱发烧灼样疼痛，于多家医院就诊，症状反复，疗效欠佳，后经朋友介绍至我科。

[体格检查] $L_3 \sim S_1$ 棘间隙及左侧棘旁轻度压痛、叩击痛，未引出左下肢放射痛，左侧骶髂关节、左侧臀外侧及大腿外侧压痛明显，左侧屈膝屈髋试验、"4"字试验、床边试验、骨盆挤压试验均强阳性，双下肢直腿抬高试验及加强试验阴性，双侧髂脊不等高，双下肢不等长，左侧短缩2cm左右，左侧大腿皮温稍升高，皮肤感觉减退，腱反射正常，病理征未引出。

[辅助检查] 腰椎及骨盆站立位X线片示 $L_{1 \sim 3}$ 棘突轻度向左旋转，$L_{4 \sim 5}$ 棘突向右旋转。骨盆明显倾斜、双侧闭孔不等大。腰椎、骶髂关节MRI示腰椎退行性变；$L_3 \sim S_1$ 椎间盘膨出；双侧骶髂关节周围骨质少许骨髓水肿。

[主要诊断] 骶髂关节紊乱；骶髂关节炎。

[处置方法] 手法整脊；针刀松解术。

［操作方法］

(1) 手法整脊：结合患者站立骨盆 X 线片和腰椎正侧位片行画片、测量、分析，考虑为骶骨左侧半脱位（骶髂关节紊乱），其编码为 PI-IN。患者取俯卧位，术者立于患者左侧，双手重叠，着力点为骶骨左侧的外侧缘，在患者呼气末端发力向前推骶骨，当即听到清脆的"咔嚓"声，术毕查见双下肢不等长已矫正，屈膝屈髋试验及"4"字试验较术前明显改善，患者疼痛明显缓解。

(2) 针刀治疗：在无菌治疗室操作，常规碘伏消毒，铺无菌巾，戴无菌手套，选用汉章针刀Ⅳ号（0.8mm × 50mm）。①左侧 $L_{1\sim5}$ 横突尖：患者取俯卧位，用左手拇指摸清横突骨面，从骶棘肌外缘向内下按住坚硬的横突尖，右手持针刀，刀口线与脊柱纵轴平行，顺着左手拇指间缓慢刺入，抵达骨面，在骨面切割 2～3 刀并轻轻摆动针柄行纵向疏通剥离，待针下松动时出针刀。②腰方肌：松解左侧腰方肌，取俯卧位，大拇指按住髂棘最高点，针刀与皮肤成 45°，与髂棘骨面成 90° 刺入，刀口线与身体纵轴平行，抵达骨面纵行切割 2～3 刀，然后再掉转刀口 90°，先抵达髂棘骨面，沿骨面轻轻滑下切割腰方肌纤维 1 刀，返回骨面再轻轻滑下去切腰方肌纤维 1 刀，如此往返操作切割 3 刀后出针刀。

［操作要点］

(1) 腰椎横突尖针刀操作有一定难度，建议在可视引导下操作，切勿进针太深、反复提插；术毕重压 5 分钟止血。

(2) 整脊治疗需严格查体，明确诊断，分析出错位的相应编码，排除手法禁忌，切勿未行影像检查便盲目复位。

［二诊］首次针刀治疗 1 周后患者复诊，诉腰骶部疼痛明显好转，左大腿烧灼感减轻，小腿外侧胀痛，行走后加剧，予以整脊治疗；行臀小肌针刀治疗；取侧卧位，屈膝屈髋 90°，左侧在上，在股骨大转子上方和髂前上棘后方明显的压痛点或者紧绷的张力带上，针刀与臀小肌走行方向一致，成 60° 刺入，针刀刺入后突破皮肤、臀中肌达臀小肌时遇到硬结或者条索组织纵行切割 2～3 刀，刀下出现松动感并出现小腿前外侧的牵涉痛时出针刀。

［三诊］二次针刀治疗 1 周后患者复诊，诉腰骶部轻度疼痛，左下肢偶有疼痛，行整脊治疗，臀小肌、左侧 $L_{1\sim5}$ 横突针刀治疗。嘱患者每日进行平板支撑、仰卧位屈膝 90° 蹬腿训练等核心肌功能锻炼。

2020 年 10 月 8 日随访，患者诉腰骶部疼痛消失，左小腿外侧久站后轻度不适，夜间疼痛消失，患者已恢复正常工作。嘱其继续行上述功能训练，切忌跷"二郎腿"，必要时门诊整脊治疗。

诊疗体会：骶髂关节是由骶骨和髂骨的耳状关节面构成的微动关节，是脊柱与下肢联系的枢纽，本身的位置关系组成这一枢纽的内平衡，其周围的关节囊、肌肉、韧带、筋膜、神经与血管则共同组成其外平衡，两者在功能上互相制约又互相影响，密不可分。当骶髂关节在受到不当的牵拉、碰撞、扭转时，出现微错动，内外平衡失调，故称为骶髂关节紊乱。骶髂关节错位日久，可致关节滑囊、周围肌肉韧带的炎症，出现粘连、瘢痕、挛缩、堵塞等病理现象，从而进一步加剧关节错位。本案用针刀对骶髂关节周围的粘连挛缩组织进行疏通松解，可使气血畅通、肌肉松弛、痉挛痛止，消除部分病态软组织对关节的固定作用，有效恢复关节周围软组织动态平衡。辅以骶髂关节手法整复，纠正关节微错状态；《医宗金鉴》指出"手法者，正骨之首务"，"当先揉筋，令其和软，再按其骨，徐徐和缝，背脊始直"。手法治疗能纠正骨节错缝，针刀及功能锻炼可以恢复肌肉韧带功能，骨正筋柔方显其效。

（曹晓刚）

七、梨状肌综合征

病例1

苏某，女，42岁，重庆市荣昌区职员，从事文案工作。

［就诊时间］2023年4月17日。

［就诊地点］重庆市荣昌区中医院。

［主诉］反复左侧臀部胀痛伴左下肢胀痛麻木1⁺月，加重5天。

［现病史］1⁺月前加班久坐后逐渐出现左侧臀部胀痛及左下肢胀痛麻木，卧床休息后有所缓解，久坐、久行后症状反复，间断在外推拿后左侧臀部胀痛稍有减轻。5天前久坐后再发左臀部胀痛、麻木至左小腿后侧，遂到我科就诊。

［体格检查］$L_{3\sim5}$椎间隙及椎旁无压痛、叩痛。左侧梨状肌扪及条索伴压痛，臀点、腘窝点坐骨神经径路压痛。直腿抬高试验阳性（疼痛弧：40°～60°），超过60°后疼痛减轻。梨状肌紧张试验阳性。皮肤感觉及腱反射正常，病理征未引出。

［辅助检查］腰椎 MRI 示腰椎间盘未见明显突出。

［主要诊断］梨状肌综合征。

［处置方法］针刀松解术。

［操作方法］

(1) 患者俯卧位。选取坐骨神经在梨状肌下孔的体表影，即髂后上棘与尾骨尖连线的中点与股骨大转子连线的中内 1/3 交点处。在施术部位，常规消毒、铺巾，戴无菌手套，选用 0.8mm×80mm 直形针刀。针刀体与皮肤垂直，刀口线与下肢纵轴一致，按四步操作规程进针刀，当患者有麻木感时，已到坐骨神经在梨状肌下孔的部位，退针刀 2mm，针刀体向内或者向外倾斜 10°～15°，再进针刀，刀下有坚韧感时，即到坐骨神经在梨状肌下孔的卡压点，左右摆动针刀后拔出，局部压迫止血 3 分钟后，创可贴覆盖针眼。

(2) 患者患侧向上侧卧位，屈膝、屈髋 90°，在股骨大转子周围筋结点处定位，针刀体与皮肤垂直，刀口线与下肢纵轴一致，按四步操作规程进针刀，直达骨面后纵行疏通剥离，横行摆动针体，还可调转刀口线方向，切割范围为 0.5cm，当左手指下感觉结节消散时出刀，局部压迫止血 3 分钟后，创可贴覆盖针眼。

针刀术后手法治疗：仰卧位，反复直腿抬高 3 次。仰卧位，屈髋屈膝 90°，术者压住膝关节外侧，让患者做外旋抗阻力动作 3 次。

［操作要点］小针刀治疗时需精准定位于安全区，即臀上神经最下支的体表投影与大转子外侧最凸点之间形成的一个扇形区域，偏离该区域行小针刀术可能引起神经、血管损伤。在操作过程中，左手拇指要先分离、后固定筋结点，右手持针刀快速刺破皮肤，缓慢进针，若针下有突破感，患者感觉痛明显，提示刺入血管，此时应即刻退针按压 3 分钟。若患者有触电感，提示针刀在神经旁边，此时缓慢退针刀 2mm，调整方向 15° 再缓慢进针刀到梨状肌粘连点进行松解。

［二诊］首次针刀治疗 7 天后患者复诊，诉左臀部胀痛伴左大腿胀痛有所缓解，但仍感左小腿胀麻，久行、久坐后疼痛明显，于梨状肌条索点处再行针刀治疗，以指下感觉筋结点消散时出针刀。

［三诊］二次针刀治疗 7 天后患者复诊，诉左臀胀痛伴左下肢痛麻已好转，抬腿内收、内旋时臀部稍有牵扯痛。每日行大腿外展、内旋、外旋功能锻炼。10 天后随访，患者诉臀部牵扯痛症状消失，生活工作自如。

诊疗体会：《素问·痹论》曰："风、寒、湿三气杂至，合而为痹。其风气胜者为行痹，寒气胜者为痛痹，湿气胜者为着痹。"中医学认为，梨状肌综合征系久坐寒湿之地，局部受寒湿侵袭，孙络瘀阻，邪留不去，入舍于分肉，迫及经筋，而致经络痹阻，出现臀部及下肢胀痛。《灵枢·经筋》提出"以痛为腧"的理论，当人体因某种原因使经络遭到破坏时，在体表一定的经络穴位上就会出现相应痛点，故本病选择髂后上棘与尾骨尖连线的中点与股骨大转子连线的中内 1/3 交点和股骨大转子周围筋结点作为刺入点进行针刀治疗，通过针刀祛瘀通络，散寒除痹，通调经脉，从而经通痛除。

（陈睿姣）

病例 2

　　张某，男，34 岁，重庆市渝北区汽车厂工人，长期站立工作。

　　[就诊时间] 2023 年 5 月 10 日。

　　[就诊地点] 重庆市渝北区中医院。

　　[主诉] 右臀部伴右下肢放射痛 10 天。

　　[现病史] 10 天前连续久站劳作后出现右臀部胀痛伴右下肢放射痛，以右臀部及大腿后下方疼痛较甚，行走站立则疼痛剧烈，无偏侧肢体麻木无力，无尿频急痛，未重视，疼痛逐渐加重，自行口服药物后未见明显好转。今日来诊，主症同前，纳眠可，二便调。舌暗红，苔薄白，脉弦。

　　[体格检查] 疼痛性跛行，臀部（环跳穴附近）压痛明显，可触及条索状，小腿以下皮肤感觉减退。"4"字试验阳性，臀部压痛处 Tinel 征阳性。

　　[辅助检查] 双髋关节彩超示右侧梨状肌纹理模糊、形态饱满（提示：梨状肌水肿）；右侧坐骨神经增粗。

　　[主要诊断] 中医诊断：痹证（血瘀气滞证）。

　　　　　　　　西医诊断：梨状肌综合征。

　　[治法] 活血化瘀，通络止痛。

　　[处置方法] 针刀松解术。

　　[操作方法] 患者俯卧位，于坐骨神经梨状肌下孔的体表投影处，即髂后上棘与尾骨尖连线的中点与股骨大转子连线的中内 1/3 交点处定点。碘伏消毒，1% 利多卡因局部浸润麻醉，采用Ⅰ型 3 号直行针刀（1.0mm×80mm），在定点处进针，当患者有麻木感时，已达到坐骨神经在梨状肌下孔周围，退

针刀 2mm，针刀体向内或者向外倾斜 10°~15° 再进针刀，刀下有坚韧感时，即为坐骨神经在梨状肌下孔的卡压点，以提插刀法向下切割 3cm，范围 0.5cm。术后退出针刀，局部压迫止血 3 分钟，创可贴覆盖针眼。

［操作要点］梨状肌解剖位置较深，操作者需熟记局部解剖，针刀快速刺入皮下后进行分层次突破，松解幅度不宜过大，特别是切割时不宜过快以免对坐骨神经造成不可逆转的损伤，进针不宜过快，切割不宜过多，以免进入盆底造成相关脏器损伤。

［二诊］首次针刀治疗 3 天后患者复诊，右臀部伴右下肢放射痛明显好转，仍有轻微右侧臀部胀痛。已无明显针刀治疗指征，予口服中成药活血止痛胶囊每次 3 粒，每日 3 次，7 日为 1 个疗程。2023 年 6 月 1 日随访，患者诉臀部疼痛未再发作，可正常生活及工作。

> **诊疗体会**：患者中年男性，有久站劳损史，生病起于过用，使气滞血瘀，经脉闭阻，经筋失于濡养，不通则痛。治疗宜行气活血，舒通经络，达通则不痛之效。《医宗金鉴·正骨心法要旨》提到："胯骨，即髋骨也，又名髁骨。若素受风寒湿气，再遇跌打损伤，瘀血凝结，肿硬筋翻，足不能直行，筋短者，脚尖着地，骨错者，臀努斜行。"患者因久站劳损姿势不良，致右侧臀部筋肉紧张劳损，损伤经脉气血，"气行则血行，气滞则血瘀"，血瘀气滞，瘀血阻络而发为本病。舌暗红，苔薄白，脉弦，可为病机佐证。本病采用针刀治疗，该法源于《内经》记载的"九针"，既有中医针刺疏通经络的作用，又有西医手术解除卡压的功能。一方面利用针的作用，舒筋活络、畅通经气；另一方面利用刀深入到病灶部位，对压迫坐骨神经的梨状肌进行直接的剥离松解，缓解因坐骨神经卡压出现的症状，同时改善梨状肌附近组织的血液循环，加快对炎症物质的吸收，消除对神经血管肌肉组织的刺激，达到松解粘连、缓解疼痛之功。

（陈　丽）

八、股外侧皮神经

吴某，男，65 岁，重庆市铜梁区大庙镇人，农民。
［就诊时间］2023 年 5 月 19 日。

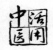

［就诊地点］重庆市铜梁区中医院。

［主诉］反复腰痛伴左大腿前外侧麻木1周。

［现病史］1周前，患者劳作后出现腰部间歇性胀痛，左边明显，伴左侧大腿前外侧麻木，久坐、久行后加重，卧床休息后缓解，无畏寒发热、恶心呕吐，无小腿麻木、大小便失禁等。自行在诊所行针灸、火罐（具体不详）等治疗，未见明显缓解，遂至我院就诊。

［体格检查］腰椎生理曲度稍变直，无明显侧弯，腰肌紧张，L_2、L_3左侧椎旁压痛，无叩击痛、放射痛，左髂前上棘内下方压痛，Tinel征阳性，后伸髋关节左侧（＋），牵拉股外侧皮神经左侧（＋），双下肢直腿抬高试验及加强试验（－），双"4"字试验（－），左大腿前外侧皮肤感觉稍减退，双下肢腱反射正常，肌张力不高，肌力正常，病理征未引出。

［辅助检查］腰椎CT示 $L_{3/4}$、$L_{4/5}$ 椎间盘膨出；腰椎退变骨质增生。

［主要诊断］股外侧皮神经炎（左）。

［处置方法］针刀松解术。

［操作方法］

(1) 第1、2支针刀：俯卧位。取患侧 L_2、L_3 椎旁压痛点。常规消毒、铺巾。用1%利多卡因1ml+0.9%氯化钠10ml局部浸润麻醉，每个治疗点注药1ml。选Ⅰ型4号直形齐平口针刀（针身长4cm，刀口线0.8mm）。以第1支针刀为例，针刀松解 L_2 椎旁压痛点，针刀体与皮肤垂直，刀口线与下肢纵轴一致，按四步操作规程进针，经皮肤、皮下组织、胸腰筋膜浅层，当手下有韧性感时，向下切割2～3刀。术毕，拔出针刀，局部压迫止血3分钟后，创可贴覆盖针眼。

(2) 第3支针刀：仰卧位。取左髂前上棘压痛点。常规消毒、铺巾。局麻同前。选Ⅰ型4号直形齐平口针刀，针刀体与皮肤垂直，刀口线与下肢纵轴一致，按四步操作规程进针，经皮肤、皮下组织、筋膜，直达髂前上棘内侧骨面，在骨面上向下铲剥3刀，范围0.5cm。术毕，拔出针刀，局部压迫止血3分钟后，创可贴覆盖针眼。

［操作要点］针刀操作需谨慎，切不可伤及主要血管、神经，操作前熟悉解剖结构，操作中须探索进针，患者诉疼痛或有放射性疼痛、麻木感时，即针刀触及血管或神经，应将针刀向旁边移动少许避开血管、神经再行治疗。第三支针刀松解时，一定要在骨面上操作，不可脱离骨面，否则可能刺破腹壁，损伤腹腔内脏器。

［二诊］首次针刀治疗7天后患者复诊，诉腰痛好转，左侧大腿麻木减轻，但久行、久站后上述症状加重，故再次行针刀治疗（治疗方案同前）。

[三诊] 二次针刀治疗 7 天后患者门诊复诊，诉腰部无明显疼痛，左侧大腿麻木基本消失，予针灸治疗（取腰椎夹脊穴、局部阿是穴）3 次后，患者诉无明显不适，行动生活自如。嘱其加强腰部锻炼，避风寒。

> **诊疗体会：** 股外侧皮神经由 L_2、L_3 神经前支发出，自腰大肌外侧缘向外下，在髂前上棘下方经腹股沟韧带深面入股部，分布于大腿外侧面皮肤，止于膝关节外侧韧带上方，主要支配大腿外侧面皮肤感觉功能。当腰肌受损、挛缩，L_2、L_3 后关节紊乱致椎间孔狭窄，或股外侧皮神经经过部位组织受损，压迫刺激股外侧皮神经时，便可出现股外侧皮神经炎的临床症状。针刀可对其周围组织进行有效的刺激，使痉挛的肌肉、筋膜得到松解，改善局部微循环，从而解除对神经的压迫。
>
> 股外侧皮神经在经髂前上棘内下方经腹股沟韧带时，神经几乎由水平位骤然转变成垂直位下降，在此处容易受到牵拉、摩擦、挤压。针刀通过松解髂前上棘卡压点，对病变局部软组织进行减压，解除神经压迫，改善血液循环，加强新陈代谢，促进炎症、水肿的消退，达到治疗疾病的目的。

（梁琴琴）

九、腘绳肌引起的腰痛

杨某，女，49 岁，重庆市长寿区人，银行职员。

[就诊时间] 2023 年 6 月 30 日。

[就诊地点] 重庆市长寿区中医院。

[主诉] 反复腰痛 3^+ 月，加重伴右臀及右下肢疼痛 3 天。

[现病史] 3^+ 月前，患者因久坐后出现腰部酸胀疼痛，久坐久行加重，曾于院外行药物外敷及理疗，症状时有反复。3 天前，患者加班久坐后再发腰部疼痛，程度较前明显加重，并出现右臀部及右下肢疼痛，主要为右臀、大腿后侧、腘窝、小腿，行走、站立时加重，行走非常困难，右下肢横行拖曳，外院行针灸理疗后症状无缓解，遂来我科就诊。

[体格检查] $L_{4\sim5}$、$L_5\sim S_1$ 棘突部、棘间隙及右椎旁压痛，右侧坐骨结节附近深压痛，右侧大腿后部半腱肌、半膜肌、股二头肌分布区域明显压痛，腘窝周围、腓骨小头处明显压痛，右侧髋膝关节屈伸及髋内旋活动明显受

限，右侧股二头肌肌力 3⁻ 级，其余肌力尚可，直腿抬高试验、加强试验（－）、皮肤感觉及腱反射无异常，病理征未引出。

［辅助检查］2023 年 4 月 21 日长寿区某医院腰椎 MRI 示腰椎轻度骨质增生。2023 年 4 月 28 日于重庆市某医院行腰椎＋髋＋骶髂关节 MRI 未见明显异常。

［主要诊断］中医诊断：腰腿痛（肝肾不足伴气滞血瘀证）。

西医诊断：腘绳肌劳损；腰椎骨质增生症。

［处置方法］针刀松解术。

［操作方法］患者取俯卧位于治疗床上，双下肢伸直，暴露腰部及右下肢，术者立于治疗床右侧。取右侧 $L_{4\sim5}$、$L_5\sim S_1$ 棘突间隙旁 1.5cm 处及右下肢后侧腘绳肌筋结点、腘窝部筋结点、腓骨小头筋结点。常规消毒、铺巾，戴无菌手套。采用Ⅳ号 0.8mm 针刀，先于腰椎两点处施治，刀口线与人体脊柱纵轴平行，刀体与皮面垂直，快速刺入皮肤内，匀速推进，直达椎旁小关节处，松解 2～3 刀，有松动感后退出针刀；再于右下肢压痛点处施治，刀口线与下肢纵轴平行，左手拇指下压，针体与皮肤垂直刺入皮肤，到达局部结节点或骨面后松解，纵行疏通剥离，横行铲剥，有松动感后退出针刀。完成操作后，常规压迫止血，针眼处创可贴覆盖。

［操作要点］腰椎及腘窝解剖结构复杂，操作者需谨记局部解剖，针刀快速刺入皮下后进行分层次突破，先是浅筋膜，而后深筋膜，最后达到骨面，松解幅度不宜过大，不在骨面上过度刺激，据患者感觉调整进针方向和深度，以达到松解每个层面病灶，且能减少损伤及出血的效果。

［二诊］首次针刀治疗后，患者行走困难立即改善。7 天后复诊，诉大腿和膝关节后内侧、小腿内侧疼痛明显缓解，步态明显改善，但仍感久行、久站后疼痛明显，于腘绳肌筋结点行针刀治疗，以松为度，并配合抗阻屈膝、仰卧勾球等康复训练。

［三诊］二次针刀治疗 7 天后患者门诊复诊，诉右侧臀部及下肢疼痛明显好转，行走活动自如，但久坐后腰部稍有不适，嘱患者在家行仰卧勾球等康复训练，避免久坐。2023 年 7 月 20 日随访，患者诉腰痛未再发作，生活工作自如。

诊疗体会：《灵枢·邪客》云："肺心有邪，其气留于两肘；肝有邪，其气流于两腋；脾有邪，其气留于两髀；肾有邪，其气留于两腘。凡此八虚者，皆机关之室，真气之所过，血络之所游。邪气恶血，固不得住留。住留则伤筋络骨节；机关不得屈伸，故病挛也。"指出凡此两肘、两腋、两髀、两腘八虚的所处部位，都是骨骼连接的枢纽关节所在，也是真气往来经过的地方，又是血络游行的要会之处，邪气、恶血原本是不可留住于这些部位的，如留住，就会伤害经络，骨节机关不能屈伸，形成拘挛疼痛。本例患者肾气不足，血瘀留滞于腘窝，故于此处施治，达到祛瘀通络止痛之效。

《四总穴歌》云"腰背委中求"，指出凡是腰痛背痛病症都可取委中穴来治疗。委中穴为足太阳膀胱经的合穴，足太阳在表层下行，足少阴在里层上行，肾经的经气和膀胱经的经气在此交汇，因此虚实腰痛皆可以选择在此处施治。本例腰痛患者，我们针刀定点部位为腘窝部筋结点，相当于取委中穴施治，具有祛瘀活血，舒筋通络止痛的功效，针刀治疗时需避开神经、血管。

（杨俊荣）

十、臀上皮神经卡压腰痛

李某，女，35 岁，重庆市长寿区公务员。

［就诊时间］2023 年 2 月 2 日。

［就诊地点］重庆市长寿区中医院。

［主诉］腰背及双侧臀部疼痛半月。

［现病史］患者半个月前因久坐后出现腰背部及双侧臀部刺痛、酸痛，并向大腿后侧放射，疼痛未过膝，久坐久站劳累后疼痛加重，弯腰明显受限，行走不利，院外行针灸治疗后症状未见缓解，现为求进一步治疗来我科就诊。

［体格检查］双侧 L_3 横突处、髂嵴中点及其下方明显压痛，按压时疼痛向大腿后侧放射，腰骶三角区、双侧臀肌、阔筋膜张肌肌腹压痛，双侧跟臀试验（＋），直腿抬高试验（－），髋关节屈伸活动受限，四肢肌力及肌张力正常，腱反射正常，病理征未引出。

［辅助检查］腰椎 MRI 示腰椎退行性变。骨盆＋髋关节 CT 未见明显异常。

［主要诊断］臀上皮神经卡压综合征；腰椎退行性病变。

［处置方法］针刀松解术。

［操作方法］患者取俯卧位于治疗床上，腹下垫一软枕，暴露腰部及双下

肢，术者立于治疗床右侧。取双侧 L_3 横突及髂嵴中后部筋结点。常规消毒、铺巾，戴无菌手套。采用Ⅳ号 0.8mm 针刀，第 1 支针刀松解左侧 L_3 横突尖的粘连，刀口线与人体脊柱纵轴平行，针刀体与皮肤垂直，严格按照四步规程进针刀，直达横突骨面，针刀体稍向外移动，当有落空感时，松解 2～3 刀，有松动感后退出针刀。第 2 支针刀松解左侧髂嵴中后部臀上皮神经入臀点瘢痕粘连，刀口线与人体脊柱纵轴平行，针刀体与皮肤垂直，严格按照四步规程进针刀，直达髂嵴骨面，刀体向上移动有落空感时，纵疏横剥 2～3 刀，深度 0.5cm。第 3、4 支针刀松解右侧 L_3 横突及髂嵴中后部筋结点，操作同左侧。术毕，拔出针刀，压迫止血 2～3 分钟，予创可贴覆盖。

[操作要点]腰部局部解剖复杂，操作者需熟记局部解剖，操作过程中密切观察患者反应，松解幅度不宜过大，切勿伤及脊髓、神经根、血管等。臀上皮神经入臀点针刀操作时，刀口线要与神经纤维方向一致，注意勿损伤神经。

[二诊]首次针刀治疗，患者当即感臀部疼痛缓解，行走较前灵活。7 天后患者复诊，诉大腿后侧疼痛缓解，但仍感腰背部酸胀，久行、久站后疼痛明显，于腰部竖脊肌外侧缘与髂嵴线交界处筋结点再行针刀治疗，以松为度。

[三诊]二次针刀治疗 7 天后患者门诊复诊，诉腰背部疼痛已好转，行走活动自如，但久坐后仍感腰臀部酸胀不适。嘱其平时采取腰背肌五点支撑训练，避免爬山、仰卧起坐等运动。2023 年 3 月 15 日随访，患者诉腰臀痛未再发作，生活工作自如。

> **诊疗体会**：根据臀上皮神经卡压引起的临床表现，当属中医学"腰痛""痹证"等范畴。其病因病机为机体正气不足，卫外不固，邪气乘虚而入，致气血凝滞，经络痹阻，不通则痛，发为腰腿部疼痛。针刀发挥了中医针灸经络学说的特点，利用针的作用，刺激阿是穴，对整体进行调节，疏其不通，散其瘀阻，达到通则不痛的疗效。现代医学认为当腰部进行各种运动、负重等时，会造成腰背肌筋膜及纤维组织的劳损，出现纤维增厚、炎性水肿，使骨纤维管狭窄，嵌压臀上皮神经，导致腰腿部疼痛。针刀可松解粘连的软组织，缓解被卡压的末梢神经，阻断疼痛的传导，改善局部新陈代谢，促进无菌性炎症吸收。

（文 雯）

十一、臀大肌劳损

李某，男，40 岁，重庆市大足区事业单位工作人员，从事办公室工作。

[就诊时间] 2023 年 5 月 8 日。

[就诊地点] 重庆市大足区中医院。

[主诉] 右臀部反复疼痛 3⁺ 年，加重伴右下肢疼痛 3⁺ 月。

[现病史] 自诉 3⁺ 年前因踢足球侧扑救球时拉伤臀部肌肉，继而出现右臀部酸胀疼痛，常因久坐、爬山上坡、自由式游泳及明显受凉后加重，得温或休息后减轻，未系统诊治，症状反复。3⁺ 月前，因外出旅游爬山受凉后右臀部疼痛程度较前加重，呈持续性胀痛，伴右大腿后侧胀痛明显，上楼梯、跷二郎腿时疼痛加重，蹲起时髋关节偶有弹响，在某三甲医院针灸推拿治疗后无明显缓解，经人介绍至我处求诊针刀治疗。

[体格检查] 右臀部皮肤相对欠丰满，可见皮肤凹陷，可触及条索状结节；右侧髂后上嵴与骶结节连线的稍内侧处及右坐骨结节略上方均有广泛性压痛，压痛可向右大腿后侧延伸，尾骨牵涉痛；直腿抬高试验：右＜50°，左＜70°，加强试验（－），屈颈试验、屈膝屈髋试验、"4"字试验（－），外展抗阻试验、大腿后伸试验、臀大肌紧张试验（＋）。四肢肌力、肌张力正常，生理反射存在，病理征未引出，感觉系统对称。

[辅助检查] 院外腰椎 MRI 示腰椎轻度退行性变；$L_{4\sim5}$ 椎间盘轻度膨出。

[主要诊断] 臀大肌劳损。

[处置方法] 针刀松解术。

[操作方法] 患者取俯卧位于治疗床上，术者立于治疗床右侧。定位：A. 臀大肌束状带筋结点；B. 髂后上嵴与骶结节连线的稍内侧筋结点，坐骨结节筋结点。常规消毒、铺巾，戴无菌手套，采用Ⅳ号 0.8mm 针刀。

(1) A 点：刀口线与臀大肌纤维走行一致，刀体与皮肤垂直，快速刺入皮肤，探至臀大肌瘢痕硬结处，先顺肌纤维切 2～3 刀，然后掉转刀口线 90°，对瘢痕组织切开剥离，再做小幅度纵横疏通、剥离，有松动感退出针刀。

(2) B 点：刀口线与躯体纵轴平行，刀体与皮肤垂直，快速刺入皮肤直达骨面，对臀大肌起始的腱腹结合部切开剥离，2～3 刀，有松动感后退出针刀。完成操作后出针，常规压迫止血，针眼处贴创可贴，3 天内保持刀口干燥。

[操作要点] 臀大肌深面有臀动脉、静脉和神经走行，要简捷操作，以免过度损伤神经血管。

［二诊］首次针刀治疗 1 周后患者复诊，诉右臀疼痛明显减轻，上楼梯、跷二郎腿时仍觉轻度胀痛，蹲起时髋关节弹响消失，再行针刀治疗，以松为度。

［三诊］二次针刀治疗 1 周后患者复诊，诉右臀疼痛消失，上楼梯、跷二郎腿时胀痛不明显，蹲起时髋关节弹响未出现。嘱患者每日行臀桥锻炼、侧卧交替抬腿等臀部功能锻炼，取萆薢、杜仲适量同羊肉炖汤，每周 2 次。后随访至今，患者诉右臀部疼痛未再发作，生活工作无碍。

> **诊疗体会：**《针灸大成·十二经筋》指出："足太阳经筋……与腘并上结于臀………治在燔针劫刺，以知为数，以痛为腧……足少阳经筋……其病小指次指转筋，引膝外转筋，膝不可屈伸，腘筋急，前引髀，后引尻……以知为数，以痛为腧。"该例患者疼痛部位与足太阳经筋、足少阳经筋的循行路线重合，取足太阳、足少阳经筋所过"筋结点"正是"以痛为腧"，以针刀疏通二经经筋，以松为度即为"以知为数"，筋松则通，通则痛消，是为取效关键。

（李宗花）

十二、腰神经后支卡压综合征

王某，女，58 岁，重庆市万州区人，农民。

［就诊时间］2023 年 2 月 12 日。

［就诊地点］重庆大学附属三峡医院。

［主诉］反复腰痛 5 年，加重 7 天。

［现病史］5 年前无明显诱因出现腰部疼痛，以胀痛为主，久坐、久行后加重，时有右大腿后外侧不适，卧床休息后缓解不明显，严重时自行口服止痛药物（具体不详），腰痛时有反复。7 天前，患者感腰痛明显加重，夜不能寐，遂至我处就诊。

［体格检查］腰椎生理曲度变直，触诊腰部筋膜肌肉张力高，$L_{1\sim3}$ 双侧横突明显压痛，L_3 尤甚，双侧髂嵴可触及多处硬结和条索，压痛明显，双下肢直腿抬高试验及加强试验（－），皮肤感觉及腱反射正常，病理征未引出。

［辅助检查］腰椎 X 线示腰椎生理曲度变直、腰椎骨质增生、后关节紊乱。腰椎 MRI、CT 示多个椎间盘轻度膨出。

［主要诊断］腰脊神经后支卡压综合征。

［处置方法］针刀松解术。

［操作方法］患者取俯卧位，腹下垫薄枕，取腰椎椎旁高张力阳性压痛点、L$_{1\sim3}$ 横突筋结点、双侧髂嵴硬结条索处为治疗点，常规消毒、铺巾，术者严格无菌操作，采用汉章 3 号 1.0mm×80mm 针刀，刀刃线和人体纵轴线平行快速刺入皮肤，缓慢进针，分层次先后突破浅筋膜和深筋膜，进针过程中，每遇硬结即快速突破，以松为度；在横突尖松解时，先针到横突尖骨质，行"剃头式松解"，手下有松动感后退出针刀；松解髂嵴硬结条索时，针刀定要穿透硬结和条索，以松为度，出针后压迫止血，无菌敷料保护针眼，嘱患者预防感染。

［操作要点］首先，腰脊神经后支的解剖关系特殊，有 6 个卡压点，分别为孔点、横突点、入肌点、出肌点、出筋膜点和入臀点，最易卡压部位在横突点和入臀点，临床上需要根据患者的主诉痛区上行 2～3 个椎体节段的棘突、椎旁、横突、髂嵴附近寻找治疗点。其次，腰椎结构比较复杂，涉及神经、血管以及脏器，术者需详细掌握腰部解剖结构，松解横突时针刀定要紧贴骨面操作，不要越过横突。最后松解髂嵴硬结时，针刀要按照"一快三慢"进针，即破皮快以减轻疼痛，破皮后进针要慢，松解病变组织要慢，给神经和血管避害逃逸机会，治疗结束出针慢，以减轻副损伤。

［二诊］首次针刀治疗 7 天后患者复诊，诉腰部疼痛缓解约 70%，夜晚可入睡，但久行、久站后仍腰部疼痛；效不更方，在患者腰及髂嵴处寻找硬结和条索阳性治疗点继续针刀治疗。

［三诊］二次针刀治疗 7 天后患者门诊复诊，诉腰部疼痛基本消失，嘱其行飞燕式锻炼腰背部肌肉功能。1 个月后随访，患者诉腰痛未再发作，生活工作自如。

> **诊疗体会**：腰脊神经后支卡压综合征发病机制为腰部频繁活动，突然扭转，脊柱运动失调，腰部深层肌肉过度收缩，引起乳突副突韧带、横突间韧带的损伤，局部炎症水肿刺激或压迫脊神经后支或内侧支而产生症状。持续的弯腰工作，长期坐位、站位工作，腰部肌肉长期收缩，保持紧张状态，易使腰肌疲劳损伤，乳突副突韧带与邻近的软组织摩擦逐渐增厚甚至骨化，腰神经后内侧支及其伴随的血管失去缓冲的余地，易遭受挤压和刺激，使组织缺血、缺氧而出现腰痛。腰神经后侧支在行走的过程中紧邻椎体关节，易

受椎间关节的影响，当椎间关节、椎间盘等因错位、增生、关节失稳，可导致神经血管的挤压和扭曲。腰脊神经后内侧支经骶骨关节突外侧和骶骨翼内侧之间的骨沟内，当腰骶关节错位或炎症时，可使神经受累而引起下腰痛。病变日久，可使神经周围软组织粘连。针刀治疗可松解脊神经后支附近软组织的粘连，解除神经血管的卡压，使局部血液循环改善、无菌性炎症消除。针刀的剥离，可将局部组织、筋膜之间和肌肉筋膜与骨之间的粘连松开，以恢复其动态平衡，使经络气血畅通，收获满意疗效。

（尚青龙）

十三、纯针刀扎刺八髎穴治疗不孕症

王某，女，31 岁，重庆市忠县某单位职工。

［就诊时间］2017 年 7 月 18 日。

［就诊地点］重庆市忠县中医医院。

［主诉］不孕 6$^+$ 年。

［现病史］患者 6$^+$ 年前结婚后未采取避孕措施，一直未孕，平时月经不规律、有痛经。2016 年曾前往重庆某三甲西医教学医院妇科名医门诊处求治，按要求连续服用半年中药饮片（桂枝茯苓丸等），未效；2017 年上半年前往重庆某三甲中医教学医院求治于妇科名中医，又连续服半年中药饮片，未效。由于多次求医未效，夫妻二人商量拟打算辅助生殖。偶然的机会，2017 年 7 月来忠县中医院求治。

［体格检查］八髎穴局部有硬结、压痛，余无特殊。

［辅助检查］其夫赵某，2014 年 4 月在重医附一院男性生殖医学中心检查未发现异常情况；2015 年，夫妻二人开始在重庆市妇幼保健院生殖医学研究部进行全面检查（精子质量、输卵管通水、激素水平等），均未发现异常。2017 年 8 月至 2018 年 1 月，夫妻二人因打算做辅助生殖，遂一直在重医附一院生殖医学中心做相关辅助生殖检查，准备于 2018 年 3 月行辅助生殖，期间未采取任何其他针对性治疗措施。

［诊断］不孕症。

［处置方法］针刀松解术。

［操作方法］患者取俯卧位于治疗床上，腹部垫薄枕，术者立于治疗床的右侧。在骶区，正对双侧第 1～4 骶后孔处定点。常规消毒、铺巾，术者戴无菌手套，采用Ⅳ号 0.8mm 汉章针刀，刀口线与脊柱纵轴平行，垂直进针至骶骨面，松解骶后孔后缘多裂肌、最长肌、髂肋肌局部浅深筋膜；再根据骶后孔解剖结构调整进针刀方向，沿骶后孔缓慢刺入孔内，针下有落空感；行针刀过程中有串麻感至下腹部；留针 3 分钟，出针刀。

［注意事项］注意无菌操作要求；操作者需熟悉局部解剖，针刀快速刺入皮下后抵至骶后孔后缘骨面，缓慢松解浅深筋膜，行针刀不宜粗暴；进骶后孔时常需调整进针角度，注意控制进针深度在 5cm 以内，体会手感，询问患者针感，以得气为度；注意不要刺入骶后孔过深，以控制出血风险。

［回访］2017 年 8 月月经开始规律，痛经消失。2018 年 3 月，患者发现当月月经未来，自行在家行尿 hCG 呈阳性，夫妻二人欣喜异常；后足月产女。2023 年 8 月回访，母女皆健。

诊疗体会：患者前来求诊时，经分析男女双方正值壮年，且男方无异常症状，但患者有月经不规律、痛经史，估计女方原因造成不孕的可能性较大，遂对其行纯针刀扎刺八髎穴 1 次，嘱 2 周后再次针刀治疗。患者后因自身原因未能再行针刀治疗。2018 年 3 月未经其他治疗正常怀孕，后足月产女，母女皆健。

《素问·上古天真论》曰："女子七岁，肾气盛，齿更发长……四七，筋骨坚，发长极，身体盛壮"；"丈夫八岁，肾气实，发长齿更……三八，肾气平均，筋骨劲强，故真牙生而长极"。患者 31 岁，其夫 30 岁，均应气血旺盛、身体强壮，正是孕育生命的好时机。按照中医脏腑经络理论，八髎穴属于膀胱经经穴，足太阳膀胱经与足少阴肾经相表里，其经脉循行"络肾，属膀胱"；肾主藏精，腰为肾之府，足太阳经脉"从腰中，下挟脊，贯臀"；足少阴经筋"循阴股，结于阴器……与足太阳之筋合。"按针灸学理论，针刺八髎穴可以治疗局部病症及泌尿生殖系统疾病；针刀是"针"和"刀"的结合体，刺激量更大，故针刀扎刺八髎穴亦能治疗泌尿生殖系统疾病。

（陈永亮）

十四、腰椎压缩性骨折

熊某，女，77 岁，重庆市奉节县居民。

[就诊时间] 2022 年 12 月 13 日。

[就诊地点] 重庆市奉节县中医院。

[主诉] 反复腰背部疼痛 5 年，加重 1 周。

[现病史] 患者 5 年前无明显诱因出现腰背部酸胀疼痛，痛处固定，活动加重，休息减轻。近年腰背痛症状时有发作。1 周前患者突发腰背痛，疼痛剧烈，弯腰、翻身等活动受限，站立及坐位可出现胸前走窜痛，无明显下肢放射性疼痛，自行休息后症状无改善，遂于我科就诊。

[体格检查] 行走困难，弯腰、转体、挺胸等活动受限。脊柱见后突明显，T_{12}～L_3 节段脊柱可触及向右侧弯改变。T_{12}～L_4 棘突及周围肌肉僵硬，伴广泛性压痛，叩击痛明显。仰卧、平躺受限。皮肤感觉及腱反射正常，病理征未引出。舌淡苔白，脉沉细。

[辅助检查] 腰椎 MRI 示腰椎生理曲度右侧偏弯曲，$L_{1、3}$ 椎体陈旧性变扁，$L_{1～5}$、L_5～S_1 椎间盘变性并突出，相应脊膜囊受压，腰椎退行性变。胸椎平片示 $T_{8、12}$ 椎及 L_1 椎压缩性改变，胸椎退行性变。骨密度示重度骨质疏松（T 值≤4.13）。

[主要诊断] $L_{1、3}$ 椎陈旧性压缩性骨折；$T_{8、12}$ 椎压缩性骨折；重度骨质疏松；腰椎间盘突出症。

[处置方法] 针刀松解术。

[操作方法] 患者俯卧位，暴露胸腰部，腹部垫枕。常规消毒、铺巾，戴无菌手套。根据患者的临床症状、体征及影像学检查选取 $T_{7～12}$ 及 $L_{1～4}$ 病变胸腰椎节段棘突间隙两侧中点各旁开 0.5～1.5cm 痛性结节或条索处为进针点，共 10 个点。术者左手拇指触压并固定进针点，1% 利多卡因局部浸润麻醉。采用汉章 I 型 3、4 号 0.8mm 针刀，按照针刀闭合性手术的四步进针规程垂直刺入皮下，刀口线与脊柱纵轴平行，缓慢深入，切碎硬结，切断硬性条索，切开小关节囊，剥离松解粘连、紧张的软组织，直达骨面，感刀下松动即可出针，常规压迫止血，3 天内保持术区干燥。

[操作要点] 胸腰椎解剖部位复杂，操作者需熟记局部解剖。定位前要充分结合相关辅助检查注意腰椎有无侧弯及旋转畸形。同时嘱患者治疗期间绝对卧床。松解的操作必须在严格消毒的无菌环境下进行。

[二诊] 针刀治疗后第 3 天，患者腰背部僵直感缓解明显，疼痛减轻，NRS 评分：3 分，可独立行走，缓慢完成部分弯腰、转身等动作。取腰背部

夹脊及相应腧穴电针治疗。

　　[三诊] 第 7 天再行针刀治疗。根据针刀医学脊柱生物力学理论松解腰骶部。选取 L$_{3\sim5}$ 双侧横突点，松解横突间韧带；L$_{2\sim3}$、L$_{3\sim4}$、L$_{4\sim5}$ 棘突间，定 3 点，松解棘上韧带及棘间韧带；在臀大肌与臀中肌交接区域，两侧定 4 点，松解臀大肌和臀中肌的粘连，针刀操作术式同前。棘突间操作：刀口线和脊柱纵轴平行，深度 2cm 左右，当刀下感到坚韧，患者诉有酸感时，即为病变部位，先纵行剥离 1～2 下，再将针体倾斜和脊柱纵轴成 30°，在棘突的上缘，沿棘突矢状面纵行剥离 1～2 下，出刀。配合抗骨质疏松治疗，予唑来膦酸、藤黄健骨胶囊、碳酸钙 D$_3$、中药桂枝芍药知母汤合活络效灵丹加减等药物。7 天后，静坐、站立时腰背部疼痛基本消失，缓慢弯腰、转身等动作可完成。NRS 评分：0～1 分。予以健康宣教，配合腰背肌锻炼、给予腰围固定。出院后门诊随访，纳入科内骨质疏松专病管理。

> **诊疗体会：** 中医学将骨质疏松症归属为"骨痿""骨痹""骨枯"等范畴，主要是肾精不足、骨枯而髓减、骨失滋养导致的全身慢性退行性疾病，与脾肾关系最为密切。肾为先天之本，脾为后天之源，脾之健运，生化精微需借助于肾阳的温煦，肾中精气依赖脾所运化之水谷精微的培育和充养才能不断地充盈和成熟。在病理上也互为因果，而所谓"元气既虚，必不能达于血管……血管无气，必停留而瘀"。此例患者，急则治标，宜治瘀止痛。腰椎小关节囊为主的腰背部脊柱缘多种软组织的合并损伤病，为老年性骨质疏松骨折后疼痛的主要因素。针刀对病变部位的痛性条索结节进行有效的切割松解和分离减压，使僵硬的脊柱恢复弹性，从而改善和解除局部组织的粘连、挛缩、瘢痕、堵塞等病理变化，消除肌紧张、肌痉挛，改善局部代谢，促进炎性致痛物质的消除，达到缓解疼痛目的。

（来　明）

十五、第三腰椎横突综合征

李某，女，45 岁，重庆市九龙坡区人。

[就诊时间] 2023 年 3 月 3 日。

[就诊地点] 重庆市九龙坡区人民医院

[主诉] 右侧腰部疼痛 1 个月。

[现病史] 患者诉 1 个月前因劳累受凉后出现右侧腰部疼痛，疼痛区域固定，暂无下肢放射性疼痛及麻木，不伴有晨僵、间歇性跛行、大小便失禁、鞍区感觉障碍等症，未予系统诊治，症状进行性加重，现腰椎活动受限，翻身弯腰疼痛加重，影响日常生活及工作，即来我科门诊就诊。

[体格检查] 腰椎活动受限，无肾区叩击痛，右侧 L_3 横突周围压痛（+），咳嗽征（−），仰卧挺腹试验（−），双侧直腿抬高试验（−），加强试验（−），梨状肌紧张试验（−），双下肢肌力正常，双侧膝反射、跟腱反射正常。病理征未引出。

[辅助检查] 腰椎 X 线片示腰椎骨质增生，轻度侧弯。腰椎 MRI 示 $L_{4/5}$、L_5/S_1 椎间盘轻度膨出。

[主要诊断] 第三腰椎横突综合征。

[处置方法] 针刀松解术。

[治疗方法] 患者取俯卧位于治疗床上，术者立于治疗床的右侧，先确定腰椎固定压痛点，做好标记，并用肌骨超声验证明确痛点为 L_3 横突尖。常规消毒、铺巾，肌骨超声采用腰椎横向短轴扫描，显示 L_3 横突超声影像，穿刺点局部麻醉，采用Ⅲ号 0.8mm 针刀平面内穿刺至 L_3 横突尖，在可视化的情况下行 L_3 横突周围针刀松解，在横突尖骨面行纵行疏通 2～3 刀，横行剥离 2～3 刀，当刀下有松动、空虚感时出针刀，纱布压迫止血，无渗血后敷以弹性创可贴。

[操作要点] 操作者需熟记腰椎局部解剖，行肌骨超声可视化引导下针刀精准治疗，避免穿刺过深损伤脏器、血管，做到精准松解 L_3 横突。松解力度要做到适中，不可过分松解以造成较大损伤，引起患者术后疼痛不适。

[3 月 11 日复诊] 患者诉经针刀治疗后右侧腰部疼痛明显减轻，弯腰翻身自如。嘱患者避免久坐久站，加强腰背肌功能锻炼，配合外用膏药局部贴敷以巩固疗效。

诊疗体会：《灵枢·经筋》提出："治在燔针劫刺，以知为数，以痛为腧。"所谓"以痛为腧"是指治疗筋伤病时要重视有压痛的部位，应以此为治疗靶点进行针刺。腰背筋膜中层附着于腰椎横突处，L_3 位于腰椎生理前突的顶点，为腰部活动杠杆的支点，承受力量大，且 L_3 横突最长，周围附着的肌肉多，如腰方肌，故 L_3 横突所受到的拉力比其他腰椎横突大。当扭、闪、挫等损伤时，易使附

着在 L₃ 横突周围的筋膜等软组织出现渗出、水肿、出血、断裂等病变，导致无菌性炎症，影响局部组织营养供给，反复发生易导致粘连。针刀治疗第三腰椎横突综合征具有较好的疗效，其机制不仅是松解粘连、刮除瘢痕、消除痉挛和卡压，还能消除不平衡的力或破坏局部感受器。超声引导下定位，针刀一次性穿刺到位率极高。使用超声介导穿刺可避开重要脏器、血管等，做到可视化安全精准治疗。

（杨以平）

十六、中央型腰椎间盘突出症

姚某，女，53 岁，重庆市南川区居民。

[就诊时间] 2023 年 8 月 19 日。

[就诊地点] 重庆市南川区中医医院。

[主诉] 腰部疼痛不适伴会阴区麻木 1⁺月。

[现病史] 1⁺月前，患者无明显诱因出现腰部疼痛，腰肌僵硬，左侧为甚，腰部俯仰、旋转活动受限，起卧翻身困难，腰部活动时疼痛明显加重，会阴区麻木，发病时无尿频、尿急、尿痛，无恶寒、发热，无咳嗽、咳痰，无恶心、呕吐，无潮热、盗汗，无大小便失禁，无足踩棉花感等症状，患者自行于院外理疗后未见好转。今患者为求系统治疗，遂前往我科门诊求治，门诊以"腰椎间盘突出症"收治入院。

[体格检查] 脊柱无侧弯，L₃~₄、L₄~₅ 椎旁压痛（++），L₅～S₁ 棘间及椎旁压痛，腰肌僵硬，腰部俯仰、旋转活动受限，双侧环跳穴压痛（+），左下肢直腿抬高试验（+），左侧股神经牵拉试验（−），双"4"字试验（−），弯腰、仰腰试验（+），屈颈试验（+），骨盆挤压分离试验（−），VAS 评分：8 分，余肢体肌力、肌张力如常，生理反射存在，病理征未引出。

[辅助检查] 腰椎 MRI 示 L₃~₄、L₄~₅ 椎间盘膨出，L₅～S₁ 椎间盘突出（中央型），相应层面椎管非骨性狭窄；腰椎退行性变。

[主要诊断] 腰椎间盘突出症（中央型）。

[处置方法] 针刀松解术。

[操作方法] 患者取俯卧位于治疗床上，术者位于治疗床的右侧，定位于 L₃ 棘突旁 3.5cm，L₃~₄、L₄~₅、L₅～S₁ 棘突旁 1.5cm 处，常规消毒、铺

巾，戴无菌手套，采用IV号 0.6mm×80mm 针刀，刀口线与人体脊柱纵轴平行，在定点直达 L_3 横突尖，在 L_3 横突尖"剃光头"，松解横突尖周边粘连组织，落空感后出针；在 $L_{3\sim4}$、$L_{4\sim5}$ 椎旁小关节处，松解 2～3 刀，有松动感后退出针刀；在 $L_5\sim S_1$ 棘突间正中进针刀突破黄韧带松解 2～3 刀后出针刀。

［操作要点］针刀快速刺入皮下分层次突破达到骨面，松解幅度不宜过大，不宜在骨面上过度刺激，据患者感觉调整进针方向和深度，以达到松解每个层面病灶。在 $L_5\sim S_1$ 棘突间进针突破黄韧带即可，不可刺入过深。

［二诊］针刀治疗 7 天后患者门诊复诊，诉腰痛已好转，行走活动自如，会阴区麻木缓解，但仍于久坐后感腰骶部酸胀不适。嘱患者可口服独活寄生合剂，每日 3 次，并行腰部功能锻炼。2023 年 9 月 5 日随访，患者诉腰痛未再发作，生活工作自如。

> **诊疗体会**：《杂病源流犀烛·腰脐病源流》曰："腰痛，精气虚而邪客病也。"腰为肾之府，肾藏精，肾精亏虚，腰失濡养、温煦则致腰痛。《诸病源候论·腰背痛诸候》曰："劳损于肾，动伤经络，又为风冷所侵，血气击搏，故腰痛也"。《三因极一病证方论·腰痛病论》曰："夫腰痛属肾虚，亦涉三因所致；在外则脏腑经络受邪，在内则忧思恐怒，以至房劳堕坠，皆能使痛。"《景岳全书·腰痛》曰："腰痛证凡悠悠戚戚，屡发不已者，肾之虚也；遇阴雨或久坐痛而重者，湿也；遇诸寒而痛，或喜暖而恶寒者，寒也；遇诸热而痛，及喜寒而恶热者，热也；郁怒而痛者，气之滞也；忧愁思虑而痛者，气之虚也；劳动即痛者，肝肾之衰也。当辨其所因而治之"。故腰痛主要与感受寒湿、跌仆损伤和肾虚等因素有关。从经脉循行上看，主要归于足太阳膀胱经、督脉、带脉和足少阴肾经（贯脊属肾），故腰脊部经脉、经筋、络脉的不通和失荣是腰痛的主要病机。疼痛在腰脊正中部，为督脉病症，疼痛在腰脊两侧，为足太阳经病症。

（胡光禄）

十七、旁中央型腰椎间盘突出症

李某，男，65 岁，重庆市江北区退休工人。

［就诊时间］2022 年 6 月 5 日。

［就诊地点］重庆市江北区中医院。

［主诉］反复腰痛 5 年，加重伴右下肢胀痛、麻木 3 个月。

［现病史］5 年前，无明显诱因出现腰部疼痛，以酸胀为主，站、行、久坐加重，卧床后减轻。曾多次于诊所、医院行针灸理疗等治疗，每于治疗后减轻，但时常反复。3 个月前，无明显诱因出现腰部酸胀加重，并在站立、行走、久坐后出现右下肢酸胀、麻木，外院针灸、输液治疗 10 余天后腰部酸胀痛基本消失，但下地站立、坐位 1 分钟以上，即出现右大腿后侧、小腿后外侧酸胀、麻木，平卧时几乎无症状，无夜间痛。为求进一步治疗，就诊于我院，门诊以"腰椎间盘突出症"收入住院。

［体格检查］脊柱无侧弯，局部皮肤未见明显异常，叩击 $L_4 \sim S_1$ 脊柱正中，可诱发右下肢酸胀；右侧 $L_{4\sim5}$ 椎旁 1.5cm 处压痛，重压可诱发右下肢酸胀、麻木。右侧直腿抬高试验 30°（+），加强试验（+）；挺腹试验（+）。下肢肌力、肌张力未见异常，未查及感觉减退，腱反射对称，生理反射存在，病理征未引出。

［辅助检查］腰椎 MRI 示 $L_{2/3}$、$L_{3/4}$ 椎间盘膨出；$L_{4/5}$、L_5/S_1 椎间盘突出。

［主要诊断］腰椎间盘突出症。

［处置方法］针刀松解术。

［操作步骤］患者取俯卧位，下腰部垫薄枕，充分暴露腰骶部。

定点：分别于 L_4、L_5 棘突下缘旁开 1.5cm 定位双侧 $L_{4/5}$、L_5/S_1 关节突关节；于 L_4、L_5 棘突旁开 3.5cm 左右，定位 L_4、L_5 横突。

常规消毒、铺巾，戴无菌手套。采用汉章 I 型 3 号 0.8mm 针刀，刀口线与人体脊柱纵轴平行，垂直于皮面。快速刺入皮肤，缓慢进针，直达椎旁小关节处，松解 2～3 刀，有松动感后退出针刀；于横突定点处，刀口线与人体脊柱纵轴平行，垂直于皮面，快速刺入达到横突尖，沿横突边缘松解 2～3 刀，有松动感后退出针刀。常规压迫止血，无菌敷料包扎。术后针眼处避免感染，保持干燥。

［操作要点］由于高矮胖瘦及腰椎错位椎间盘变窄等因素，导致横突的体表定位可能存在困难。在松解横突时，针刀方向可稍向内倾斜，缓慢进针到达骨面后，再沿着骨面寻找横突尖部松解。在松解小关节时，动作宜缓慢，针刀宜垂直于皮肤操作，不宜过度向内倾斜，如松解过程中出现下肢窜麻，

不必担心，但不宜在原处再次松解，避免对神经根的过度刺激。

[随访]针刀治疗1天后，患者右下肢酸胀麻木明显缓解，在站、行10分钟左右会出现症状，但程度明显减轻。继续予以膀胱经、夹脊穴等穴位针刺加腰臀部推拿手法治疗10天左右，患者症状基本消失，出院。

> **诊疗体会：**腰椎间盘突出症属于中医学"痹证""腰腿痛""腰痛"范畴，古代文献有着较多论述。《素问·痹论》曰："风寒湿三其杂至，合而为痹也。"中医学认为，腰痛是指因外感、内伤、闪挫、跌仆等，导致腰部气血运行不畅、脉络拘急或经脉失于濡养，引起以腰部一侧、两侧或正中部位发生疼痛为主的一类病症，其发病原因多责之肾气亏虚、经脉失养。《杂病源流犀烛·腰脐病源流》曰："腰痛，精气虚而邪客病也。"腰部主要为足太阳膀胱经经过部位，外邪侵袭，引起经络气血凝滞，发生腰痛。本例患者疼痛部位与足太阳膀胱经的循行路线重合，故予针刀对椎旁横突、椎间小关节进行松解，切割和剥离发生粘连挛缩的病变软组织，重建软组织动态平衡和脊柱生物力学平衡，改善腰椎失稳状态，同时减轻腰椎椎管压力，解除对神经根和血管的压迫。针刀作用于椎旁腧穴，既发挥了穴位的治疗作用，又能松解局部软组织粘连瘢痕，解除局部异常压力，恢复腰椎力学平衡。

（黄宗菊）

十八、极外侧型腰椎间盘突出症伴神经根病

廖某，男，82岁，重庆市涪陵区居民。

[就诊时间]2023年4月10日。

[就诊地点]重庆市涪陵区人民医院疼痛与康复医学科。

[主诉]左下肢疼痛1周。

[现病史]1周前，无诱因出现左臀、大腿外侧、小腿前外侧持续性胀痛不适，弯腰、久行、久站及活动后疼痛加重，坐位及制动休息后稍好转，跛行，至当地诊所行口服药物（具体不详）、针灸、理疗后无明显缓解。现左下肢静息痛、夜间痛，影响睡眠。经人介绍至我处就诊。

[体格检查]腰部屈伸、转动活动明显受限，$L_3 \sim S_1$棘突下及椎旁叩压痛，以$L_{4 \sim 5}$左侧椎旁最为明显。左臀部深压痛，集中在臀中肌和梨状肌。左下肢

外侧无明显压痛区域。仰卧挺腹试验（±），拾物试验（±），左下肢直腿抬高及加强试验（－），左股神经牵拉试验（＋）。皮肤感觉及腱反射正常，病理征未引出。NRS 评分：5～6 分。

［辅助检查］腰椎 MRI 示腰椎退行性变；L_1～S_1 椎间盘变性，L_2～S_1 椎间盘膨出，$L_{4/5}$ 椎间盘突出（左极外侧型）；腰骶部皮下筋膜炎。

［主要诊断］腰椎间盘突出症伴神经根病。

［处置方法］针刀松解术。

［操作方法］患者取俯卧位于治疗床上，腹下垫薄枕，术者立于治疗床的左侧。定位于 $L_{4～5}$ 棘突间隙左侧棘突旁 6cm 处，常规消毒、铺巾，戴无菌手套，采用Ⅳ号 0.8mm 针刀，刀口线与人体脊柱纵轴平行，斜 45° 向内直达 L_5 上关节突，沿上关节突背侧松解小关节囊 2～3 刀，然后向外滑过上关节突到达上关节突腹侧，沿腹侧上下松解黄韧带或椎间孔纤维隔 2～3 刀，再继续深入到椎间盘后外侧，对椎间盘纤维环松解 1～2 刀后，提起针刀到达 L_5 横突上缘根部，沿横突上缘向外松解横突间肌、横突间韧带，直至横突尖部松解中层筋膜；提起针刀向上到达 L_4 横突根部，沿横突下缘松解横突间肌、横突间韧带直至横突尖部松解中层筋膜后，退出针刀。

［操作要点］腰椎解剖结构复杂，操作者将针刀快速刺入皮下达到骨面后，松解幅度不宜过大，不宜在骨面上过度刺激，据患者感觉调整、控制进针方向、深度和力度，以松解每个层面病灶，不可切入过深，避免切伤神经根。

［二诊］首次针刀治疗 7 天后患者复诊，诉左下肢外侧疼痛明显减轻，但久行、久站后仍有疼痛，行走稍跛行，休息后疼痛可缓解。于骶髂关节及臀中肌筋结点处行针刀治疗，以松为度。

［三诊］二次针刀治疗 7 天后随访，诉左下肢疼痛消失，行走活动自如，但久行、久站后感左下肢外侧轻微酸胀不适，嘱患者可口服美洛昔康片每次 15mg，每日 1 次；活血止痛胶囊每次 4 粒，每日 2 次；甲钴胺每次 0.5mg，每日 3 次。避免负重、久行、久站，适当腰部功能锻炼。2023 年 6 月 15 日笔者随访患者，诉左下肢疼痛消失，生活自如。

> 诊疗体会：《临证指南医案》曰："初病在经，久病入络，经主气，脉主血。"局部以经络气滞为主，滞点当在阿是穴。经脉受损，致气滞血瘀，不得宣通，不通则痛而阴阳失衡。治宜理气止痛，活血化瘀，通调督脉与膀胱经经气。该病的疼痛机制是腰骶神经根机械性受压，神经根部发生充血、水肿、炎症变化。临床表现为痛

有定处，强制体位。针刀治疗将中医的针和西医的刀融合到一起，"针"调节经气，疏通经络，"刀"松解粘连，改善循环，使腰椎恢复正常的力学平衡，从而治愈疾病。

（李　翔）

十九、棘间韧带劳损

李某，女，48岁，重庆市荣昌区某单位职员。

[就诊时间] 2022年12月5日。

[就诊地点] 重庆市荣昌区人民医院。

[主诉] 腰部伤痛伴活动受限 1^+ 月，加重1周。

[现病史] 1^+ 月前患者打羽毛球时不慎扭伤腰部，当时感腰部疼痛难忍，活动受限，随即由朋友送至我院骨科就诊。腰椎X线平片示腰骨质未见异常。诊断为腰部软组织损伤。予"塞来昔布胶囊""盐酸替扎尼定片"药物消炎止痛、缓解肌肉痉挛等治疗后，症状改善。期间，患者症状时有反复，特别是久坐、久站后症状加重，卧床休息后可缓解。近1周患者因长时间加班，腰痛症状再次加重，严重影响生活，为进一步治疗，于今日到我科就诊。

[体格检查] $L_{4\sim5}$、$L_5\sim S_1$ 棘间深压痛，疼痛未向下肢放射，双侧腰椎椎旁肌肉稍紧张，双侧臀大肌、臀中肌及梨状肌无明显压痛，腰椎后伸时可诱发疼痛。双下肢直腿抬高试验及加强试验（－），双"4"字试验（－），皮肤感觉及腱反射正常，病理征未引出。

[辅助检查] 腰椎MRI示 $L_{4/5}$ 椎间盘轻度膨出，腰椎曲度变直。

[主要诊断] 腰椎棘间韧带劳损。

[处置方法] 针刀松解术。

[操作方法] 患者取俯卧位于治疗床上，术者立于治疗床的右侧。定位于 $L_{4\sim5}$、$L_5\sim S_1$ 棘突间处。常规消毒、铺巾，戴无菌手套。术者用1%利多卡因局部浸润麻醉，每个治疗点注药1ml。采用Ⅰ型4号0.8mm针刀，刀口线和脊柱纵轴平行，针刀体与进针刀平面垂直刺入1cm左右，当刀下有坚韧感，患者诉有酸胀感时，即到达棘间韧带，先纵行疏通横行剥离1～2下，再将针刀体倾斜和脊柱纵轴成90°，在上一椎骨棘突的下缘和下椎骨棘突的上缘，贴骨面沿棘突矢状面纵行疏通横行剥离，各2～3下，出针刀，局部压迫止血3分钟，无菌敷料覆盖伤口，3天内保持术区干燥。

［操作要点］棘间韧带麻醉给药注意不要穿刺过深，切不可将麻药注入蛛网膜下腔。在棘间韧带处治疗时，针刀必须在棘间韧带附着的棘突上、下骨面上活动，不可进刀太深，以防刺伤脊髓。严格无菌操作，避免感染。

［二诊］首次针刀治疗后 7 天复诊，诉腰部疼痛缓解，腰椎活动范围较治疗前改善，针刀伤口处有轻度压痛，久坐、久站后腰部仍有胀痛感，通过查体后于 $L_{4\sim5}$ 椎旁压痛点再次行针刀治疗，以松为度。

［三诊］二次针刀治疗后 10 天患者门诊复诊，诉腰部疼痛已明显缓解，能够正常参加羽毛球等体育活动，基本不影响日常生活工作，因职业原因久坐后偶尔会有腰部酸胀不适。考虑患者病久腰部肌肉力量下降，嘱其行平板支撑等腰部核心肌力训练，每日 2 次，每次 10～15 分钟。2023 年 6 月 25 日随访，诉腰痛未再发作，生活工作正常。

> **诊疗体会：**腰痛无论是外伤所致，还是风、寒、湿邪浸淫引起，均与肾气有关。《景岳全书》记载："凡腰痛者，多由真气不足。"此患者乃久坐伤肾，劳则伤气，加之运动损伤腰部，气血运行不畅，淤阻于腰脊，督脉受损，经络不通。给予针刀松解组织粘连，疏通督脉气血，通则不痛，配合适当功能锻炼，使脊柱力学平衡恢复、经络调畅，故效。

（周　强）

二十、棘上韧带劳损

杨某，男，57 岁，重庆市忠县退休工人。

［就诊时间］2023 年 9 月 3 日。

［就诊地点］重庆市忠县中医医院。

［主诉］反复腰骶部疼痛 3⁺ 年。

［现病史］3⁺ 年前劳累后出现腰骶部疼痛，以腰部正中为主，腰部前屈诱发疼痛，无双下肢放射痛、麻木、乏力等。期间行电针、理疗、灯火灸可缓解，每因劳累复发，时轻时重。半个月前久坐后再发腰骶部正中疼痛，予电针、理疗疼痛缓解较慢，腰椎前曲时诱发或加重疼痛，故再次就诊。

［体格检查］腰椎前屈诱发腰骶部正中疼痛，余腰椎功能活动正常。L_4、$_5$ 棘突压痛，双侧椎旁无压痛，双下肢无按压放射痛。屈颈试验、屏气压腹试验、"4"字试验、直腿抬高试验、股神经牵拉试验均阴性；四肢肌力及肌张

力正常。生理反射存在，病理反射未引出。

［辅助检查］2023年8月10日腰椎MRI示腰椎间盘突出，腰椎退行性病变。

［主要诊断］棘上韧带劳损。

［处置方法］针刀松解术。

［操作方法］患者取俯卧位于治疗床上，术者立于治疗床的右侧，定位于L$_4$、L$_5$棘突处，常规消毒、铺巾，戴无菌手套，采用Ⅰ型4号0.8mm针刀，刀口线与人体脊柱纵轴平行，针刀垂直于皮肤刺入，缓慢进针达棘突顶点骨面，行纵行疏通剥离治疗；再调整针体方向约45°，抵至棘突上下缘骨面，纵切2～3刀，再纵行疏通剥离，针下有松动感，出针刀。

［操作要点］操作者需熟悉局部解剖，针刀刺入皮下后抵至棘突骨面，缓慢松解棘上韧带各附着点，棘突上下角需先调整针体角度，注意控制进针深度、松解幅度，骨面上不宜过度刺激，体会手感、针感，降低局部损伤和出血的风险。

［回访］2023年9月6日患者诉腰骶部疼痛消失，弯腰活动恢复正常，未再诱发疼痛。

> **诊疗体会**：棘上韧带劳损属于中医学"痹证""筋伤"范畴，多劳累、闪挫致经筋受损，气血痹阻或风寒湿邪侵袭人体，流注经筋，气血痹阻，经络不通，发而为痹。《丹溪心法·腰痛》云："腰痛主湿热、肾虚、瘀血、挫闪、痰积。"《素问·长刺节论》云："病在筋，筋挛节痛，不可以行，名曰筋痹。"其内阴阳之气虚损，其外风寒湿邪侵袭筋脉，内外合邪致关节屈伸不利、疼痛等症状。《灵枢·官针》云："三曰恢刺。恢刺者，刺傍之，举之前后，恢筋急，以治筋痹也。"本例在腰部筋痹之处施以针刀纵行疏通之法，即采用了内经恢刺刺法，针刀直达病所，行气活血，疏通受损经筋，故而较快缓解疼痛等症状。

（陈大翠　刘　琼）

二十一、坐骨结节滑囊炎

陈某，男，78岁，重庆市云阳县退休工人。

［就诊时间］2023年4月27日。

［就诊地点］重庆市云阳县中医院推拿科。

［主诉］反复左侧臀部疼痛 1$^+$ 月，加重 2 天。

［现病史］1$^+$ 月前患者因劳累后出现左侧臀部持续性疼痛，以胀痛为主，臀尖及外侧尤甚，伴左侧臀部外侧放射性疼痛，久行、久坐后疼痛加重，无下肢麻木，无脚踩棉花感等，自行涂搽云南白药、黄道益活络油等后疼痛稍减轻，未予系统诊治。2 天前，患者因劳累后出现左侧臀部疼痛加重，久行、久坐后疼痛明显，坐时疼痛尤甚，侧卧位休息时疼痛稍缓解。NRS 评分：发作时 6 分，静息时 3 分。

［体格检查］脊柱无侧弯，腰部无压痛及叩击痛，左侧臀部局部压痛，以外侧为主，皮肤无溃疡、无窦道、无瘢痕、无皮疹，无下肢麻木。左直腿抬高试验（＋），屈髋屈膝试验（＋），骨盆挤压试验（－），左侧"4"字试验（±）。四肢肌力、肌张力正常，双下肢浅感觉对称引出，双下肢无水肿，病理征未引出。

［辅助检查］髋关节 MRI 示坐骨结节周围软组织白色高信号和骨髓水肿，在 T_2 加权脂肪抑制序列或 T_2 加权图像上坐骨及臀大肌、股方肌呈高信号密度。B 超示左侧臀部坐骨结节前方见一囊性包块，大小约 15mm×15mm，边界清楚，壁厚，部分囊壁上可见附壁团状物，CDFI 示包块周边及其实性成分内可见少量血流信号。

［主要诊断］坐骨结节滑囊炎。

［处置方法］针刀松解术。

［操作方法］患者取侧卧弓身屈膝屈髋位，患侧在上，在坐骨结节上病变滑囊处定点。入路层次：皮肤→浅筋膜→臀大肌→臀大肌坐骨囊→股方肌坐骨囊→坐骨结节。常规皮肤消毒、铺巾，戴无菌手套。术者左手拇指按压于臀部定点位置，1% 利多卡因局部浸润麻醉。右手持 I 型 4 号 0.8mm 的针刀，使针身垂直于坐骨结节骨面（以左手按压手感判断），刀口线与身体矢状面平行，将针刀刺入皮肤后直达坐骨结节骨面，轻提针刀 2～3mm，再切至骨面，每点行十字切开，以充分切开臀大肌及股方肌坐骨滑囊囊壁，解除囊内高压，给囊内积液向外引流的出路。术毕压迫止血，无菌敷料包扎，3 天内保持术区干燥。

［操作要点］

(1) 针刀治疗后嘱患者多卧床休息，不要劳累。可同时配合局部理疗，促进炎症消退。

(2) 注意预防，勿久坐，凳子不要过硬，以免复发。

(3) 对腘绳肌的推拿放松十分重要，可缓解痉挛，减轻对坐骨结节的牵拉。推拿时行拔伸、弹拨法，有舒展肌筋、解除粘连的作用。如经保守治疗无效，或反复发作，则应行手术治疗，切除坐骨结节滑囊。

(4) 功能锻炼：加强臀部肌肉功能锻炼，增强肌力。

(5) 术后恢复需 2～3 周。

[二诊]首次针刀治疗 1 周后患者复诊，诉左侧臀部胀痛缓解。NRS 评分：4 分，久坐后疼痛可加重，于坐骨结节骨面再行针刀治疗，以松为度。

[三诊]二次针刀治疗 5 天后患者门诊复诊，诉左侧臀部疼痛已明显缓解。NRS 评分：2 分，予推拿放松治疗，嘱患者多注意休息，配合功能锻炼，不适随访。

> **诊疗体会：**坐骨结节滑囊炎多发于体质瘦弱的中老年人，尤其是老年妇女，久坐硬板凳者更易发生，系因臀部摩擦、挤压经久劳损而引起局部炎症，故又称"脂肪臀"。坐骨结节滑囊炎引起的臀部疼痛多归于中医学"着痹"等范畴。《素问·痹论》曰："风气胜者为行痹，寒气胜者为痛痹，湿气胜者为着痹也。"该病的发生也与气滞血瘀、痰凝等有关。由于长时间坐位，使坐骨结节区内的经络长期处于受压或损伤状态，致局部经络气血阻滞，运行不畅，久瘀痹阻坐骨结节区域。此外，中医学认为久坐伤肉，久坐则人体气机失于畅达，脾胃功能活动呆滞不振，久之则失于运化，不能生化气血，气虚则血行滞缓而成瘀；脾失运化则津液代谢紊乱，痰湿内生，痰瘀互结，结于臀部足太阳经筋，发为本病。《灵枢·九针十二原》曰："铍针者，末如剑锋，以取大脓。"针刀具有铍针之形，亦具有铍针之效，故用针刀切开坐骨结节滑囊，排除瘀积囊液，以祛瘀生新，消炎解结止痛。

（谭黎明）

二十二、股骨头缺血性坏死

冉某，男，70 岁，重庆市万州区退休职工。

[就诊时间] 2023 年 7 月 23 日。

[就诊地点] 重庆三峡医药高等专科学校附属人民医院针灸科。

[主诉] 反复腰部不适 1 年，加重伴右臀部胀痛 1 周。

[现病史] 1 年前因劳累出现腰部酸胀不适，伴右下肢轻微麻木，弯腰、

行走后加重，平卧缓解，于外院行腰椎 MRI 检查，诊断为"腰椎间盘突出症"，经针灸、理疗、贴膏药等治疗后症状缓解，但时有反复。1 周前，行走半小时后腰部酸胀不适再次复发，伴明显右臀部胀痛、右下肢跛行，自行贴膏药后无明显缓解，遂至我科就诊。

［既往史］肺气肿，饮酒约 30⁺ 年，现每日饮酒约 150ml。

［体格检查］腰部压痛和叩击痛不明显，右侧臀大肌广泛压痛，右侧股骨大转子叩击痛明显，右侧腹股沟中点压痛明显，右下肢直腿抬高试验阴性，右下肢"4"字试验阳性；仰卧双下肢放平对比，右足后跟较左侧约短 2cm；皮肤感觉及腱反射正常，病理征未引出。

［辅助检查］腰椎 MRI 示腰椎多处骨质增生；$L_{4\sim5}$ 及 $L_5\sim S_1$ 椎间盘突出。髋关节 MRI 示右侧股骨头见明显塌陷，考虑股骨头缺血性坏死。

［主要诊断］右侧股骨头缺血性坏死；腰椎间盘突出症。

［处置方法］针刀松解术。

［操作方法］定点：①转子前点，腹股沟韧带中点旁开 2～3cm 处；②转子上点，股骨大转子尖上方 2cm 凹陷处；③转子后点，髂后下棘与股骨大转子最外侧点连线的中外 1/3 处；④小转子点，股骨小转子处；⑤耻长股短大点，坐骨支前方和耻骨支下方之间的收肌附着处。

嘱患者依次采用仰卧、俯卧和侧卧位。常规消毒、铺巾，戴无菌手套，选用一次性 3 号针刀（0.8mm×75mm）。沿股骨颈纵轴每个点垂直缓慢刺入针刀，注意避开神经血管投影区，当针刀尖有硬物抵触感时，即针刀尖分别至股骨头下方和大、小转子上方区域的髋臼或边缘，提插松解 2～3 刀，再横摆 2～3 次，有松动感后退针，同时询问患者是否有酸胀感。

［操作要点］腰椎病的患者务必要仔细查体，避免漏诊髋关节疾病。髋关节解剖结构较为复杂，医者须熟悉局部解剖结构，定点准确后，针刀缓慢刺入皮下先浅后深，逐层深入，最后到达骨面，针刀提插松解幅度不宜过大，以减少损伤及出血，同时注意询问患者治疗时的感觉。

［二诊］患者于首次针刀治疗 7 天后复诊，诉腰部无不适，右臀部胀痛明显缓解，于久行、久坐后出现轻微右臀部胀痛，跛行较前稍减轻，于小转子点和耻长股短大点再行针刀治疗。嘱患者一定戒酒。

［三诊］患者二次针刀治疗 1 周后复诊，诉右臀部胀痛已好转，可连续行走 1 小时以上，偶有跛行。嘱患者口服丹郁骨康丸每次 10g，每日 3 次，适当每日平卧行蹬空屈伸、抱膝、飞燕式等髋腰部功能锻炼。再次督促患者戒酒。2023 年 8 月 5 日随访，患者诉腰臀部胀痛未复发，右下肢跛行仍存在，但较之前减轻明显。

诊疗体会：《灵枢·刺节真邪》曰："虚邪之入于身也深，寒与热相搏，久留而内著，寒胜其热，则骨疼内枯；热胜其寒，则烂肉腐肌为脓，内伤骨为骨蚀。"股骨头缺血性坏死属中医学"寒胜其热，则骨疼肉枯"之"骨蚀""骨痹"范畴，主要病因病机为长期饮酒加上年老体衰，肝肾亏虚、筋骨失养、瘀血阻滞，致血不荣骨。故治疗要点在于补益肝肾、疏通经络、行气活血，以促进骨再生，修复坏死骨，促进髋关节生理功能的恢复。根据该病例的病理特点，在髋关节的解剖力学、肌肉离心收缩原理上，于髋部肌肉患处选取5个筋结点行针刀疗法，松解该部挛缩的肌肉及筋膜，改善髋关节活动度；松解髋关节周围挛缩的肌肉组织，在大转子及小转子附近的筋结点行针刀松解，以消筋结、通经脉、活气血，从而达到通则痛止的目的。

（谢　寒）

二十三、腰椎小关节紊乱

黄某，女，54 岁，出租车司机。

[就诊时间] 2023 年 7 月 30 日。

[就诊地点] 重庆市酉阳土家族苗族自治县铜鼓镇卫生院。

[主诉] 腰痛 1 天。

[现病史] 患者 7 月 29 日因不适当动作导致腰骶部剧烈疼痛，腰部肌肉僵硬，活动受限，强迫体位。以前有腰肌劳损病史，曾在我院针灸科诊疗，遂今日来我科就诊。

[体格检查] 体型中等，$L_{4/5}$、L_5/S_1 关节囊处疼痛剧烈，左重右轻。左侧 L_4、L_5 横突压痛（++），左 $L_{4/5}$、L_5/S_1 间隙左旁有压痛，棘上棘间韧带紧张，压痛感强，髂后上棘前缘叩击痛（+++）。腰背筋膜、髂棘内 1/3 触诊紧张。

[辅助检查] 腰椎 X 线正侧位片示轻度骨质增生，腰椎曲度轻度变直。

[主要诊断] 腰椎小关节紊乱（左侧 $L_{4/5}$、L_5/S_1 小关节滑膜嵌顿型）。

[处置方法] $L_{4/5}$、L_5/S_1 左侧小关节针刀松解术；针刀术后手法松解嵌顿关节囊。

[操作方法] 患者俯卧位，腹下垫枕，放松腰部。取 $L_{4/5}$、L_5/S_1 棘突下缘

向左旁开 1 横指半（约 2cm）作为治疗点。常规皮肤消毒、铺巾，戴无菌手套，采用汉章 I 型 4 号 0.8mm 的针刀，加线与纵轴平行，垂直皮肤进针，直达小关节突，然后提起针刀，调转刀口线 90°，使刀刃与纵轴垂直，切开肥厚变性的关节囊，患者出现强烈酸胀感，并向腹部及下肢放射，以松为度，出针刀后，敷医用术后贴。再令患者侧卧位，行腰椎旋转复位手法。术毕，患者立感轻松。配合口服塞来昔布胶囊以抗炎止痛。嘱其休息 3 天后上班。1 周后随访，患者诸症消失。

> **诊疗体会：**腰椎小关节紊乱滑膜嵌顿为急性腰扭伤的一种，多见于自身疲劳、动作不协调患者。青壮年、中年女性多发，中医称"腰部筋伤、瘀血腰痛"。《杂病源流犀烛》云："跌仆闪挫，卒然身受，由外及内，气血俱伤病也……忽然闪挫必气为之震，震则激，激则壅，壅则气血之周统一身者，忽因所壅而聚一处，是气失其所以为气，气凝何处，则血凝何处。"本病发病突然，症状重，病程长短不一。腰骶小关节面呈冠状位、矢状位、斜位。上下关节囊较宽松，当旋转屈伸范围增大，如突然无准备弯腰或旋转等时，腰椎小关节后缘间隙张开，使关节内产生负压，吸入滑膜出现嵌顿错位、紊乱，出现充血水肿，引起剧烈疼痛和反射性腰肌痉挛。治疗上应缓解肌肉痉挛，解除滑膜嵌顿，纠正关节错缝。
>
> 针刀加手法治疗小关节紊乱滑膜嵌顿，通过针刀切割作用，降低局部痉挛，肌肉张力，进而建立通道，减张减压，消除水肿炎症，缓解疼痛。手法纠正小关节滑膜嵌顿，解除肌肉痉挛，减少腰部肌肉对抗力，使腰痛缓解。

（魏云鹏）

二十四、风湿性多肌痛

陈某，女，53 岁，重庆市武隆区芙蓉街道人，待业。

［就诊时间］2023 年 7 月 25 日。

［就诊地点］重庆市武隆区中医院。

［主诉］双下肢疼痛 4+ 月，加重伴双上肢疼痛半月。

［现病史］4+ 月前无明显诱因出现双大腿、小腿疼痛，曾于浙江某医院诊断为腰椎间盘突出症，予神经阻滞等治疗稍好转，几天后症状再发，于

诊所处针灸、消炎止痛等治疗，疗效难以维持。遂回到武隆当地，在人民医院等多处诊疗，考虑肌筋膜炎、慢性软组织损伤等，予口服药物、外贴膏药、理疗等治疗无缓解，症状逐渐加重。半个月前出现双上臂、肘部胀痛、乏力，下蹲困难，久站及劳累后加重，晨起时双手有紧绷感，约10分钟缓解。纳食可，眠差，二便正常，无发热恶寒、心慌胸闷、恶心呕吐、头昏头痛，无尿血便血、腹痛腹泻，无皮肤红斑、肌肉萎缩、关节红肿疼痛等。

［体格检查］脊柱四肢未见明显畸形，双侧肩周、上臂部轻压痛，双侧臀中部、大腿、小腿后侧肌肉不同程度压痛，以大腿前外侧压痛甚，下肢未见水肿及明显肌肉萎缩，双侧臂丛神经牵拉试验、"4"字试验、直腿抬高试验、股神经牵拉试验（－）。四肢肌力及肌张力正常，皮肤感觉及腱反射正常，病理征未引出。

［辅助检查］AST 62.6/L，ESR 35mm/h，CRP 73.4mg/L，ASO、RF、抗CCP、抗核抗体谱（－），免疫五项示 IgA 4.65g/L，IgM 0.46g/L，IgG 4.58g/L，补体 C3 1.56g/L，补体 C4 0.26g/L。肌电图示双侧腓浅神经、腓肠神经感觉传导正常，双侧腓总神经运动传导正常。

［主要诊断］风湿性多肌痛。

［处置方法］针刀松解术，配合物理疗法、中西药物治疗。

［操作方法］患者俯卧位于治疗床上，取双侧肩髃、肩髎、肩贞，上臂外侧中上 1/3 处（臂臑），双侧股骨大转子周围压痛点、双侧大腿外侧（风市）、双侧小腿腓骨小头前下方（阳陵泉）及其他肌肉紧张、硬结、明显压痛处。针刀沿肌肉、韧带方向平行刺入，有松动感后出刀。配合中药封包、蜡疗、超短波等物理疗法，每日 1 次；口服甲泼尼龙每次 8mg，每日 1 次；中药羌活胜湿汤、身痛逐瘀汤加减治疗。

［操作要点］针刀治疗定位点以肩周、骨盆周围，上下肢阳经穴、阿是穴为主，并结合辨证选穴。臂臑、风市、阳陵泉处针刀治疗时宜得气，不宜多刀反复刺切，以避免加重局部肌肉韧带损伤。患者往往有小腿后侧肌肉疼痛，需慎行针刀治疗。

［二诊］首次针刀治疗 7 天后患者复诊，诉双上肢、双下肢疼痛，臀部髋周疼痛明显减轻，晨僵不明显，下蹲仍感困难，双上肢无力感好转。予双侧肩髃、肩髎、肩贞、臂臑、风市、阳陵泉及左侧臀中部压痛点针刀治疗，续予物理疗法，口服甲泼尼龙片治疗。

［三诊］二次诊疗 7 天后复诊，诉双上肢、双下肢疼痛减，下蹲可，无晨僵，肌力正常。复查 CRP 18.4mg/L，拟定甲泼尼龙片逐渐减量方案，口服大

活络胶囊。嘱其防寒受凉，避免劳累及久站久坐，适度肌肉功能训练。随访病情稳定。

> **诊疗体会：** 风湿性多肌痛是以持续性颈、肩胛带或骨盆带肌肉疼痛、僵硬为特征的临床综合征，伴有全身症状或全身性炎性反应，查 ESR、CRP 等增高，可能与遗传、免疫等因素有关，尚无特异性治疗方法。其主要表现为对称性上下肢肌肉酸痛、僵硬，多在肢体的外侧、后侧，以手足三阳经分布范围为主。本病属中医学"痹证"范畴。《素问·痹论》云："风寒湿三气杂至，合而为痹也，其风气胜者为行痹，寒气胜者为痛痹，湿气胜者为著痹也。"据本案患者临床表现，应属"寒湿痹"范畴，故予以中药内服羌活胜湿汤、身痛逐瘀汤加减以祛风散寒除湿止痛，并在针刀医学调节电生理线路理论指导下，选取病变主要部位阳经穴位，以纠正人体局部或经络电生理紊乱，以针祛风散寒、舒筋活血、通络止痛，以刀解除挛缩、疏通堵塞，为风湿性多肌痛的诊疗提供了新的思路和治疗方法。

（陈润林）

二十五、纤维肌痛综合征

潘某，女，53 岁，重庆市武隆区江口镇人，务农。

［就诊时间］2023 年 7 月 13 日。

［就诊地点］重庆市武隆区中医院。

［主诉］全身广泛性疼痛不适 6[+] 月，加重伴疲乏、眠差 1[+] 月。

［现病史］患者诉 6[+] 月前出现颈项、胸背、腰臀部酸痛不适，遇寒及劳累后加重，自行使用消炎止痛药及活血通络类中成药后有所减轻，但病情时轻时重，反反复复。近 1 月来，上述部位疼痛加重，肘部、膝部、大腿也出现疼痛，感身软乏力，精神不佳，伴夜间入睡困难、多梦、易醒、脾气暴躁、肠鸣气多、纳食减退、舌尖有麻木感，无发热恶寒、恶心呕吐、腹泻等，经当地医院诊疗无好转，遂至我处就诊。

［体格检查］双侧枕骨下、斜方肌外上缘、冈下窝、第 2 肋骨胸骨连接处、L₃ 横突处、髂嵴缘下、膝关节内侧缘及左侧肱骨外上髁远端、冈上窝内侧、右侧大腿外后侧等处压痛明显。臂丛神经牵拉试验、下肢直腿抬高及

加强试验（－）、未查及明显关节肿胀。皮肤感觉及腱反射正常，病理征未引出。

［辅助检查］血常规、尿常规、大便常规、肝功能、肾功能、血糖、血脂正常，ESR 18mm/h，CRP（－），RF（－），ASO（－），抗 CCP（－）。颈椎X线片示颈椎退行性变。

［主要诊断］纤维肌痛综合征；胃肠道功能紊乱。

［处置方法］针刀松解术，辅以穴位针刺、中西药物、心理辅导。

［操作方法］患者先取俯卧位，胸、腰部垫枕，取双侧风池、肩井、天宗、L₃横突处、髂嵴缘下、冈上窝内侧、右大腿外后侧压痛点处；再取仰卧位，膝下垫枕，定位于第2肋骨胸骨连接处、膝关节内侧缘、左侧肱骨外上髁远端处。常规消毒、铺巾，戴无菌手套，根据治疗点部位深浅分别采用Ⅰ型4号1.0mm针刀，刀口线与各附近肌纤维方向平行，直达痛处，松解2～3刀，有松动感后出刀。最后取侧卧位，选肝俞、胆俞、脾俞、胃俞、三阴交、安眠、神门、照海、申脉、四神聪等穴毫针针刺得气后留针20～30分钟。予柴胡疏肝散合身痛逐瘀汤加减，每日1剂，连服7天；口服依托考昔每次60mg，每日1次，连服7天，进行综合治疗。

［操作要点］须认真触摸寻找紧张、硬结、压痛最明显处定点；于肩井穴处，宜将肌肉拿捏提起，再行针刀治疗，以避免刺入胸膜腔、刺伤肺尖。

［二诊］首诊7天后复诊，诉全身多处疼痛均有所减轻，纳食好转，仍入睡困难，但梦减少，精神状态稍好转，肠鸣矢气减少，仍感舌尖微麻，易疲劳。按前方案再次行针刀松解术、穴位针刺、中西药物治疗，配合心理疏导。

［三诊］二次诊疗7天后复诊，诉全身疼痛均明显减轻，睡眠改善，疲乏感减轻，纳食可，感晨起颈腰背僵硬，活动后好转，舌麻消失。之后每周复诊1次（共2次），后未再前来复诊。1个月后，患者全身疼痛、晨僵、疲乏感轻微，但遇寒后有所加重，睡眠可，暴躁情绪显著改善。

诊疗体会： 纤维肌痛综合征表现为广泛的肌肉和关节疼痛、疲劳、睡眠障碍和多发性压痛点，发病机制不清，可能与心理障碍、内分泌紊乱、免疫功能失调等有关，多数学者认为其属于中医学"筋痹"范畴。又因其兼夹症复杂多变，病情缠绵难愈，常规消炎止痛、推拿理疗、膏药等治疗往往收效甚微。其压痛点较明确，多呈对称性，多位于肌肉韧带筋结之处。《灵枢·周痹》曰："故刺痹者，

必先切循其下之六经，视其虚实，及大络之血结而不通。"结合针
刀医学慢性软组织损伤动态平衡失调理论，针刀松解挛缩、硬结，
可以速达通络止痛，恢复力学平衡之效；再辅以针灸及中药舒肝调
脾、逐瘀通络、心理疏导、有氧锻炼等，可加强疗效。

（陈润林）

二十六、强直性脊柱炎

李某，男，34岁，重庆市武隆区人，从事零部件加工工作。

[就诊时间] 2020年12月7日。

[就诊地点] 重庆市武隆区中医院。

[主诉] 反复腰部酸痛 2$^+$ 年，加重伴右膝关节肿痛1周。

[现病史] 2$^+$ 年前患者出现腰骶部酸痛，晨起时甚，伴僵硬不适感，活动后症状明显减轻，白天基本不影响工作，未引起重视。8个月前出现下半夜腰部酸痛，自行睡前贴膏药后缓解，但久坐后、气温下降时诱发或加重，病情反复，曾到当地卫生院及私人诊所按腰肌劳损予针灸、拔罐等治疗，症状时轻时重。1周前，上述症状加重，伴背部酸痛不适，右膝肿胀疼痛，行走不便，前来我院就诊。

[体格检查] C_7、T_1、$T_7 \sim L_5$ 棘突间隙、棘突旁广泛性轻压痛，骶棘、左侧骶髂关节下段处、双侧髂嵴中点及下外侧处压痛，腰部前屈、后伸及胸廓活动轻度受限，右膝关节轻度肿胀、皮温略增高，周围无明显压痛；左"4"字试验（＋）、右"4"字试验（±），双下肢直腿抬高试验（－）；皮肤感觉及腱反射正常，病理征未引出。

[辅助检查] 腰椎X线片示腰椎生理曲度变直，可见椎体上下缘轻度钙化影。骶髂关节X线片示左侧骶髂关节边缘模糊不清，边缘硬化，关节间隙明显变窄，右侧骶髂关节边缘模糊，边缘轻度硬化，关节间隙轻度狭窄。ESR 40mm/h，HLA-B27（＋），RF、抗CCP、抗核抗体谱（－）。

[主要诊断] 强直性脊柱炎伴右膝关节炎。

[处置方法] 针刀治疗为主，辅以手法整复、药物治疗。

[操作方法] 患者取俯卧位，腹部垫枕，定位于 $L_{1\sim5}$ 棘突间及棘突双侧旁开2cm左右，骶正中棘处由上至下3处压痛点，左骶髂关节下段2处压痛点，双侧髂嵴缘2处压痛点。常规消毒、铺巾，戴无菌手套，腰椎棘突间及

骶正中棘处采用Ⅰ型4号1.0mm针刀，其他治疗点采用Ⅰ型3号1.0mm针刀。腰椎周围点及骶棘点等刀口线与人体脊柱纵轴平行，直达棘间韧带或横突间肌、横突间韧带，调转刀口线90°，横行切开剥离2～3刀。骶髂关节点刀口线与骶髂关节面平行进针刀，刺入3～5cm，刺切2～3刀，留针5分钟。术后施以双手叠按弹压手法，进一步松解腰骶部周围软组织的粘连、挛缩。予口服美洛昔康每次15mg，每日1次。甲氨蝶呤每次7.5mg，每周1次。中药汤剂温阳散寒、逐瘀通络。

[操作要点] 在腰椎棘突间点治疗时刀口线沿下位棘突上缘骨面，横行切开剥离，注意掌握深度，以避免刺入椎管内。在脊柱横突间点治疗时针刀先达横突骨面，再调整针刀至横突上缘，沿横突上缘切开剥离横突间肌和横突间韧带。在骶髂关节点治疗时针刀沿骶髂关节面刺入3～5cm，作刺切，因关节骶面与髂面凹凸不齐，相互嵌合，不宜作剥离治疗，可适度留针以加强疗效。

[二诊] 患者1周后复诊，述腰骶背部、右膝关节疼痛明显减轻，查C_7、T_1、$T_{10\sim12}$、$L_{4\sim5}$棘间及棘旁轻压痛，骶正中棘中点处、双侧L_3横突处压痛。胸廓活动度无明显改善，腰部前屈时活动度可。予上述棘间、棘旁、骶棘、双侧L_3横突端针刀治疗，叠按弹压手法，续配合前方案中西药物治疗。

[三诊] 间隔1周后门诊复诊，述腰骶背部疼痛较前再减轻，晨起无明显僵硬感，呼吸及腰部前屈、旋转活动无明显受限，右膝已无疼痛。续予前方案药物按疗程治疗，指导脊柱、关节康复训练，预防强直改变。之后患者每月（共3月）复诊1次，调整药物治疗方案，坚持康复训练。病情控制良好。

> **诊疗体会**：强直性脊柱炎主要表现为附着点炎，常见脊柱活动度下降、胸廓活动度降低、受累关节和周围肌腱的压痛以及外周关节肿胀等，病情进展则脊柱强直、畸形、关节功能障碍等。中医学认为，强直性脊柱炎与经筋致病的发病机制具有异曲同工之处，强直性脊柱炎相当于中医学"大偻""竹节风""骨痹"，多因风、寒、湿等邪气留滞经脉，久而伤及营卫气血，瘀血痰浊阻滞经脉，留于腰背而痛。按照"关为经之阻，骨突为筋之结，结为痛之宗"的理论，在足太阳经筋循行路径上以骨突作为主要治疗点，运用针刀松解术能有效解除脊柱周围、骶髂关节等的粘连、挛缩、瘢痕和堵塞，是改善、延缓、控制病情进展较好的治疗方法。因该病与免

疫、遗传等因素密切相关，需坚持配合药物免疫抑制、消炎止痛等治疗，并指导其坚持脊柱、关节康复训练，以巩固和提高疗效。

（陈润林）

二十七、腰大肌劳损

冉某，男，35 岁，重庆市丰都县事业单位职工。已婚已育。

［就诊时间］2022 年 8 月 7 日。

［就诊地点］丰都县中医院。

［主诉］腰部隐痛 1 年，伴腹股沟疼痛 3 天。

［现病史］患者自诉 1 年前腰部扭伤后出现剧烈腰痛伴活动受限，自行使用云南白药喷雾剂及膏药外用数天，疼痛缓解，未持续治疗。而后，逐渐在劳累及久坐后出现腰部酸痛，休息可缓解。3 天前患者腰痛再发并明显加重，伴右腹股沟疼痛，直不起腰，自行再予云南白药膏贴敷后无明显改善，遂来就诊。

［体格检查］站立时稍佝偻状，后仰时腰痛加重。俯卧时腰背部肌肉无明显紧张及压痛。仰卧位右髋被动屈曲时阻力较左侧明显，右股骨小转子处紧张、压痛，右腹股沟股动脉搏动处外侧触及筋结点，压痛明显。食眠可，二便调，舌质略暗，苔薄白，脉弦涩。

［辅助检查］腰椎 X 线、MRI 检查未见明显异常。

［主要诊断］中医诊断：腰痛（气滞血瘀证）。

　　　　　　西医诊断：腰大肌劳损。

［处置方法］口服中药，并针刀治疗。

［口服中药］桃红四物汤加减：桃仁 15g，红花 15g，熟地黄 15g，当归 10g，川芎 10g，白芍 15g，炙甘草 5g，杜仲 10g，续断 10g。上方 7 剂，每日 1 剂，水煎，早晚温服。

［操作方法］定点：患者仰卧位，右下肢外展约 45°，先用记号笔画出股动脉及股静脉走向，再在腹股沟韧带下缘、股动脉搏动处，向外旁开 2cm 选点，以腰大肌筋结点为针刀进针点，记号笔标定。该处血管神经密集，为避免麻醉造成感觉异常，故不予局麻。

患者取仰卧位，暴露腹股沟区，常规皮肤消毒、铺巾，戴无菌手套。选取一次性无菌小针刀（0.8mm×50mm），术者左手食中指触压并固定进针点，右手持针刀，刀口线与股动脉走行方向一致，刀身与皮面垂直，迅速破皮刺入后缓慢向下继续进针，注意询问患者感觉，若有异常刺痛及触电样感时需及时调整针刀。术者结合手下针感，先直刺松解2～3cm，再向上、向下45°缓慢刺入松解1刀。待刀下有松动感后出刀，常规压迫止血，无菌辅料包扎，3天内保持术区干燥。治疗后，患者症状立刻缓解，活动无明显不适（图8-1）。

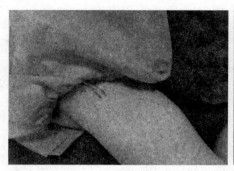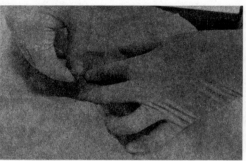

表8-1　针刀治疗腰大肌筋结点

［操作要点］腰大肌处于体内深处，其下端较表浅，选点在腹股沟进行针刀操作较为简便，但此处血管神经较多，尤其是临近股动脉，故需特别谨慎，不建议采用局麻，可采用大腿外展一定角度的体位更好分离腰大肌与股动脉，便于针刀治疗。

［复诊］针刀治疗10天后随访，患者诉腰痛及右腹股沟疼痛消失，右大腿内侧轻度牵扯感。遂约其复诊，查体：右大腿内侧足太阴经筋区域略紧张，无明显筋结点及压痛点。予右侧三阴交、阴陵泉、血海普通针刺治疗后牵扯感消失。

1个月及3个月后随访，患者诉所有症状均已消失，未复发。

诊疗体会：腰大肌损伤是导致腰痛的主要原因之一，可归于中医"腰痛""痹证"等范畴。《素问》云："腰者，肾之府，转摇不能，肾将惫矣。审如是说，则知肾系于腰，多因嗜欲过度，劳伤肾经，肾脏既虚，喜怒忧思，风寒湿毒得以伤之，遂致腰痛。又有堕坠闪肭，气凝血滞，亦致腰痛。"《灵枢·经筋》又云："经筋之病，寒则反折筋急，热则筋弛纵不收，阴痿不用，阳急则反折，阴急则俯不伸。"腰部经筋结构受到损伤后，出现挛缩、粘连、瘢痕等，日久成瘀，致经筋通路受阻形成筋结点或条索。通过针刀松解筋结点，破瘀通络，气血得以畅通运行，筋脉肌肉得养而疼痛自消。同时辅桃红四物汤加减以活血化瘀，祛瘀止痛，加强及巩固针刀治疗效果。从西医角度，腰大肌位于脐下，是唯一一块从腰部越过骨盆到达腿部的肌肉，对于无骨质异常及无明显诱因出现的腰痛，通过针刀松解腰大肌常可见奇效。日常生活中，腰大肌常被磨损，易出现筋膜挛缩增厚和肌肉粘连，从而摩擦或卡压周围神经、血管。针刀通过松解挛缩、粘连，解除肌肉、神经血管的卡压，能快速缓解疼痛。

（刘晓嵘）

二十八、腰方肌劳损

病例 1

路某，女，35 岁，舞蹈教师。

［就诊时间］2023 年 2 月 18 日。

［就诊地点］重庆市酉阳土家族苗族自治县人民医院。

［主诉］反复左侧腰痛 1^+ 月。

［现病史］1^+ 月前患者无明显诱因反复出现左侧腰部疼痛，无下肢放射痛，无肢体麻木乏力等。多次以"腰椎间盘突出症"予药物、推拿等治疗，仍反复发作。常因劳累后在后伸、前屈、侧屈时出现左腰臀部疼痛，牵扯至左髋关节。

［体格检查］脊柱无侧弯，腰及下肢皮肤无红肿、青紫、疱疹，无皮温改变，左 $L_{3\sim4}$ 横突旁深压痛，左侧髂嵴最高点内侧压痛，腰部无叩击痛，骶髂关节无压痛及叩击痛。骨盆挤压试验、双侧"4"字试验、直腿抬高试验（－）。四肢肌力、肌张力正常，双下肢浅感觉对称引出，腱反射对称，双下肢无水肿，病理征未引出。

［辅助检查］腰椎 MRI 示 L_5/S_1 椎间盘突出，L_5 椎体终板炎，腰椎骨质增生。

［主要诊断］腰方肌损伤。

［处置方法］针刀松解术。

［操作方法］患者取俯卧位，暴露腰部，腹部垫枕。定位：腰方肌在髂嵴内侧唇后部的压痛点。常规皮肤消毒、铺巾，戴无菌手套。术者左手拇指触压并固定进针点，1% 利多卡因局部浸润麻醉。采用汉章 Ⅰ 型 4 号 0.8mm 针刀，刀口线与身体纵轴平行，快速刺入皮肤后缓慢进针至髂嵴骨面，刀柄尾侧向上倾斜至 10°～15°，针尖向下紧贴髂嵴内侧面进入腰方肌，纵向疏通横向剥离 3～5 刀，出针刀，棉球充分按压止血，创口再次消毒后无菌纱布覆

盖，3天不沾水。

[操作要点]针刀操作时需缓慢谨慎，进针方向和深度要严格把控，在松解病灶时，避免深入盆腔，减少损伤及出血。

[二诊]首次针刀治疗7天后患者复诊，诉左腰部疼痛缓解，但侧屈时仍感胀痛，久行、久站后疼痛明显，于L₃横突尖外侧压痛点处再行针刀治疗，以松为度。

[三诊]二次针刀治疗7天后患者门诊复诊，诉左腰部疼痛明显好转，行走活动自如，但仍于久坐及上课后腰部酸胀不适。嘱其于家中行腰方肌拉伸训练及腰部核心肌群训练，后电话回访，患者左侧腰痛明显缓解。

> **诊疗体会：**《素问·痿论》云："宗筋主束骨而利机关也。"腰方肌位于脊柱两侧，起于髂嵴内侧半，外侧肌纤维向上附着于第12肋的内侧半，内侧肌纤维向上分别通过4个小肌腱连于$L_{1\sim4}$的横突尖，是脊柱侧屈旋转的重用肌肉。腰大肌因闪挫、劳损出现牵掣、疼痛、弛纵等症而致腰部功能障碍。本案采用的针刀疗法融合了传统针灸与现代医学的优点，可切割松解粘连肌纤维，被广泛应用于临床骨伤科病症的治疗。腰方肌附着点中L_3横突及髂棘内侧易受外力影响而出现损伤，使周围组织发生渗出、水肿等改变。针刀可直接作用于病变组织，发挥减轻水肿、镇痛的作用。另外，患者日常注意自行加强腰方肌的拉升及腰腹部核心肌群的训练，可提高腰椎稳定性，避免反复发作。

（何或砚）

病例2

吴某，男，55岁，大英县蓬莱镇人，从事开锁工作。

[就诊时间]2023年3月12日。

[就诊地点]四川省大英县中医医院。

[主诉]腰痛间作5⁺年，加重1周。

[现病史]5⁺年前，患者弯腰劳累后出现腰部酸胀痛，久坐、久行后加重，卧床休息后缓解。曾多次在门诊行针灸、推拿等治疗，病情时轻时重。1周前，患者劳累后腰痛复发加重，休息后未见缓解，遂再次前来就诊。

[体格检查]腰椎棘突、棘间无明显压痛，两侧腰椎横突压痛，以右侧为甚，右侧臀中肌压痛。站立位时左侧侧弯腰痛阳性，右侧侧弯腰痛阴性。俯

卧位查及右侧下肢略短于左侧。双下肢直腿抬高试验、"4"字试验（－）。

［辅助检查］腰椎 X 线平片示腰椎骨质增生，轻度左侧侧弯。腰椎 CT 示 $L_{4\sim5}$、$L_5\sim S_1$ 椎间盘膨出。骨盆 X 线平片示左侧骨盆轻度内旋。

［主要诊断］右侧腰方肌损伤。

［处置方法］针刀松解术。

［操作方法］患者取俯卧位于治疗床上，术者立于治疗床的右侧，定位于右侧腰方肌髂嵴起点处（简易取点：手掌五指伸直并拢置于脊柱中线位置，指尖向头侧，手指方向与人体纵轴平行，手掌拇指侧与脊柱中线重叠，小指侧缘与髂嵴的交点即是定点位置）。常规消毒、铺巾，戴无菌手套。采用汉章 I 型 3 号 1.0mm 针刀，刀口线与人体脊柱纵轴平行，加压、分离、刺入，缓慢进针到达髂骨骨面，往上探至髂骨上沿落空，随即调转刀口线 90°，在髂骨上沿左右松解 5～10 刀，有松动感后退出针刀。针眼处贴敷创可贴，2 天内保持术区干燥。随后行腰椎、骨盆手法正骨。治疗结束后再查体可见双下肢等长。

［操作要点］进针处下方有臀上皮神经走行，治疗时应避免动作粗暴，损伤神经。腰方肌在髂嵴的附着范围比较大，所以在进针点的左右都要进行松解，但在髂嵴上沿有突破落空感后要马上回到骨面，避免损伤深层组织。如患者疼痛耐受度较差，治疗前可先于定点处局部麻醉，治疗结束后可予口服止痛药备用。

［二诊］首次针刀治疗 7 天后患者复诊，诉腰痛明显缓解，久站久坐后腰部轻微酸胀。右侧 $L_{3\sim5}$ 横突尖仍有较明显压痛。遂于右侧 $L_{3\sim5}$ 横突尖腰方肌止点处针刀松解，辅以腰椎、骨盆手法调整。治疗结束后嘱患者勿久坐，避免弯腰负重，加强腰方肌拉伸锻炼。

两次治疗后，患者未再复诊。1 个月后随访，诉腰痛症状完全消失，恢复正常工作生活。

> **诊疗体会**：腰方肌在人体属于宽厚扁肌，其动态平衡对于稳定腰椎的静态、序列至关重要。腰方肌损伤后常会导致腰椎两侧牵拉力学失调，从而使脊柱动态稳定失常。《寿世保元》云："盖气者，血之帅也，气行则血行，气止则血止，气温则血滑，气寒则血凝。"患者弯腰工作时体位不正，腰部用力不当，屏气闪挫，劳作太过，致腰方肌损伤，腰府筋脉气血受损，气血运行不畅，使腰部气机壅滞，血络瘀阻而生腰痛。针刀治疗可疏通经络，畅通气血运行，加上手法调整腰部整体力学平衡，达到阴阳协调、通经止痛的目的。

（李 强 代 勇）

二十九、竖脊肌下段劳损

余某，女，63岁，重庆市武隆区庙垭乡人，务农。

[就诊时间]2023年6月14日。

[就诊地点]重庆市武隆区中医院。

[主诉]反复腰痛3年，加重伴活动轻度受限1周。

[现病史]3年前患者弯腰搬物用力不慎出现腰部疼痛，前俯后仰均受限，休息1个月后逐渐缓解，后腰痛时有反复。1周前，伸懒腰时再发腰部疼痛，程度较前明显加重，呈持续性胀痛，无下肢症状，自行口服止痛药（具体不详）未效，遂前来就诊。

[体格检查]患者腰曲变直，$L_1 \sim S_1$ 棘突旁压痛伴有条索状，按压 $L_{2 \sim 3}$ 棘突旁时可放射至双侧髂后上棘周围，双下肢直腿抬高试验及加强试验（±），皮肤感觉及腱反射正常，病理征未引出。

[辅助检查]腰椎MRI示腰椎退行性变；$L_{3 \sim 5}$ 椎间盘变性，$L_{4 \sim 5}$ 椎间盘轻度膨出；竖脊肌萎缩。

[主要诊断]竖脊肌下段劳损。

[处置方法]针刀松解术。

[操作方法]患者取俯卧位，暴露腰部，腹部垫枕，仔细触诊腰骶部压痛伴条索部位，记号笔标记。常规皮肤消毒、铺巾，戴无菌手套。左手拇指按压并固定相应条索，采用汉章Ⅰ型4号0.8mm针刀，右手执刀，斜刺进针法，切割条索2~3刀；用汉章Ⅰ型3号0.8mm针刀，于双髂后上棘缘向上3cm处斜下方进针，点刺髂骨内缘腰髂肋肌止点；双侧成骨穴点刺放血。完成操作后出针，常规压迫止血，无菌辅料包扎，3天内保持术区干燥。

[操作要点]竖脊肌属于腰后浅层肌肉，针刀刺入不宜过深，需仔细体会针感，勿过度刺激，以减少损伤及出血。

[二诊]首次针刀治疗1周后患者复诊，诉腰部疼痛明显缓解，但后伸时骶尾部还有痛感。用针刀于 S_2 棘突向两侧斜刺，松解胸最长肌及多裂肌的压痛或条索处，以松为度（图8-2）。

[三诊]二次针刀治疗7天后患者门诊复诊，诉疼痛已好转，活动基本自如，但仍于阴雨天或劳累后

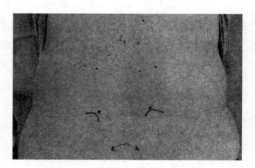

图8-2 竖脊肌阿是穴、S_2 棘突

感腰骶部酸胀不适。嘱其腰骶部热敷，每次 30 分钟，每日 1 次，每日行麦肯基脊柱训练操 1～3 步骤，每次 15 分钟，每日 1 次。2023 年 8 月 15 日随访，患者诉腰痛好转，未再反复，已恢复田间劳作。

> **诊疗体会**：《素问·刺腰痛》指出："少阳令人腰痛，如以针刺其皮中，循循然不可以俯仰，不可以顾，刺少阳成骨之端出血，成骨在膝外廉之骨独起者。"该例患者腰痛不可俯仰，不可以顾，疼痛部位与足太阳经、足少阳经的循行路线重合。循经取穴，疏通隧道，成骨刺络，祛瘀生新，使气血畅运，故可取效（图 8-3）。
>
>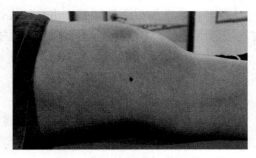
> 图 8-3 成骨穴

（冉涛声）

三十、腹内斜肌劳损

杨某，男，35 岁，办公室职员。

[就诊时间] 2022 年 10 月 12 日。

[就诊地点] 重庆市江北区中医院。

[主诉] 腰痛伴活动受限 3 天。

[现病史] 3 天前，疑因上午久坐后出现腰骶部酸胀，午睡起床后腰痛加重，并伴腰部活动受限，于诊所行针灸、敷药治疗 2 次后症状稍减轻，为求系统治疗，故就诊。现腰骶部酸胀痛，转身、翻身、起坐困难。

[体格检查] 脊柱无侧弯畸形，无明显叩压痛，腰椎左旋、左侧屈受限。右侧髂嵴中外侧缘明显压痛，右侧肋弓下缘多个敏感压痛点。直腿抬高试验、挺腹试验（－）。下肢肌力、肌张力未见异常，未查及感觉减退，腱反射对称，生理反射存在，病理征未引出。

[辅助检查] 腰椎 X 线片示腰椎生理曲度变直。

[主要诊断] 腹内斜肌劳损。

[处置方法] 针刀松解术。

[操作步骤] 患者取平卧位，充分暴露腰腹部。定点于右侧髂嵴寻找敏

感压痛点 2 点，右侧肋弓下缘定敏感压痛点 2～3 点。常规消毒、铺巾，戴无菌手套，采用汉章Ⅰ型 4 号针刀。压手深压定点部位皮肤，使髂嵴骨面突出显现，刀口线与髂嵴骨面平行，垂直皮肤快速刺入皮下后，调整针刀方向，沿着髂嵴骨面铲切 1～2 刀，出针刀。常规压迫止血，无菌敷料包扎，保持术区干燥。再于右侧肋弓下缘敏感压痛点处，提捏局部皮下组织。采用汉章Ⅰ型 4 号针刀，垂直皮肤进针达肌肉层，点刺，出针。

［操作要点］肋弓下缘敏感点进针，提捏局部组织时，范围宜大，否则只将表层筋膜捏起，不利于刺激到深部的腹内斜肌。

［复诊］针刀治疗后，患者症状当即缓解大半，第 2 天电话回访，症状基本消失。

> **诊疗体会**：本例患者为腰骶疼痛，通过诊察，考虑肋弓下缘和髂嵴腹内斜肌起止点病变，运用针刀松解病灶，充分体现了中医"调阴治阳""后病前治"的治疗理念。正如《灵枢·根结》云："用针之要，在于知调阴与阳"，《素问·阴阳应象大论》亦言："故善用针者，从阴引阳，从阳引阴"。腰痛可以通过针灸或者针刀的应用，从阴治阳，从阳治阴，调节阴阳平衡，使机体处于"阴平阳秘"状态，顺应了中医治病的阴阳整体观。

（晏　飞）

三十一、腹外斜肌劳损

王某，男，42 岁，重庆市九龙坡区杨家坪人。

［就诊时间］2023 年 5 月 15 日。

［就诊地点］重庆市九龙坡区人民医院疼痛康复科。

［主诉］左侧腰部胀痛伴胁肋疼痛 2 个月。

［现病史］2 个月前，患者在弯腰搬重物时腰部用力转动后，突然出现左侧腰部及胁肋胀痛，疼痛区域固定不移，局部肌肉紧张，无恶心呕吐、口苦咽干、左侧下肢麻木等症，于当地诊所给予抗炎止痛等对症治疗后，病情稍改善。求进一步诊治，于我科门诊就诊。刻下症见腰椎弯曲受限，转身时左侧腰部及胁肋胀痛加重。

［体格检查］腰椎活动受限，无肾区叩击痛，左侧胁肋部第 8、9 肋骨处压痛，侧屈位做脊柱旋转活动时左侧胁肋部疼痛加重，左髂嵴前上缘压痛，

仰卧挺腹试验（−），双下肢肌力正常，双侧腱反射正常。病理征未引出。

［辅助检查］胸腰椎 X 线片未见明显异常。

［主要诊断］左侧腹外斜肌劳损。

［处置方法］针刀松解术。

［治疗方法］患者取右侧卧位于治疗床上，患侧在上，右侧下肢伸直，患侧下肢屈曲。术者立于患者右侧，先确定左侧第 8、9 肋骨面压痛点，做好标记，治疗点局部麻醉，采用 I 型 4 号 0.8mm 针刀在压痛点附近的肋骨面上进针，刀口线与肌纤维走向一致，先纵向、后横行剥离，当刀下有松动感时出针刀；在左髂嵴前上缘，针刀至骨面，切割松解，以松为度。纱布压迫止血，无渗血后敷以弹性创可贴。

［操作要点］在腹外斜肌肋骨面附着点进刀时，只能在肋骨面上或肋骨下缘紧贴骨面操作，以免刺破胸膜出现气胸。

> **诊疗体会**：腹外斜肌为宽阔扁肌，位于腹前外侧部的浅层，起自下位八根肋骨的外面，肌束由外上斜向前下方，后部肌束向下止于髂嵴前部，上中部肌束向内移行于腱膜。腹外斜肌能够使人体躯干稳定以及做回旋动作。因此，人体躯干于前屈位做回旋动作时，位于下位八根肋骨上的起点以及髂骨嵴前部边缘的止点处均易出现损伤。若起点损伤则会引起胁肋部疼痛、压痛。止点损伤多表现为患侧腰部疼痛，伴腰部活动稍受限，多无双侧下肢行走不利及麻木冰冷感。针刀治疗可对腹外斜肌损伤后的起止点相应压痛点进行松解，具有良好疗效。

（邹德生）

三十二、腹横肌劳损

李某，男，52 岁，重庆市巫山县人，从事建筑工作。

［就诊时间］2022 年 7 月 12 日。

［就诊地点］重庆市巫山县人民医院。

［主诉］左侧腰痛及下腹痛 1 周。

［现病史］1 周前，患者弯腰拾物时突然打了一个喷嚏，当即出现左侧腰部及下腹闷痛，程度较重，NRS 评分：6 分，直腰及起坐困难，咳嗽或深呼吸等可诱发疼痛加重，自行外用膏药效果不显，至院外诊断为"椎间盘突

出"，并多次行腰部物理治疗后无明显缓解，遂来就诊。

［体格检查］左侧髂后上棘内侧缘软组织板结伴明显压痛，左侧髂骨缘内侧、耻骨梳、耻骨嵴等多处压痛，左侧腹直肌张力增高，左弓状线外侧缘压痛明显，四肢肌力、肌张力正常，双下肢无水肿，生理反射存在，病理征未引出。

［辅助检查］腰部 MRI 示 $L_{4\sim5}$、$L_5\sim S_1$ 椎间盘突出；左侧腹直肌、腹横肌肌腱水肿。

［主要诊断］左侧腹横肌、腹直肌劳损。

［处置方法］针刀 + 手法松解。

［操作方法］患者仰卧位，四肢放松，髋膝关节稍屈曲，做好腹部进针点（左弓状线外侧缘、耻骨嵴）标记，术者立于治疗床的右侧，常规消毒、铺巾，戴无菌手套，采用汉章Ⅰ型 4 号 0.8mm 针刀，刀口线与人体纵轴平行，直达肌腹，松解 2～3 刀，有松动感后退出针刀，常规压迫止血，针眼处创可贴覆盖。

(1) 松解腹直肌：患者仰卧，医者位于患者左侧，一手定点卡位于耻骨嵴，另一手卡位于腹直肌板结处，令患者轻轻晃动骨盆，感觉手下松动即可。

(2) 松解弓状线外侧缘：医者右手定点卡位于左弓状线外侧缘板结处，令患者双手拉住医者手臂带动身体缓缓起身，医者感觉手下松动，腹直肌在手下滑动即可。

(3) 松解腹横肌附着点：患者坐位，抬头挺胸，双手放于脑后，肘关节外展，医者一手定点卡位于左侧髂后上棘内侧缘，另一手定点卡位于左侧髂骨缘内侧板结处，令患者向左转身，医者顺势展平板结组织。

［操作要点］由于弓状线的存在，腹直肌与腹横肌呈现嵌插交锁的结构特征，故在治疗腹横肌和腹直肌损伤常常需要同时治疗腹直肌、腹横肌和腹直肌鞘弓状线。针刀治疗每次间隔 3～7 日，3～5 次为 1 个疗程。操作者需谨记腹部局部解剖，针刀快速刺入皮下后注意进针深度，肌腹上穿过即可。

［二诊］患者首次治疗 7 天后诉腰部疼痛较前有所缓解，但在起坐时仍有轻度疼痛，NRS 评分 3 分。查体发现左侧髂后上棘板结有较大好转，但仍有小结节伴结节点处压痛；左弓状线压痛减轻，其余痛点减少。再次行左髂后上棘内缘针刀松解，此次重点松解痛点周围腱膜。

［三诊］患者再次针刀治疗后已无明显疼痛，NRS 评分：1 分，但在腰部弯腰活动后仍有轻度不适。嘱其注意腰部保暖，减少腰部活动，适当进行腰部锻炼。2022 年 10 月 17 日随访，患者诉无不适，工作生活不受影响。

诊疗体会：《灵枢·经筋》云："足阳明之筋，起于中三指……上循胁属肾。"足阳明之脉属带脉络督脉，故阳明经气阻滞，可致阳明腰痛，如《素问·刺腰痛》云："阳明令人腰痛，不可以顾，顾如有见者，善悲。"吴昆注："如有见者，仲景所谓如见鬼状是也。善悲者，阳明热甚而神消亡也。"本例患者疼痛部位与足阳明胃经、带脉的循行路线重合，针刀疏通经络，散瘀祛滞；并联合推拿手法理筋整复，从而"骨正筋肉，气血以流"，故效。

（张　勇）

三十三、腹直肌劳损

袁某，女，44 岁，重庆市南川区人，保洁员。

[就诊时间] 2023 年 7 月 26 日。

[就诊地点] 重庆市南川区中医医院。

[主诉] 反复腰骶部疼痛 5$^+$ 年，加重 2 个月。

[现病史] 5$^+$ 年前，患者无明显诱因出现腰骶部疼痛，痛处固定，疼痛性质不详，呈持续性，夜间明显加重，到院外予小针刀治疗 5 次后未见缓解，遂出院。后患者病情反复发作，常于劳累后加重，多次于外院住院行针灸、针刀、敷药等治疗后仍未见好转。2 个月前，患者因劳累后出现腰骶部疼痛加重，呈进行性，夜间尤甚，每日夜间均会痛醒，痛处固定，以胀痛、刺痛为主，严重影响睡眠及生活，为求进一步治疗，遂前往我院就诊。

[体格检查] $L_{4\sim5}$、$L_5\sim S_1$ 棘突及双侧椎旁轻压痛，无叩击痛，双侧臀肌紧张、起止点无明显压痛，双侧腘绳肌紧张、起止点无明显压痛，双侧腹直肌紧张，腹直肌起点压痛（+++）、止点（++），腰部屈曲、旋转活动正常，伸展受限，双下肢直腿抬高试验及加强试验（−），双侧股神经牵拉试验（−），双下肢皮肤感觉正常，腱反射正常，病理征未引出。

[辅助检查] 腰椎 MRI 示 $L_{4\sim5}$、$L_5\sim S_1$ 椎间盘变性膨出。腰椎轻度骨质增生改变。

[主要诊断] 腹直肌劳损。

[处置方法] 针刀+手法松解整复术。

[操作方法] 患者取仰卧位，术者立于治疗床右侧，定位双侧第 5、7 肋软骨、双侧耻骨棘、耻骨联合。常规消毒、铺巾，戴无菌手套，采用 I 型

4 号 0.8mm 针刀，刀口线与腹直肌走行平行，到达骨面后调转刀口线 90°，松解 2～3 刀，刀下松动后拔出针刀，压迫止血，用无菌敷料覆盖包扎。

[操作要点] 胸腹部肌肉层较薄，操作者需熟练掌握局部解剖，松解肋骨面时，需严格控制进针方向及深度，避免刺入胸腔。松解双侧耻骨棘、耻骨结节及耻骨联合时，针刀应快速刺入皮下，并严格控制进针方向及深度，松解幅度不宜过大，避免损伤腹部脏器。

[二诊] 首次针刀治疗后第 2 天，患者腰骶部疼痛较前缓解，夜间仍感疼痛，但程度较前减轻。3 天后，予以手法松解双侧腹直肌起止点，并调整腰 5 椎体旋转，纠正骶骨错位，调整骨盆后倾。手法松解整复后，再予以双侧腹直肌肌内效贴以恢复肌肉功能。

[三诊] 针刀及手法松解整复后 7 天，患者腰骶部疼痛较前缓解，夜间仍有间断性疼痛，但程度较前明显减轻，无夜间痛醒。再次予以小针刀松解腹直肌起止点。

[四诊] 患者第二次针刀治疗后，腰骶部疼痛基本消失，偶有夜间疼痛，无痛醒。指导患者调整体态，纠正坐姿，居家训练髂腰肌、股四头肌、腰背肌，拉伸腘绳肌、腹直肌等。10 天后随访，患者诉腰骶部疼痛已消失，劳累、久坐后偶有腰骶部酸痛，偶有夜间疼痛，不影响正常工作及生活。

诊疗体会： 在中医学理论中，劳损腰痛的主要病因是气血不畅、筋脉受损、肾气不足等。《素问·宣明五气》记载："五劳所伤，久视伤血、久卧伤气、久坐伤肉、久立伤骨、久行伤筋。"腹直肌损伤是临床上并不少见的引起腰痛的疾病，多由腹直肌或其腱鞘的急慢性损伤性炎症所致，首要症状是受伤部位疼痛，可以累及下腹部及腰背中部。本案患者腰骶部疼痛时间久，在其腹直肌上可以触摸到条索状的结构，且可以找到"扳机点"。《素问·阴阳应象大论》记载："审其阴阳，以别柔刚，阳病治阴，阴病治阳。"故治疗时采用针刀直接刺激腹直肌扳机点来消除疼痛和放松腹直肌，松解患者紧张的肌肉及筋膜，以达到"调阴治阳"的目的，快速缓解患者腰痛；再通过松解整复类手法调整患者骶骨、椎体、骨盆，恢复正常脊柱生物力学平衡，并辅以居家康复训练，从而在根本上改善患者的腰痛。

（杜 燕）

三十四、剑突综合征

顾某，女，52 岁，重庆市武隆区居民。

［就诊时间］2022 年 7 月 22 日。

［就诊地点］重庆市武隆区中医院。

［主诉］反复剑突部疼痛不适 3⁺ 月，加重 10 天。

［现病史］患者述 3⁺ 月前自觉剑突部疼痛，予搽药酒等治疗有所好转。10 天前，做完清洁卫生后上述症状加重，咳嗽、转身及扩胸时疼痛加重，无恶心、呕吐、腹泻等，予自搽药酒及夜间贴膏药后未见好转，遂来就诊。

［体格检查］剑突尖部及两侧压痛明显，按压尖部时可引起患者上腹部疼痛不适，胸骨部位无压痛，双侧肋弓无压痛，剑突下上腹部无深压痛、反跳痛，墨菲氏征（－）。

［辅助检查］胸部 X 线正位片示双肺纹理略粗乱，未发现其他异常。心电图示窦性心律。

［主要诊断］剑突综合征。

［处置方法］针刀松解术。

［操作方法］患者取俯卧位于治疗床上，术者立于治疗床的右侧，定位于剑突及其周围压痛处。常规消毒、铺巾，戴无菌手套，采用Ⅰ型 4 号 1.0mm 针刀，刀口线与腹直肌纤维方向一致，针刺达骨面，对压痛点及硬结纵行切割疏通，横行摆动剥离。再调整刀口线 90°，至剑突下端尖处，沿腹直肌纤维方向纵行松解 2～3 刀，有松动感后退出针刀。

［操作要点］治疗时针刀以达骨面为准，勿向深处刺切，以避免进入胸腹腔，甚至损伤脏器。对剑突下端松解时，在剑突骨面及周围需仔细触摸，若有硬块或硬结，需逐一切开剥离，刀下松动感即可。

［二诊］首次针刀治疗 1 周后患者复诊，剑突部疼痛明显减轻，咳嗽、转动上半身、做扩胸动作时无明显牵扯痛。查体剑突下端尖部有轻压痛，但不按压时患者无疼痛。予局部外搽双氯芬酸二乙胺乳胶剂，未再行针刀治疗。2022 年 8 月 27 日随访，诸症若失。

诊疗体会：剑突位于胸部正中胸骨最下端，上腹部软组织与骨相连接处，两侧肋弓交会处，是腹壁筋膜、腹直肌的附着点，在姿势不正、用力不慎的情况下易导致损伤，形成剑突综合征。《素问·调经论》指出："病在脉，调之血；病在血，调之络；病在气，调之卫；病在肉，调之分肉，病在筋，调之筋；病在骨，调之骨。"本案剑突综合征病变位置较浅表，通过局部触压易明确诊断，即"病在筋，调之筋；病在骨，调之骨"，针刀针对病变部位，能准确解除其粘连、挛缩，快速恢复动态平衡失调，达到通络止痛的理想治疗效果。

（陈润林）

三十五、腰椎间盘突出症

病例 1

雷某，男，36 岁，重庆市开州区人，从事物流工作。

[就诊时间] 2022 年 8 月 29 日。

[就诊地点] 重庆市开州区人民医院。

[主诉] 腰部胀痛伴左下肢放射痛 2 个月，加重 1 周。

[现病史] 2 个月前，患者出现腰部胀痛，疼痛逐渐加重，夜间常因腰部及左小腿胀痛而醒。晨起感腰部胀痛较重，沿左侧臀部外、大腿后侧、小腿后外侧放射，跛行。左小腿下段前侧至左足背内侧及前侧长期麻木，坐位穿袜动作不能完成。近 1 周上述症状较前加重。服用止痛药症状缓解不明显，予我科门诊就诊，收入院。

[体格检查] 腰部前屈活动 20° 受限。$L_{4/5}$、L_5/S_1 椎间隙及左侧椎旁肌肉压痛（+）。左臀部、大腿后侧、小腿后外侧痛。挺腹试验（+），左下肢直腿抬高试验 40°（+），加强试验（+）。左侧膝腱及跟腱反射无减弱，左侧踇趾背侧肌力减弱，跖屈肌力无减弱。左足背内侧及前侧浅触觉减退。

[辅助检查] 2022 年 7 月 18 日重庆市开州区人民医院腰椎 MRI 示 L_3 椎体上缘许莫氏结节形成；$L_{1\sim2}$、$L_{2\sim3}$、$L_{3\sim4}$、$L_{4\sim5}$ 椎间小关节骨质增生。$L_{4\sim5}$ 椎间盘膨出伴突出（左侧后型）及变性。$L_5\sim S_1$ 椎间盘膨出伴突出（中央型）及变性。腰部软组织肿胀。

[主要诊断] 腰椎间盘突出症（$L_{4/5}$ 后外侧型）。

[治疗方法] 经电针、腰椎电动牵引、中频、超短波治疗后症状缓解不明显。9 月 2 日行针刀松解术。

[操作方法] 患者俯卧位，腹部置软枕。在 $L_{4/5}$、L_5/S_1 棘间中点及其左侧旁开 2cm，$L_{4/5}$ 棘间中点左侧旁开 3cm 定位。常规消毒、铺巾，戴无菌手套，

用 1% 的利多卡因局部麻醉。选 I 型 4 号 0.8mm 针刀治疗。

（1）第 1 支针刀松解 L_5 棘上韧带及 $L_{4/5}$ 棘间韧带的粘连、瘢痕：在 $L_{4/5}$ 棘间中点进针刀，刀口线与人体纵轴一致，向下找到 L_5 棘突骨面，在骨面上纵疏横剥 2 刀，松解 L_5 棘上韧带；然后调转刀口线 90°，针刀贴 L_5 棘突上缘骨面沿 $L_{4/5}$ 棘间方向，用提插刀法切割棘间韧带 3 刀。

（2）第 2 支针刀松解 L_5/S_1 棘间韧带的粘连、瘢痕。

（3）第 3 支针刀松解 $L_{4/5}$ 左侧关节突韧带：从 $L_{4/5}$ 棘间中点左侧旁开 2cm 进针刀，刀口线与人体纵轴一致，达 L_5 椎板骨面，沿椎板骨面向上找到韧性感，即达关节突韧带，上下提插 2 刀，然后再调转刀口线 90°，用提插刀法切割关节突韧带 2 下。

（4）第 4 支针刀松解 L_5/S_1 左侧关节突韧带。

（5）第 5 支针刀从 $L_{4/5}$ 棘间中点左侧旁开 3cm 进针刀，刀口线与脊柱纵轴平行，当刀锋到达 L_5 椎体横突骨面后，向下转移刀锋，当到达横突下侧边缘时，将刀锋向内侧移动，到达横突根部椎间孔外口上外侧。依照椎间孔外上缘的弧度调整刀口线，使刀刃始终与骨缘平齐，提插数刀，松解 L_5 神经根（出口根）周围的韧带并刺激神经，患者感觉有胀麻感传至左小腿为佳。

［操作要点］松解棘间韧带时需贴棘突上缘骨面进针，不能超过黄韧带，以免过深穿过硬脊膜进入蛛网膜下腔，出现脑脊液外漏。椎间孔外口切开的深度与骨缘的深度一致，不可过深，以免伤及神经根。

治疗后第 2 天，患者腰部胀痛明显减轻，左侧臀部外上方及左小腿外侧轻度胀痛，左足背前侧及内侧轻度麻木。晨起行走无跛行，坐位穿袜动作能完成。

［二诊］9 月 10 日在残留疼痛筋结点行针刀操作治疗 1 次，后好转出院。

［三诊］9 月 19 日在门诊行针刀治疗 1 次（治疗部位为 $L_{4/5}$ 左侧关节突韧带、$L_{4/5}$ 左侧椎间孔外口、左侧臀部外上方筋结点）。9 月 27 日随访，诉已痊愈。

> **诊疗体会：** 本例患者经常弯腰搬物品，腰部用力不当、强力负重，挫伤筋骨，导致腰部经络气血阻滞，不通则痛，属中医学"腰痛""痹证"的范畴。从经脉循行上看，患者腰脊正中痛归属督脉病症，腰脊两侧痛为足太阳膀胱经病症。《难经·二十八难》云："督脉者，起于下极之俞，并于脊里，上至风府，入属于脑。"《灵

枢·经脉》亦云："膀胱足太阳之脉……挟脊抵腰中，入循脊……其支者，从腰中，下挟脊，贯臀，入腘中。"故选取督脉点（棘突间）、夹脊点（椎旁关节突点）、膀胱经穴点（横突点）进行针刀松解、切割和剥离容易发生粘连挛缩的病变软组织，重建软组织动态平衡和脊柱生物力学平衡，改善腰椎失稳状态，同时减轻椎管压力，从而解除血管及神经根的压迫。有研究表明，腰部腧穴大多分布在背部肌肉行径路线上，针刀作用于局部腧穴，既能发挥刺激穴位的治疗作用，又能松解局部软组织的粘连瘢痕，解除局部异常应力，恢复腰椎力学平衡。

（潘海燕）

病例 2

刘某，男，59 岁，重庆市丰都县保合乡人，务农。

［就诊时间］2023 年 8 月 15 日。

［就诊地点］重庆市垫江县中医院。

［主诉］腰部疼痛伴右下肢麻木 1 个月，加重 10 天。

［现病史］1 个月前，患者因久坐后出现腰部及右侧臀部疼痛，呈持续性胀痛，右下肢麻木，晨起麻木明显，久坐后麻木加重，卧床休息后稍缓解。到我科门诊行针灸、推拿治疗后症状缓解。10 天前患者因吹空调后上症加重，右侧腰臀部疼痛明显，右下肢麻木，麻木沿下肢后侧放射至足底，腰部前屈、侧屈活动受限，久行、久坐后上症加重，无间歇性跛行，卧床休息麻木稍缓解。自行予按摩器治疗后无明显缓解，遂来住院治疗。

［既往史］患者诉既往糖尿病史，长期服用二甲双胍控制血糖（具体不详）。

［体格检查］脊柱无侧弯，腰及下肢皮肤无红肿、青紫、疱疹，无皮温改变，$L_{3\sim4}$、$L_{4\sim5}$、$L_5\sim S_1$ 棘突旁右侧压痛、叩击痛明显，右侧 L_3 横突压痛明显，右下肢后侧持续性麻木，麻木放射至足底。腰部前屈及右侧屈麻木加重，腰部右侧竖脊肌紧张、稍隆起，右侧臀部深压痛，集中在臀中肌，直腿抬高试验左（－）、右（＋），加强试验左（－）、右（＋），挺腹试验（＋），梨状肌紧张试验（－），双侧"4"字试验（－），肌力及肌张力正常，双下肢浅感觉对称引出，双下肢无水肿，皮肤感觉及腱反射正常，病理征未引出。

［辅助检查］腰椎 MRI 示 $L_{3\sim4}$ 椎间盘突出，$L_{4\sim5}$ 椎间盘向右后脱出。腰

椎退行性改变。

［主要诊断］腰椎间盘突出症、腰椎间盘脱出症。

［处置方法］因其针灸、推拿治疗效果不显，与患者沟通后，予针刀结合治疗。

［操作方法］患者取俯卧位，暴露腰部，腹部垫枕。常规消毒、铺巾，戴无菌手套，采用 I 型 4 号 0.8mm 针刀。

(1) 定位于双侧 $L_{3\sim4}$、$L_{4\sim5}$、$L_5\sim S_1$ 棘突旁 1.5cm 处，刀口线与人体脊柱纵轴平行，左手食指按于腰椎棘突上，右手持刀逐步进针直达椎旁小关节处，调转刀口线 90°，横向松解 2～3 刀，针下有松动感后退出针刀。

(2) 定位于右侧 L_3 横突压痛处，刀口线与人体脊柱纵轴平行，针体向外侧倾斜 15° 进针直达 L_3 横突尖骨面，调转刀口线 90°，在 L_3 横突尖上下操作，横向松解 2～3 刀，针下有松动感后退出针刀。

(3) 定位于右侧臀中肌压痛处，刀口线与臀中肌肌纤维走向平行，直达臀中肌深层疼痛处，松解 2～3 刀，有松动感后退出针刀。术后针眼处创可贴覆盖，3 天内保持术区干燥。

［操作要点］操作者需详悉腰部局部分层解剖，针刀快速刺入皮下后进行分层次突破，先是浅筋膜，而后深筋膜，最后达到骨面，不可刺入过深，避免进入椎管或腹腔，松解幅度不宜过大，不于骨面上过度刺激，刀锋不可越过后正中线，操作过程中注意及时和患者沟通，据患者感觉反馈调整进针方向和深度，以达到松解每个层面病灶，且能减少损伤及出血的效果。

［二诊］首次针刀治疗 7 天后患者复诊，诉右大腿后侧麻木明显缓解，但仍感腰部前屈及右侧屈后，右下肢出现轻度麻胀感，放射至右侧臀横纹，右侧臀部及 $L_{3\sim4}$、$L_{4\sim5}$、$L_5\sim S_1$ 棘突两旁疼痛缓解，右 L_3 横突旁轻压痛，久坐后感右侧腰骶部稍疼痛。继予右侧 L_3 横突旁及双侧 $L_{3\sim4}$、$L_{4\sim5}$、$L_5\sim S_1$ 棘突两旁行针刀松解治疗，以松为度。

［三诊］二次针刀治疗 5 天后患者复诊，诉腰臀部疼痛已好转，右下肢麻木好转，腰部活动后麻胀感不显，行走活动自如，但仍不耐久行、久坐。遂嘱患者自行功能锻炼，如游泳、臀桥等增强腰部核心肌肉力量，减轻腰椎间盘负荷，避免久行、久坐及负重。2 天后随访，患者诉腰痛暂未发作，生活工作良好。目前患者病程较短，紧密关注其远期疗效。

诊疗体会：《杂病源流犀烛·腰脐病源流》指出："腰痛，精气虚而邪客病也。"腰为肾之府，肾藏精，肾精亏虚，腰失濡养、温煦则致腰痛。根据中医学"经络所过，主治所及"的理论，该例患者疼痛麻木部位与足太阳膀胱经的循行路线重合。我们取足太阳膀胱经气海俞、大肠俞、关元俞为主穴，通过针刀对腰部膀胱经腧穴刺激，发现针刀可提高痛阈，修复受损神经根，缓解腰腿疼痛麻木。

（周　平）

病例3

姜某，女，73岁，重庆市某小学退休教师。

[就诊时间] 2023年3月8日。

[就诊地点] 重庆市北碚区中医院。

[主诉] 反复腰臀痛伴双下肢胀痛 2^+ 年，加重2个月。

[现病史] 2^+ 年前无明显诱因感腰臀部及双下肢胀痛，右侧为主，曾多次外院行针灸理疗，症状有所缓解，但反复发作。2个月前患者感上述症状复发加重，腰臀痛伴双下肢胀痛，以右侧胫前为主，行走100m需蹲下休息，休息10秒后症状可稍缓解。患者 20^+ 年前因"腰椎间盘突出症"行手术治疗。"高血压"病史 20^+ 年。

[体格检查] 右侧臀肌稍萎缩，腰部肌肉紧张，$L_{1\sim5}$ 棘突间及椎旁压痛，双侧臀部广泛压痛，右侧髋部及大腿外侧广泛压痛，右侧胫前压痛，腰部可见一长约8cm的手术瘢痕，直腿抬高试验（+），"4"字试验、挺腹试验（-），四肢肌力、肌张力正常，双侧腱反射对称。

[辅助检查] 双髋＋腰椎MRI示双髋关节少量积液；双侧臀中、小肌粗隆附着处肿胀，双侧臀大肌肌筋膜稍肿胀，臀部皮下软组织局部肿胀；$L_{3/4}$ 椎间盘膨出，L_1 椎间盘突出后正中型；腰椎退行性病变，$L_3\sim S_1$ 椎体终板炎，L_5/S_1 双侧小关节少量积液；$L_3\sim S_1$ 附件旁、棘间、骶尾部背侧软组织肿胀，提示筋膜炎。

[主要诊断] 腰椎间盘突出症；双侧臀肌炎；腰背肌筋膜炎；高血压病。

[处置方法] 门诊以普通电针、中医定向透药、隔物灸、红外线、手指点穴、腰椎间盘突出手法推拿等治疗5天。2023年3月13日复诊：患者诉症状无明显缓解，遂予以针刀治疗（图8-4）。

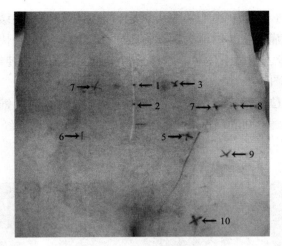

图 8-4 针刀治疗示意

[操作方法] 患者取俯卧位于治疗床上，腹部垫一小枕，常规消毒、铺巾，戴无菌手套，采用 1% 利多卡因局部麻醉后，第 1、2 支针刀定位于 L_3、L_4 棘突下沿，选 I 型 4 号 1.0mm 针刀，刀口线与脊柱纵轴平行，刀体与皮肤垂直，针刀经切口瘢痕进入，用提查刀法向瘢痕深面切割，当刀下有落空感时，提针刀到切口皮下，针柄向头侧倾斜 30°，向瘢痕深层切割，刀下有松动感时，提刀到皮下，针柄向尾侧，用同样的刀法至有松动感时出刀。第 3、4 支针刀定位于 L_3 棘突中点旁约 3cm 横突处，选 I 型 3 号 1.0mm 针刀，刀口线与人体脊柱纵轴平行，针刀进到横突骨面，刀体向外移动有落空感时，即达横突尖部，用提插刀法沿横突尖部切割 2～3 刀，然后调转刀口线 90°，刀体成 45° 向棘突方向沿横突上下缘切割 2～3 刀，深度不超过 0.5cm，有松动感后出针刀。第 5、6 支针刀定位于髂腰韧带止点髂后上棘处，选 I 型 4 号 1.0mm 针刀，刀口线与脊柱纵轴平行，针刀直达髂后上棘骨面，刀体贴髂骨内侧面进针 2cm，切割 2～3 刀。第 7、8 支针刀定位于右侧腰方肌，选 I 型 4 号 1.0mm 针刀，刀口线与人体纵轴平行，针刀到达髂骨棘调转 90° 向下切割 2～3 刀。第 9、10 支针刀定位于右侧臀大肌、臀中肌，针刀垂直皮肤，选 I 型 4 号 1.0mm 针刀，刀口线与臀大肌、臀中肌肌纤维走行一致，针刀达骨面，调转针刀 90°，切割 2～3 刀后出针刀。

[操作要点] 由于开放性手术破坏了局部解剖结构，针刀手术刀下的感觉不是正常的组织结构，而是瘢痕结缔组织，且容易误伤正常组织，故针刀操作时对局部的应用解剖应熟练掌握。由于第 3 腰椎横突最长，受损机会较多，一侧的受损，必有代偿，还有粘连和瘢痕，故针刀需松解对侧 L_3 横突。

［二诊］2023 年 3 月 20 日，患者诉腰臀部疼痛较前明显缓解，现以双臀及右小腿胫前酸痛为主，右侧为甚，行走时感觉脚步变得轻快，一次性可行走 1500～2000 步才须蹲下休息。查体：臀中肌、胫前腓总神经通路上压痛。再行针刀治疗（图 8-5）。

患者取俯卧位于治疗床上，腹部垫一小枕，常规消毒、铺巾，戴无菌手套，采用Ⅰ型 4 号 1.0mm 针刀，分别在双臀中肌及腓总神经通路上行针刀治疗。

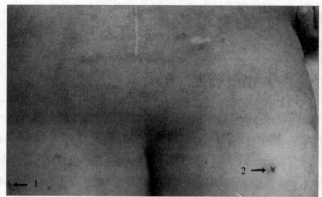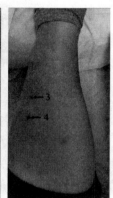

图 8-5　臀中肌及腓总神经治疗点

［注意事项］在松解腓总神经行经路线周围时，有时会碰到神经，应停止操作，稍退针刀 2mm 后，调整针刀方向再进针刀，针刀刀口线一定要与人体纵轴一致，这样即使针刀碰到腓神经也不会造成该神经的明显损伤。

［三诊］2023 年 3 月 27 日，患者诉腰、右大腿外侧、右胫骨前缘疼痛明显缓解，仅有右侧臀部外侧胀痛，一次性行走 8000～10000 步须蹲下休息 1 次，每次休息 10 余秒。查体：右侧阔筋膜张肌压痛。予第三次针刀治疗（图 8-6）。

患者侧卧位于治疗床上，常规消毒、铺巾，戴无菌手套，采用Ⅰ型 4 号 1.0mm 针刀，定位于阔筋膜张肌压痛点，松解阔筋膜张肌筋膜。

1 周后随访，患者诉双侧臀部片状疼痛已消失，完全康复。

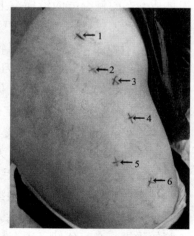

图 8-6　阔筋膜张肌治疗点

诊疗体会：根据腰椎间盘突出症术后解剖结构变化，我们认为：①腰椎开放性手术在组织修复过程中发生的粘连、瘢痕、挛缩病变组织，压迫了硬膜囊、神经根及周围组织，造成局部动态平衡失调，局部神经卡压，微细血管堵塞，流通不畅。经过针刀松解手术后粘连、瘢痕、挛缩和堵塞，手术瘢痕压迫神经根的症状大为减轻。②对腰臀腿部进行整体松解，以达到调整生物力学平衡、松解神经的卡压，改善微循环，故愈。

（潘传慧）

病例4

吴某，女，74岁，重庆市开州区人。

[就诊时间] 2023年7月1日。

[就诊地点] 重庆市开州区中医院。

[主诉] 反复腰骶部伴左下肢胀痛、麻木3个月，加重7天。

[现病史] 患者自诉3个月前无明显诱因突然出现腰骶部疼痛，腰部用力、咳嗽、喷嚏时可出现左下肢放射性疼痛、麻木，来院完善相关检查后诊断为"腰椎间盘突出伴神经根病"，给予针灸、中药封包、穴位注射、辨证口服中药等治疗后，疼痛较前缓解出院。7天前因久坐久站后病情出现反复，疼痛加重，严重影响日常生活，再次入院治疗。症见腰骶部疼痛剧烈，放射至左侧臀部、小腿后外侧及足背侧，不能下地行走，翻身起身困难，站立、遇寒加重。

[体格检查] 腰椎生理曲度变直，无侧弯，双侧腰肌痉挛，腰部活动严重受限，$L_{4/5}$、L_5/S_1棘突上、棘突旁压痛、叩击痛（+++），按压或叩击时引起下肢放射痛，以左侧为著，左侧臀部压痛（+++），可触及条索状硬结，集中在臀中肌和梨状肌处，左直腿抬高试验及加强试验（+），双侧"4"字实验、双侧股神经牵拉试验（-），双侧膝腱及跟腱反射无减弱或消失，左下肢肌力Ⅲ级，左小腿外侧至足背感觉迟钝，病理征未引出。

[辅助检查] 腰椎MRI示腰椎退行性变；$L_{4\sim5}$椎间盘向后突出；$L_5\sim S_1$椎间盘向左后突出，致硬膜囊受压。

[主要诊断] 腰椎间盘突出症伴神经根病。

[处置方法] 针刀松解术。

[操作方法] 患者去枕俯卧，标记治疗点（$L_{4/5}$、L_5/S_1椎间隙、棘突左

侧），常规消毒、铺巾，戴无菌手套。医者右手持 I 型 4 号 1.0mm 针刀，在标记点旁开 1.5～2cm 处，照针刀进针四步法，按骨性标志入路法在按压局部的左手拇指的帮助下刺入，刀口线与病变脊柱纵轴平行，摆动式逐渐深入，达椎板及后关节处后，以左手拇指为支点，紧贴骨面，将后关节囊外侧及椎板周围的软组织，连同腰脊神经后内侧支推剥开；探索到关节突关节最隆突处外下方之副突，将附着的乳突副突间韧带推剥开；再自后关节最隆突点下方约 0.5cm 处，紧贴骨面，向上将附着的关节囊推剥开一部分；出针刀，注入神经阻滞液 5ml，达后关节处；出针后按压 5 分钟，确认无出血后，创可贴覆盖针眼，防止针眼感染，3 天后去除创可贴。

［操作要点］施术前要熟悉针刀部位的层次解剖结构、动态改变及重要脏器、血管、神经的体表投影等，严格按照针刀进针四部法操作规程进行施术，进针、切开、剥离时动作要柔和，对年老体弱、睡眠不佳、过度疲劳、情绪不稳的患者应推迟或慎用。

［二诊］针刀松解治疗后 3 天，患者腰部及左侧小腿后外侧疼痛明显减轻，能下地行走，但行走时左侧臀部及大腿外侧仍有疼痛，翻身起身尚可，夜间疼痛不明显。查体：左侧腰肌稍紧张，腰部活动轻度受限，$L_{4/5}$、L_5/S_1 棘突上、棘突旁压痛、叩击痛不明显，左侧臀部压痛（＋），可触及条索状硬结，质地较前变软，集中在臀中肌和梨状肌处，左直腿抬高试验及加强试验（＋），双侧"4"字实验、双侧股神经牵拉试验（－），双侧膝腱及跟腱反射无减弱或消失，左下肢肌力 IV 级，左小腿外侧至足背感觉稍迟钝，病理反射未引出。遂进行第二次针刀治疗。操作方法同上，松解 $L_{1/2}$、$L_{2/3}$、$L_{3/4}$ 左侧关节突关节、左侧髂骨髂棘处（臀上皮神经出口），左侧臀中肌、梨状肌筋结点，左侧髋关节后囊。

［三诊］二次针刀治疗 7 天后，患者腰部及左下肢疼痛、麻木明显好转。查体：左侧腰肌无明显紧张，腰部活动尚可，$L_{4/5}$、L_5/S_1 棘突上、棘突旁压痛、叩击痛不明显，左侧臀部压痛不明显，条索状硬结未触及，左直腿抬高试验及加强试验、双侧"4"字实验、双侧股神经牵拉试验（－），双侧膝腱及跟腱反射无减弱或消失，左下肢肌力 V 级，左小腿外侧至足背感觉稍迟钝，病理征未引出。

诊疗体会：腰椎间盘突出症是临床常见病、多发病，属于中医学"痹证"范畴，常因慢性劳损、寒湿侵袭而发病。腰椎间盘突出症是由于椎间盘退变突出、关节突关节周围骨质增生或关节错位等导致椎间孔变窄，从而压迫神经根，致使神经根周围出现水肿、出血、释放炎性物介质等，刺激神经根，导致神经根所支配区域出现疼痛、麻木，严重影响生活质量，甚至丧失劳动能力，给患者带来很大痛苦。目前，针刀治疗腰椎间盘突出，松解部位选择略有不同，松解椎间孔内外口风险相对较大。

综上，于病变关节突关节行针刀松解术能有效达到病灶减压、粘连松解、生物电生理干道疏通的治疗目的，可解除导致病痛的责任病灶，力求治病求本，瘥后不复。

（金京国）

病例 5

石某，男，39 岁，重庆市酉阳土家族苗族自治县人。

[就诊时间] 2021 年 3 月 29 日。

[就诊地点] 重庆市黔江区中医院。

[主诉] 腰臀部疼痛伴右下肢痛麻 10[+] 天。

[现病史] 患者诉 10[+] 天前因劳累后出现腰臀部疼痛，呈持续性酸胀痛，伴右下肢疼痛、麻木，久坐、久立后疼痛明显，翻身起床时疼痛加重。在当地卫生院行理疗（具体诊疗不详）后缓解不明显，伴腰部活动受限，影响日常生活。遂经人介绍来诊。

[体格检查] 腰部肌肉紧张，$L_4 \sim S_1$ 棘突间旁 2cm 处深压痛，腰部前屈、后伸、旋转活动受限，右侧臀点压痛，右下肢直腿抬高试验 40°、加强试验（+），双侧"4"字试验、跟臀试验、股神经牵拉试验、梨状肌紧张试验（−），右侧踇趾背伸、掌屈肌力减弱，左踇趾背伸、掌屈肌力正常，双下肢浅、深感觉均正常，足背动脉可扪及。

[辅助检查] 腰椎 MRI（平扫）示 $L_{4\sim5}$ 及 $L_5 \sim S_1$ 椎间盘膨出。符合腰椎退行性骨关节病 MRI 征象。

[主要诊断] 腰椎间盘突出症。

[处置方法] 针刀松解术。

[操作方法] 患者取俯卧位于治疗床上，腹部垫枕头，术者立于治疗床的右侧，定位于后正中线 L_4、L_5 棘突旁 2cm 处，常规消毒、铺巾，戴无菌手套，用 1% 利多卡因局部浸润麻醉，每个治疗点注药 1ml，再采用 I 型 4 号 0.8mm 针刀，刀口线与人体脊柱纵轴平行，针刀体与皮肤垂直，针刀经

皮肤、浅筋膜、腰筋膜、竖脊肌、多裂肌，直达关节突关节处，每个治疗点松解2～3刀，手下有刀锋进入缝隙的感觉后拔出针刀，局部压迫止血3分钟后，创可贴覆盖针眼（图8-7）。

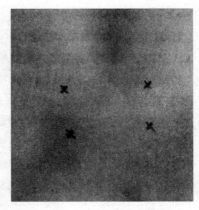

图8-7　针刀治疗 L_4、L_5 棘突示意

［操作要点］明确诊断，精准评估，排除针刀治疗腰椎间盘突出症的禁忌证。在体表找准操作部位，并做标记。严格执行无菌操作，预防感染。医生操作手法娴熟得当，减少出血、疼痛，避免刺破血管、损伤脊髓或神经等。

［二诊］首次针刀治疗7天后患者复诊，诉腰部疼痛明显减轻，右下肢麻木感缓解，腰部活动受限改善，仍感久卧、久坐后右侧臀部胀痛。于右侧臀中肌压痛点处再行针刀治疗。

［三诊］二次针刀治疗5天后患者复诊，诉腰部疼痛消失，久坐后右侧臀部轻微胀痛，能忍受，右下肢麻木减轻。每天继续予以普通电针、中药封包、干扰电等治疗。2021年4月18日随访，患者诉腰痛未再发作，右下肢疼痛麻木均已消失，生活工作自如。嘱其平素慎起居，避风寒，劳逸结合。

诊疗体会： 针刀医学理论研究发现，腰椎间盘突出症不仅是由于椎间盘本身退变，而且与周边软组织的力学失衡密切相关。针刀对腰部软组织的关键病变点进行治疗，特别是对胸腰筋膜、多裂肌、腰椎小关节囊等粘连、瘢痕、挛缩的软组织行针刀松解和剥离治疗，间接扩大椎间孔，平衡椎体韧带的牵拉力，使腰椎生物力学平衡得以重建，进而能够平衡腰椎内外压力，缓解神经根卡压症状。另外，针刀松解术治疗腰椎间盘突出症是一种闭合性操作技术，如因操作不当进入椎管内的有一定风险，可能损伤硬脊膜静脉丛引起硬膜外腔血肿、损伤椎管外层结构引起脑脊液外漏，以及发生椎管内感染等。因此，在临床操作中，要求术者必须熟悉相关的解剖知识和严格的无菌操作。临床上行针刀松解术后配合针灸、理疗、推拿等治法，取效更快，可使患者早日康复。

（樊　峰）

病例 6

王某，男，35 岁，快递工人，从事收发快递工作。

[就诊时间] 2023 年 3 月 10 日。

[就诊地点] 重庆市北碚区中医院。

[主诉] 反复腰痛 1 年，加重伴左下肢放射痛 1 月。

[现病史] 1 年前，患者因工作需要不断弯腰及提物出现腰部酸胀疼痛，劳累后加重，卧床休息后缓解，平素疼痛加重时外贴膏药及当地诊所间断理疗，症状会有好转。1 个月前，因工作强度较大，腰部疼痛较前加重，呈持续性胀痛，伴左臀部胀痛，左大腿后侧、左小腿后外侧放射痛，行走跛行，久站久行及弯腰、腹压增加时疼痛加重，在药店购买抗炎止痛药口服及外贴膏药、当地诊所理疗未见明显缓解，遂来就诊。

[体格检查] 左侧腰部肌肉紧张，腰椎脊柱左侧弯，$L_{4\sim5}$、$L_5\sim S_1$ 棘突及棘间隙压痛，按压时疼痛可放射至左臀及左大腿后侧、左小腿后外侧，腰部左侧有广泛压痛点，集中在 $L_{3\sim5}$ 横突部，左臀部、左大腿后侧、左小腿后外侧坐骨神经通路压痛，左直腿抬高试验（＋），加强试验（＋），深浅感觉及腱反射正常，病理征未引出。

[辅助检查] 腰椎 MRI 示腰椎轻度退行性变，$L_4\sim S_1$ 椎体相对缘终板炎（Ⅰ型）；$L_{4/5}$ 及 L_5/S_1 椎间盘变性，$L_{4/5}$ 椎间盘突出（左后外侧型），L_5/S_1 椎间盘膨出；$L_{4/5}$ 及 L_5/S_1 棘间韧带炎，左侧椎旁小关节积液。

[主要诊断] 腰椎间盘突出症伴坐骨神经痛。

[处置方法] 针刀松解术。

[操作方法] 患者俯卧，常规消毒、铺巾，戴无菌手套，0.5% 利多卡因局部浸润。第 1 支针刀：持Ⅰ型 4 号 0.8mm 针刀，在病变椎间隙、棘突旁开 1.5～2cm 插入针刀，刀口线顺骶棘肌纤维走向，摆动式逐渐深入，达椎板及后关节。以左手拇指为支点，紧贴骨面，将后关节囊后外侧及椎板周围的软组织，连同腰脊神经后内侧支牵拉推剥开；探索到关节突关节最隆突处外下方之副突，将附着的乳突副突间韧带推剥开；再自后关节最隆突点下方约 0.5cm 处，紧贴骨面，向上将附着的关节囊推剥开一部分。第 2 支针刀：在病变椎间隙、棘突旁开 3cm 左右，确定进针点，右手持 3 号针刀，针刀口不宜太锋利，刀口线顺骶棘肌纤维走向，摆动式逐渐深入，探索达横突根部；以左手拇指为支点，紧贴横突骨面，作横突根部附着结构推剥松解手法；针刀头滑过横突上缘，向内侧 45°，谨慎摆动式向深方探索，达椎间孔外口，紧贴骨面，作适当推剥松解手法。出针刀，创可贴覆盖切口，按压 5 分钟。患者侧卧，作腰部斜搬，左右各 1 次。术后患者卧床休息 3 天，1 周内避免

腰部剧烈活动。

[操作要点] 椎间管外口的操作要仔细。当针刀到达横突根部后，要沿着横突根与椎间管外口间骨面的自然弧度逐渐旋转，且紧贴椎间管后外上缘的骨面行走。在切开时一定要控制深度，只切开附着在骨缘上的组织。其实，再垂直深入几毫米也不会切到神经根，因神经根出椎间管后是向前、下、外方向行走，但要注意不应多切正常组织。关节突关节囊操作的关键是切开部位的准确。

[二诊] 首次针刀治疗7天后患者复诊，诉左大腿后侧、左小腿后外侧放射痛缓解，但仍感腰部及左臀部胀痛，久站久行及弯腰后疼痛明显，行走稍跛行，于腰椎棘突间及左臀部压痛点处再行针刀治疗，以松为度。

[三诊] 二次针刀治疗10天后患者门诊复诊，诉诸痛已解，行动自如，但久站久行后仍感腰骶部酸胀不适，予口服中药独活寄生汤加减，每日行飞燕、平板支撑等腰部功能锻炼。2023年6月20日随访，患者诉腰痛未再发作，生活工作自如。

> **诊疗体会：**《诸病源候论·腰背痛诸候》云："劳损于肾，动伤经络，又为风冷所侵，血气击搏，故腰痛也。"《三因极一病证方论·腰痛病论》亦云："夫腰痛属肾虚，亦涉三因所致；在外则脏腑经络受邪，在内则忧思恐怒，以至房劳堕坠，皆能使痛。"体位不正，腰部用力不当，屏气闪挫，导致经络气血阻滞不通，均可使瘀血留着腰部而发生疼痛。下腰段腰椎间盘突出症疼痛部位一般位于足太阳膀胱经，本案针刀治疗点多位于经脉循行路径相应腧穴，故可疏通经络，行气活血而取效。

（戢炳金）

病例7

郭某，女，60岁，重庆市綦江区永新镇人，农民。

[就诊时间] 2022年5月12日。

[就诊地点] 重庆市綦江区人民医院疼痛科。

[主诉] 腰臀部疼痛10[+]年，加重伴右下肢胀痛麻木1天。

[现病史] 10[+]年前，患者无明显诱因出现腰臀部疼痛，性质为间歇性胀痛，弯腰、蹲起、走久后疼痛加重，平卧等静息位时疼痛减轻，初起无下肢疼痛、麻木、乏力等不适，无呼吸困难、咳嗽、咳痰等症状，因疼痛较轻，

未予重视及治疗。1年前上述症状加重，于外院行神经阻滞治疗，症状较前缓解。1天前无明显诱因出现上述症状复发加重，伴右下肢胀痛麻木，以右臀部、右大腿后侧、右小腿后外侧为主，跛行，久行、久站疼痛加重，平卧休息时疼痛有改善，在家休养后无明显好转，遂来院就诊。

［体格检查］疼痛评分NRS：3分（加重时6分），脊柱无明显后突、侧弯畸形。$L_{4\sim5}$、$L_5\sim S_1$棘突、棘间及棘旁压痛，双侧骶棘肌局部轻压痛，右侧臀上皮神经出口处压痛，右侧臀中肌处压痛，挺腹试验（−），右侧直腿抬高试验（＋）约40°，加强试验（＋），"4"字试验、股神经牵拉试验、Thomas征（−），病理征未引出，双下肢肌力、肌张力、浅深感觉正常。

［辅助检查］腰椎MRI示$L_{3/4}$椎间盘膨出并纤维环撕裂；$L_{4/5}$椎间盘膨出；L_5/S_1椎间盘右旁中央型突出，继发椎管及右侧椎间孔变窄。腰椎退行性变。

［主要诊断］腰椎间盘突出症。

［处置方法］针刀松解术。

［操作方法］患者俯卧于治疗床上，腹部垫薄枕，充分暴露腰部皮肤，术者站于患者右侧。定$L_{4\sim5}$、$L_5\sim S_1$棘间右侧旁开2cm处及右臀部敏感压痛点共3处，做好标记。常规消毒、铺巾，戴无菌手套，取1%利多卡因局部浸润麻醉，运用Ⅰ型4号0.8mm针刀在标记点进针刀，刀口线与人体脊柱纵轴平行，针刀直达小关节处，行纵疏横剥、提插刀法，松解2～3刀，出针刀，压迫止血3分钟，无菌纱布覆盖刀口。

［操作要点］术前明确排除针刀治疗的禁忌证；针刀操作时应分层次突破，从皮下、浅筋膜、深筋膜至小关节面，逐层突破，松解手法需娴熟；术后避免负重远距离行走；3天内针眼局部忌沾水。

［二诊］首次针刀治疗后7天患者复诊，诉腰部疼痛缓解明显，右下肢后侧牵拉痛较前有改善，卧位时疼痛缓解，久行、久站后右下肢疼痛加重，无跛行。在$L_{4\sim5}$、$L_5\sim S_1$棘间右侧旁开2cm处，臀大肌及臀中肌条索点处行针刀治疗，并配合委中点刺放血，术后无菌纱布覆盖刀口。

2022年6月10日随访，患者诉腰腿痛缓解，久行、久站无疼痛，生活工作自如。

> **诊疗体会：**腰椎间盘突出症，多由腰部用力不当，或受外力损伤，或外感风寒湿邪等，导致腰椎椎管内外生物力学不平衡，影响脊柱稳定，特别是单侧腰肌痉挛时，气滞血瘀致脉络不通，使腰两侧肌肉韧带张力不等，腰部软组织动态平衡失调，椎旁小关节受压

不均，当累积到一定程度，由量变到质变而发病。本病的治疗关键在于恢复脊柱的正常生物力学以及腰臀部组织的动态平衡，即解决腰椎椎旁小关节紊乱问题，修复腰、骶、臀部软组织损伤，减轻神经根卡压。本案选取椎旁小关节处以及腰臀部压痛点作为针刀松解治疗点，就是居于上述针刀医学对腰椎间盘突出症的机制认识。结合中医经典的相关认识，如《素问·刺腰痛》曰："足太阳脉令人腰痛引项脊尻，背如重状，刺其郄中太阳正经出血，春无见血。"本例患者下肢牵拉痛部位与足太阳膀胱经循行路线基本重合，治疗上应以膀胱经腧穴为主穴，配以委中穴点刺放血，疏通足太阳膀胱经，故效。

（佟恒博）

病例 8

王某，女，59 岁，重庆市渝北区退休教师，家庭主妇。

［就诊时间］2023 年 6 月 10 日。

［就诊地点］重庆市渝北区中医院。

［主诉］腰骶部刺痛伴双下肢放射痛 1$^+$ 月。

［现病史］1$^+$ 月前久坐弯腰后出现腰骶部刺痛胀痛伴双下肢放射痛，痛处固定，夜间痛甚，无偏侧肢体麻木无力，无尿频急痛，未重视。后疼痛逐渐加重，自行口服药物后未见明显好转，遂来我处就诊。

［体格检查］腰椎生理弧度稍直，无明显脊柱侧弯，腰肌紧张，$L_{4\sim5}$、$L_5\sim S_1$ 棘间及旁开右侧 0.5cm 压痛，L_4、L_5 部位叩击痛，腰部活动受限，屈颈试验、挺腹试验（+），直腿抬高试验右 45°（+），加强试验 40°（+）。纳眠可，二便调。舌暗红，苔薄白，脉弦。

［辅助检查］腰椎 CT 示 $L_{3/4}$ 椎间盘膨出，$L_{4/5}$、L_5/S_1 椎间盘突出，硬膜囊受压，腰椎骨质增生。

［主要诊断］腰椎间盘突出症。

［治法］活血化瘀，通络止痛。

［处置方法］针刀松解术。

［操作方法］患者取俯卧位，于 $L_{3\sim4}$、$L_{4\sim5}$、$L_5\sim S_1$ 棘间韧带，$L_{3\sim4}$、$L_{4\sim5}$、$L_5\sim S_1$ 关节突关节，L_3、L_4、L_5 横突，右臀中肌起点压痛点及肌腹压痛点处定点。常规消毒、铺巾，戴无菌手套，1% 利多卡因局部浸润麻醉。采用Ⅰ型 3 号 0.8mm 针刀。

(1) 松解 L$_{3\sim4}$、L$_{4\sim5}$、L$_5\sim$S$_1$ 棘间韧带：从棘突间进针刀，刀口线与脊柱纵轴平行，针刀体向足侧倾斜 45°，针刀直到上位棘突下缘骨面，在骨面上纵疏横剥 3 刀，调转刀口线 90°，在骨面上横切 2 刀，范围 0.5cm。

(2) 松解 L$_{3\sim4}$、L$_{4\sim5}$、L$_5\sim$S$_1$ 关节突关节：刀口线与脊柱纵轴平行，针刀体与腰部平面垂直，针刀到达骨面，刀刃在骨面上向外移动，可触及一骨突部，此为下关节突，再向外移动，刀下有韧带感时，既为关节突关节韧带，在此用提插刀法剥离，深度 0.5cm。

(3) 松解 L$_3$、L$_4$、L$_5$ 横突：于棘突间中点向水平线方向旁开 3cm 处，针刀体与皮肤垂直进针刀，针刀均落在横突骨面，再向外移动刀刃，既为横突尖，在骨面上纵疏横剥，范围 0.5cm。

(4) 松解右臀中肌起点压痛点、肌腹压痛点：选用 I 型 4 号 0.8mm 针刀，刀口线与臀中肌肌纤维走行方向一致，针刀体与皮肤垂直，针刀到髂嵴骨面，调转刀口线 90°，在髂骨外板的骨面上向下铲剥，范围 0.5cm。术后每穴以曲安奈德注射液 0.1ml 行腰肌间沟注射，再以手法进一步松解粘连。嘱患者保持患处干燥 3 天。口服双氯芬酸钠缓释片每次 1 片，每日 1 次。

[操作要点] 腰椎解剖结构复杂，操作者需熟记局部解剖，针刀快速刺入皮下后进行分层次突破，松解幅度不宜过大，应根据患者感觉调整进针方向和深度，以达到松解每个层面病灶，且能减少损伤及出血的效果。

[二诊] 首次针刀治疗 3 天后患者复诊，腰部胀痛伴双下肢放射痛较前明显好转。已无针刀手术指征，遂用中药热熨包外敷行气通脉、活血止痛。处方：桂枝 100g，细辛 30g，白芍 100g，吴茱萸 50g，威灵仙 50g，白芥子 50g，当归 50g。2 剂，外敷患处，每日 3 次。

2023 年 6 月 30 日随访，诸症皆除。

> **诊疗体会**：患者为中年女性，有久坐劳损及弯腰姿势不良史，腰部筋肉紧张劳损，损伤经脉气血，致膀胱经经脉气血运行障碍，血瘀气滞，瘀血阻络而发为本病。舌暗红，苔薄白，脉弦，可为病机佐证。《灵枢·血络论》载："黄帝曰：愿闻其邪而不在经者。岐伯曰：血络是也。"予针刀治疗本病的机制是剥离粘连，疏畅气血，松解肌肉，镇痉止痛。在腰腿部应用针刀对紧张挛缩的肌肉或韧带进行松解，解除对腰部附着点的牵拉损伤，从而达到"松则不痛"之目的。

（赖晓君）

病例 9

王某，男，56 岁，重庆市万盛区退休教师，平时有久坐、弯腰劳累史。

[就诊时间] 2023 年 7 月 19 日。

[就诊地点] 重庆市万盛经开区中医院。

[主诉] 腰痛 3 月，加重伴左下肢疼痛 2 天。

[现病史] 3 个月前，患者无明显诱因出现腰部疼痛，弯腰、下蹲活动困难，受凉、劳累后加重，无头晕、头痛，无腹痛、发热等其他不适。于万盛某医院行腰椎 MRI 检查示腰椎间盘突出，经针灸等治疗后稍缓解。后上述症状偶有发作，未规范诊疗。2 天前患者上述症状复发加重，伴左下肢疼痛，后侧为甚，遂至我院就诊，门诊以腰椎间盘突出收入我科住院治疗。

[体格检查] VAS 评分：6 分。腰部肌肉紧张，$L_3 \sim S_1$ 双侧棘突及棘旁压痛（＋），双侧髋关节无明显压痛，左侧直腿抬高及加强试验（＋），梨状肌紧张试验（－），弯腰拾物试验（＋），"4" 字试验、股神经牵拉试验（－）。生理反射存在，病理征未引出。舌淡紫，苔白腻，脉弦涩。

[辅助检查]（2023 年 4 月 26 日万盛某医院）腰椎 MRI 示腰椎退行性变；$L_4 \sim S_1$ 椎间盘左后方突出，相应神经根、硬膜囊受压。

[主要诊断] 腰椎间盘突出症。

[处置方法] 针刀松解术。

[操作方法] 患者取俯卧位于治疗床上，术者立于治疗床的右侧。定位于 $L_5 \sim S_1$ 棘突旁约 1.5cm 压痛明显处，常规消毒、铺巾，戴无菌手套，选用 I 型 4 号 0.8mm 针刀。刀口线与人体脊柱纵轴平行，刀口抵于皮肤稍加压后针体垂直于皮肤刺入，缓慢匀速进针，至椎旁小关节上硬结处，轻微调整方向，提插切割松解数刀。术者觉刀下硬结变松软，往来阻力明显减小后，缓慢出针，按压止血。

[操作要点]

(1) 患者体位须严格采取俯卧位，身体放松，以免定点标识移位致不能准确插入病变部位。

(2) 加压分离：右手拇指、食指捏住针柄，稍加压力不使其刺破皮肤，进针点形成一个长形凹陷，刀口线与重要血管神经及肌纤维走向平行。必要时可用左手食指、中指于标识点旁加压分离，以凸显靶点。

(3) 针刀快速刺入皮下后进行分层次突破，松解幅度不宜过大，据患者感觉调整进针方向和深度，以达到松解每个层面病灶，且能减少损伤及出血的效果。

[二诊] 首次针刀治疗 7 天后，患者自觉腰部胀痛及左侧大腿后侧疼痛缓

解，但仍感腰部髂后上棘及左臀横纹附近牵扯感，久行、久站后疼痛加重，日常活动无明显影响。于髂肌及腰大肌附近再行针刀治疗，以松为度。

[三诊]二次针刀治疗7天后，患者诉腰部及左下肢疼痛已好转，行走活动自如，但偶有腰部及双下肢酸软不适。遂予独活寄生汤合血府逐瘀汤加减，以补益肝肾兼活血下行。

[四诊]三诊5天后患者未诉明显疼痛，只觉轻微不适，未再针刀治疗，以前方中药5剂巩固疗效，并嘱患者适当加强功能训练。

> **诊疗体会：**《灵枢·经筋》云："足太阳之筋，起于足小趾上，结于踝，邪上结于膝，其下循足外侧，结于踵，上循跟，结于腘，其别者，结于腨外，上腘中内廉，与腘中并上结于臀，上挟脊上项……其病小趾支跟肿痛，腘挛，脊反折，项筋急，肩不举。"从足太阳经筋循行及所主病症来看，契合腰椎间盘突出症的临床表现。故治疗本案腰椎间盘突出症患者，笔者以针刀刺椎旁治疗点，为足太阳膀胱经穴之大肠俞、关元俞。针刀除具有松解切割病变挛缩组织之效外，从中医角度来看，更具有较强的穴位刺激之用，从而起到疏通经络、调和气血、行气止痛的目的。《素问·脉要精微论》云："腰者肾之府，转摇不能，肾将惫矣。"《素问·六元正纪大论》又云："感于寒，则病人关节紧固，腰脽痛，寒湿持于气交而为疾也。"腰痛多为肾精不足虚证为本，寒湿瘀血实邪为标，本案联合应用了独活寄生汤兼血府逐瘀汤中药汤剂内服，补肾活血合治以竟全功。

（张　燕）

三十六、臀小肌劳损

李某，女，64岁，重庆市巴南区人，退休工人。

[就诊时间]2023年7月19日。

[就诊地点]重庆市巴南区中医院。

[主诉]腰臀部疼痛伴右下肢胀痛2周。

[现病史]2周前出现腰部酸胀疼痛，劳累后加重。起步行走时右侧腰臀部疼痛，伴右下肢及踝部牵涉痛，活动后可减轻。站立过久，行路过长，又可使上述症状加剧，出现间歇跛行，遂来我院就诊。

［既往史］2 型糖尿病、"腰椎滑脱手术""子宫全切除术"。

［体格检查］腰部见长约 10cm 手术瘢痕，$L_{4\sim5}$、$L_5\sim S_1$ 棘突部及棘间隙压痛，疼痛可放射至右大腿后侧，腰部右侧广泛压痛，集中在 $L_{3\sim5}$ 横突部，右臀部深压痛，集中在臀中肌、臀小肌和梨状肌，可查及痛性条索，骨盆挤压试验、双侧"4"字试验（−），右下肢直腿抬高试验及加强试验（±），皮肤感觉及腱反射正常，病理征未引出。

［辅助检查］腰椎 MRI 示：腰椎轻度退行性变，$L_5\sim S_1$ 椎体相对缘终板炎（Ⅱ型）；$L_{4\sim5}$ 及 $L_5\sim S_1$ 椎间盘变性，$L_{4\sim5}$ 椎间盘轻度膨出，L_5/S_1 椎间盘突出（右后外侧型）；$L_{4\sim5}$ 及 $L_5\sim S_1$ 棘间韧带炎。

［主要诊断］臀小肌劳损。

［处置方法］针刀松解术。

［具体操作］患者取仰卧位于治疗床上，下肢伸直，在患侧膝关节下垫一枕头以充分舒展臀小肌。定位：在髂前上棘，阔筋膜张肌，在阔筋膜张肌前缘、后缘做全面的深触诊；触诊后若能激发出向同侧大腿后外侧，经膝关节外侧，传向外侧，可达外踝的疼痛模式阳性点，则用记号笔标记。常规消毒、铺巾，戴无菌手套。术者左手拇食指触压并固定进针点，1% 利多卡因局部浸润麻醉。采用Ⅰ型 3 号 0.8mm 平口针刀，针刃方向与肌纤维方向平行，快速刺入皮肤，逐层突破达到臀小肌组织，针刀深入过程中寻找到异感后，施纵行针切 3 次，调转刀口横切 2 次，患者有强烈酸胀感，刀下有松动感，出针拔罐，创可贴敷针眼。

［操作要点］臀部肌肉层次较多、血管丰富，需注意避免臀中肌部出血、造成血肿。不可在梨状肌上缘线的内 1/3 段定点或进刀。如在中、内 1/3 交界处定点，进刀时要特别注意，可能损伤臀上神经和血管，应尽量避开在此处定点。

［二诊］首诊针刀治疗 7 天后患者复诊，诉右疼痛缓解，但仍感右臀部胀痛，起坐时疼痛明显，行走稍跛行。取健侧肢体在下侧卧位，健侧下肢屈曲，患侧大腿内收、略微屈髋 30°。于患侧臀小肌后部压痛或条索点处再行针刀治疗，以松为度。

［三诊］二次针刀治疗 7 天后患者门诊复诊，诉右下肢疼痛已好转，行走活动自如，但仍于久坐后感大腿后侧、小腿外侧酸胀不适。在坐骨神经干寻找压痛点条索行针刀松解，并嘱患者每日行臀小肌拉伸锻炼。2023 年 8 月 15 日随访，患者诉腰臀部疼痛明显缓解，生活工作自如。

诊疗体会： 在臀部的三块臀肌中，臀小肌处于位置最深、长度最短且重量最轻的地位。扇形的肌纤维依附着臀中肌，其连接靠近坐骨大孔，而梨状肌是从坐骨大孔穿出。当臀小肌损伤时，会影响到与其在前方深处连接的梨状肌，导致出现坐骨神经痛的症状。坐骨神经痛是指臀部向下沿下肢后侧和外侧的放射痛，可能是由神经源性或者肌源性疾病引起。通常认为坐骨神经痛是由神经卡压引起的，容易忽略肌源性疾病，尤其是忽略臀小肌的问题，误诊为腰椎间盘突出症。治疗臀小肌劳损的关键在于准确地治疗激痛点靶点，中医对肌源性疾病"经筋病"的治疗也提倡要"针至病所"，因此找到激痛点，根据患者体型及激痛点深度、部位选择适宜的针刀，直达靶点松解是治疗的关键。若针刀治疗时患者出现强烈的酸胀感及诱发出激痛点的引传痛模式，表明针刀治疗靶点准确。同时配合推拿、肌肉牵伸、关节神经松动术等康复治疗能巩固疗效，减少复发。

（刘　莉）

三十七、阔筋膜张肌劳损

王某，男，58 岁，大渡口区齿轮厂工人，长期从事站立体力工作。

[就诊时间] 2023 年 8 月 23 日。

[就诊地点] 重庆市大渡口区中医院。

[主诉] 右外侧臀部疼痛 1$^+$ 月。

[现病史] 1$^+$ 月前上班时因滑倒至右侧臀部着地，数日后出现右外侧臀部疼痛，呈持续性胀痛，疲劳、久站及行走迈步时疼痛加重，伴右大腿根部前外侧胀痛，夜间翻身时疼痛加重，遂到当地跌打馆做理疗后疼痛稍减轻，仍遗留右侧臀部外侧及大腿根部前外侧胀痛、迈步行走及久站时加重，偶牵引右侧睾丸胀痛，遂来就诊。

[体格检查] 右侧髂嵴、髂前上棘下缘及大腿根部外侧肌肉紧张，有广泛压痛点，并触及条索状结节，阔筋膜张肌肉紧张试验（＋）。

[辅助检查] 无明显异常。

[主要诊断] 阔筋膜张肌劳损。

[处置方法] 针刀松解术配合拔罐。

［操作方法］患肢朝上侧卧位于治疗床上，术者立于治疗床的右侧，定位于髂嵴与髂前上棘下缘条索状结节及压痛点、股骨大转子、大腿外侧髂胫束中点和止点。常规消毒、铺巾，戴无菌手套，采用Ⅰ型4号0.8mm针刀，刀口线与肌纤维平行，进针后对挛缩的筋结进行切割、对粘连的肌纤维进行松解后退出针刀，在针刀松解部位进行拔罐治疗以改善局部血液循环和组织代谢。

［操作要点］阔筋膜张肌位置表浅，针刀快速刺入皮下后对浅筋膜结节进行切割，而后进入肌层对粘连的肌纤维进行横向分离松解，针刀不宜过深，拔罐5分钟。

［二诊］针刀治疗后第3天患者复诊，诉右侧臀部外侧及大腿根部前外侧胀痛症状缓解，术后继续上班，因站立工作1天，晨起右大腿根部外稍胀痛不适。考虑其针刀术后未休息调养，长时间站立导致肌肉再次出现劳损，逐予局部针刺和蜡疗热敷，症状缓解。嘱其注意休息、避免久坐久站，每日局部热水袋热敷及按摩。2周后随访，未诉不适。

> **诊疗体会**：中医学认为阔筋膜张肌劳损属于"筋伤""筋痹"范畴。《素问·长刺节论》云："病在筋，筋挛节痛，不可以行，名曰筋痹。"其主要病机为局部外伤，气血留滞，不通则痛，如《医宗金鉴》有云："若素受风寒湿气，再遇跌打损伤，瘀血凝结，肿硬筋翻。"或劳累过度，如《内经》有"久坐伤肉""久行伤筋"而发筋痹。在治疗上应行气活血、通络止痛。阔筋膜张肌位于足少阳胆经循行部位，少阳为枢，为开合、转轴的枢纽，其病变即导致机枢不利，屈伸功能受限。予针刀进行切割、松解、剥离，配合局部拔罐，改善少阳经气运行，促进少阳经筋气血运行、机枢得气血滋润濡养从而恢复其开合转轴之功效。《素问·长刺节论》云："筋痹，刺筋上为故，刺分肉间，不可中骨也，病起筋炅病已止。"故在针刀治疗时，进针不宜过深。因本病邪在筋，筋气不通，令筋挛痛、屈伸不利，治当刺其筋上，已后止针。

（杨　松）

三十八、腰源性腹痛

刘某，男，38岁，重庆市忠县农民。

［就诊时间］2022 年 5 月 10 日。

［就诊地点］忠县中医院疼痛科。

［主诉］反复右侧腹部疼痛 1⁺ 年，加重 1 天。

［现病史］1⁺ 年前患者因腰部扭伤后出现右侧腹部疼痛，呈间断性隐痛，以右下腹为甚，偶感腹胀，腰部胀痛，腰椎前屈、后伸、左右侧屈活动尚可，无双下肢胀痛、麻木，无脚踩棉花感，无间歇性跛行等，分别就诊于外院内科、外科等，予输液（具体诊疗不详）等治疗后，右侧腹部疼痛稍缓解。此后每遇劳累时右侧腹部疼痛出现。1 天前患者再次感右侧腹部疼痛，影响生活。NRS 评分：发作时 6 分。

［体格检查］脊柱及四肢无明显侧弯畸形，腰椎前屈、后伸、左右侧屈活动可，腹肌无明显紧张，腹部无明显压痛及反跳痛，结肠充气实验、腰大肌试验、屈颈试验、双下肢直腿抬高试验、"4" 字试验、双侧屈髋屈膝分腿试验（－），足背伸、跖屈肌力正常，踇背伸、跖屈肌力正常，双下肢痛触觉、位置觉正常，$L_{1\sim4}$ 右侧椎旁 2.5cm、L_3 横突尖压痛明显，右侧臀大肌、臀中肌、坐骨大切迹无明显压痛，四肢肌力及肌张力正常，各生理反射存在，病理反射未引出。

［辅助检查］腹部 B 超示肝胆胰脾肾未见明显异常。腹部 CT 平扫未见明显异常。腰椎 X 线片示腰椎各骨质未见明显异常。血常规、ESR、肝肾功、感染三项未见明显异常。

［主要诊断］腰源性腹痛。

［处置方法］针刀松解术。

［操作方法］患者俯卧位于治疗床上，暴露腰部，术者立于患者右侧。定点 $L_{1\sim4}$ 右侧椎旁、L_3 横突尖。常规消毒、铺巾、戴无菌手套。采用 I 型 3 号 0.8mm 针刀，刀口线与人体脊柱纵轴平行，针体与刺入部位皮肤垂直，快速破皮刺入皮肤，找到 L_3 横突尖端，沿横突尖端作弧形铲剥，每点切割松解 3～5 刀；对 $L_{1\sim4}$ 右侧椎旁肌肉条索状处，以刀口线平行刺入，先纵行疏通数次，再掉转刀口 90°，横行切割 3～5 刀，刀下有松动感时拔出，常规压迫止血。针眼处创可贴覆盖，3 天内保持术区干燥。

［操作注意］操作者需掌握熟悉腰椎局部解剖，严格选择施术部位、进针角度、进针深度，避免损伤右肾。

［回访］术后 1 周、1 个月、3 个月回访，患者诉右侧腹部疼痛未再出现。嘱其睡卧硬板床，避免长期弯腰劳作。

诊疗体会：腰源性腹痛是指脊柱及其周围软组织病变所引起的腹部疼痛。经典医学著作早已论述的"牵涉痛"，是指深部器官病变引起身体体表部位的疼痛或痛觉过敏，或称为"内脏反射性腰背痛""脏器源性腰背痛"。腹部肌肉（腹内斜肌、腹横肌）通过腱膜起于腰椎横突，胸腰筋膜附着于腰椎横突，L_3 横突处于腰椎的中心，是腰椎前屈后伸、左右旋转的活动枢纽，加之 L_3 横突最长，故在腰部频繁活动中所受应力也最大，易受损伤。《素问·阴阳应象大论》云："故善用针者，从阴引阳，从阳引阴。"所谓"从阴引阳，从阳引阴"，即病在阳而治其阴，病在阴而治其阳；或从阴而引阳分之邪，从阳引阴分之气。本案患者痛在腹部为阴，治在腰部为阳，因此，腰源性腹痛在相应的脊柱、椎周肌肉找到病变部位，运用针刀在疼痛部位进行松解治疗，可使腹痛消失或明显减轻，达到以阳治阴的目的。

（陶　静）

三十九、腰交感神经炎

郭某，女，65 岁，重庆市涪陵区退休工人，长期从事审计工作。

[就诊时间] 2023 年 5 月 28 日。

[就诊地点] 重庆市涪陵区人民医院。

[主诉] 反复双下肢冷痛 5^+ 年，加重 20 天。

[现病史] 5^+ 年前，无明显诱因出现双大腿、小腿、双足背外侧持续性凉感、沉重、麻木，以左侧为甚，受凉后加重，添加衣物保暖后稍好转，自觉双下肢乏力。曾就诊于多家医院，予针灸、口服中药后未见明显好转，遂就诊。20 天前下雨受凉后感双大腿、小腿、双足背外侧持续性凉感、沉重、麻木，程度加重，以左侧为甚，予添加衣物及口服中药后未见好转，食眠可，二便调。

[体格检查] 患者精神可，神志清。$L_{2\sim4}$ 棘突旁 0.5cm 处、双大腿、小腿、双足背外侧轻压痛，双下肢直腿抬高试验及加强试验（−），四肢肌力、肌张力正常，皮肤感觉及腱反射正常，病理征未引出。

[辅助检查] 腰椎 MRI 示腰椎轻度退行性变，$L_{2/3}$、$L_{3/4}$ 椎间盘前膨出。双下肢血管 B 超、肌电图未见明显异常。

［主要诊断］腰交感神经炎。

［处置方法］针刀松解术。

［操作方法］患者取俯卧位于治疗床上，术者立于治疗床的右侧，定位于 L_2 或 L_3 棘突上缘，距后正中线旁开 4～5cm 处。采用 X 线平片标志物测量，然后根据 X 线平片等比例测量数据，在体表定位。参考值：X 线正位片测量，该棘突上缘中点与上一个腰椎横突末端的距离，L_2 为 4.5cm，L_3 为 5cm。定点先以左侧处，用 I 型 3 号 0.8mm 针刀，稍向内侧与皮肤成 80°～85° 角刺入。进针刀约 3cm 时可遇到横突有骨性阻力感；此时针刀向横突尾端移动，滑过横突下缘后继续向内、向前进针刀 2～3cm，再次出现骨性阻力感为椎体；向外侧调整进针角度，沿着椎体继续向外、向前进针刀约 2cm，固定深度，以患者耐受程度纵、横摆动针刀体，增加触激强度并留针刀 3～5 分钟。患者有酸、麻、温热感。退针刀后压迫针孔 3～5 分钟，创可贴外敷。

［操作要点］原则上，应该在影像引导下进行该技术操作，非操作熟练者盲刺风险极大，针刀触及椎体骨质后向前刺入深度不可超过 2cm，避免越过椎体前缘，刺破大血管引起内出血。体表测量数据准确，定点正确，可直接刺入 5cm 至椎体骨质。在进针刀约 4cm 时，出现下肢触电样窜麻可能是触及脊神经，应稍退针后改变进针角度再行刺入。

［二诊］首次针刀治疗 7 天后患者复诊，诉双大腿、小腿、双足背外侧持续性凉感、沉重、麻木程度较前明显好转，稍感双大腿、小腿凉，告知患者注意保暖，可用活血化瘀中药外洗，于右侧处再行针刀治疗，方法同上。

［三诊］二次针刀治疗 7 天后患者门诊复诊，诉双大腿、小腿、双足背外侧无明显凉感、沉重、麻木，双下肢行走有力，嘱继续中药外洗治疗。2023 年 6 月 20 日随访，患者诉双下肢异感未再发作，生活工作顺心。

> **诊疗体会：**腰部交感神经链由 $L_{1\sim4}$ 的腰交感节以节间束相连组成，经腰椎两侧的前方各沿同侧的腰大肌内侧行走，其发出节后纤维进入脊神经参与形成腰丛和腰骶丛，并节段性分布于下肢血管。另外，腰段脊髓侧角的节前纤维穿过腰交感神经节后，发出腰内脏神经并终止于腹主动脉丛和肠系膜丛等，并在这些神经丛的神经节内交换神经元，其节后纤维分布到结肠左曲以下的消化道及盆腔器官，并分出纤维伴随血管分布至下肢。腰交感神经节中以 L_3 神经节为主，在 L_2、L_3 行针刀触激即可取得良好效果。针刀触激到神经即可产生触激反应，它与刺激的反应相同，但没有损伤神经的后顾之

忧。针刀闭合术对神经根给予适度的触激，利用其应激反应、神经根鞘膜受触激后出现的逃避反应，从而使其支配血管持续扩张，起到改善局部血液循环和营养供应、消除异感、减轻疼痛的作用。闸门控制学说认为，通过刺激非传导疼痛的粗神经纤维可抑制疼痛的细纤维活动，故可治疗感受伤害性疼痛。

（李　翔）

四十、不宁腿综合征

陈某，女，53 岁，重庆市酉阳土家族苗族自治县人，医生。

[就诊时间] 2023 年 6 月 10 日。

[就诊地点] 重庆市酉阳土家族苗族自治县人民医院。

[主诉] 反复胸前及双腿不适 30 年，腰痛 1 年。

[现病史] 30 年前夏天某晚，患者在家中院坝凉床睡觉，晨起发现自己睡在了凉席的另外一侧；此后患者经常出现晚上睡觉时双腿不能安放，俯卧位后症状减轻，未引起重视，未治疗。再后来每遇乘车、仰卧位洗头洗面、烫发时感胸前胀闷难受，坐立不安，双外踝丘墟穴处、双膝血海穴处出现酸痛不适，局部按压可稍为缓解，不能久卧、久坐。体检无异常发现，未治疗。1 年前，患者无明显诱因出现腰部疼痛，以腰脊柱中线轻压痛为主，晨起时腰椎绷紧感，弯腰轻度受限，活动数分钟后腰痛缓解。门诊行腰椎 X 线片示：腰椎生理曲度轻度变直，经贴复方追风膏及推拿治疗，腰痛可缓解。现因胸前及双腿不适加重，腰痛再发，食眠可，二便调。

[体格检查] BP 120/80mmHg，P 74 次 / 分，精神可，微胖，脊柱及四肢无侧弯，腰及下肢皮肤无红肿、青紫、疱疹，局部皮温正常，胸前膻中穴、双外踝丘墟穴、双膝血海穴处压痛，腰脊柱中线轻压痛，NRS 评分：3 分，弯腰试验阳性，L$_{2\sim5}$ 棘突上压痛，无叩击痛，椎旁两侧无压痛、无下肢放射痛。骨盆挤压试验、双侧 "4" 字试验、双侧直腿抬高试验（－）。四肢肌力、肌张力正常，双下肢浅感觉对称引出，双下肢无水肿，双侧膝腱、跟腱反射对称。病理征未引出。心肺腹未见异常。舌淡红，苔白腻，脉浮。

[辅助检查] 心电图、胸片、肝胆胰脾肾彩超正常。血常规、尿常规、血糖、血脂、肝肾功、甲功等均正常。腰椎 X 线示腰椎生理曲度变直。

[主要诊断] 不宁腿综合征；棘上韧带损伤。

［处置方法］中药治疗＋针刀松解术。

［中药治疗］桂枝加葛根汤合栀子豉汤加减，以疏通经气，疏筋缓急止痛。桂枝 15g，赤芍 15g，炙甘草 10g，大枣 10g，生姜 15g，葛根 20g，栀子 5g，淡豆豉 15g，杜仲 20g，狗脊 15g。上诸药，以水 2000ml，煮取 600ml，每次 200ml 温服，每日 3 次。

［操作方法］

(1) 腰部：患者取俯卧位于治疗床上，暴露腰部。定点 $L_{2\sim5}$ 棘突上。常规消毒、铺巾，戴无菌手套，采用Ⅰ型 4 号 0.8mm 针刀，刀口线与人体脊柱纵轴平行，直达棘上韧带处，松解 2～3 刀，有松动感后退出针刀。

(2) 穴位压痛点：患者取仰卧位于治疗床上，暴露双下肢。定丘墟穴、血海穴。常规消毒、铺巾，戴无菌手套，采用Ⅰ型 4 号 0.8mm 针刀，刀口线与下肢纵轴平行，刀体与皮肤表面垂直，快速刺入皮肤，待有酸沉胀重感后，纵疏横剥 2～3 下；创可贴覆盖针眼，嘱 3 天内勿沾生水。

［操作要点］术中应严格无菌操作。针刀快速刺入皮下后进行分层次突破，不宜在骨面上过度刺激。

［二诊］首次针刀治疗 7 天后患者复诊，诉腰痛缓解，胸前胀闷感、双腿不安宁好转。于 $L_{2\sim5}$ 椎旁 1.5cm 处、小腿外侧、大腿前内侧寻找敏感点（阳陵泉、髀关穴压痛），行针刀治疗，操作步骤如前。

［三诊］二次针刀治疗 7 天后患者门诊复诊，诉腰痛消失，晨起紧绷感消失，活动自如，胸前胀闷，双腿不安宁消失，每日行腰椎前屈、后伸、侧屈及抗阻功能锻炼。2023 年 7 月 20 日笔者电话随访，患者诉腰痛、绷紧感、双腿不安宁、胸前胀闷未再发作，生活工作自如。

诊疗体会： 不宁腿综合征是一种症状综合征，古代医家多将其归为"血痹""痉证""腿风"等范畴。《伤寒杂病论》中曾多次出现"血痹""脚挛急""痉病"等文字，如"痉为病，胸满口噤，卧不着席，脚挛急"；"血痹阴阳俱微，寸口关上微，尺中小紧，外证身体不仁，如风痹状"。《内科摘要》提道："间少寐，足内酸热，若醮久不寐，腿内亦然，且兼腿内筋似有抽缩意，致二腿左右频移，辗转不安夜。"这被认为是关于不宁腿综合征较有说服力的记载。该病发生多因肝肾亏虚、津液不足。本虚在肝肾，"肝者，罢极之本，其华在爪，其充在筋"。肝主筋，肾主骨髓，肝肾亏虚不仅筋骨失养，同时脑髓亦空虚，大脑及神经功能障碍，进而影响正常的意识活动，使神经失用。现代针刀治疗不宁腿综合征的原理，参照庞继光教授《针刀医学基础与临床》一书：慢性肌－筋膜间室综合征是由于肌－筋膜间室或肌间隔内压升高导致的肌肉、神经、血管受压而引起的综合症候群。针刀治疗本病之所以有效，是因针刀的切割疏通功能恰好可以解决肌－筋膜间室内压增高的问题。配合中药桂枝加葛根汤合栀子豉汤加减，以疏通经气，疏筋缓急止痛，标本兼治、相得益彰。

（刘宏玲）

四十一、髋关节滑膜炎

吴某，男，56岁，教师。

［就诊时间］2023年4月12日。

［就诊地点］重庆市中医骨科医院。

［主诉］反复右髋痛1⁺年，加重伴活动受限1个月。

［现病史］1⁺年前出现右髋关节间断性隐痛，未予重视。5个月前突然症状加重，疼痛剧烈，不能正常行走，自服止痛药（具体不详），停药后不久疼痛复发，至市急救中心就诊。查髋关节MRI示右侧髋关节积液。予口服迈之灵片、双氯芬酸钠治疗，症状反复。2个月前外贴"黑膏药"，症状控制可。1个月前病情再次复发，有时出现右膝关节疼痛，腰部酸软，未见向下肢放射痛，经治疗效果不佳，遂到我院就诊。刻下：右髋关节及臀部疼痛，跛行，下蹲不能，烦躁，纳眠差，小便短黄，大便黏滞。

［体格检查］腰膝部压痛不明显，腰椎及骨盆向右侧倾斜，右侧髋关节皮温略高，右下肢外展外旋位，伴活动受限，右腹股沟压痛，右梨状肌压痛，右髋关节"4"字试验（＋），髋关节屈曲挛缩试验（＋），Ober征（＋）。舌质红，苔黄腻，脉滑数。

［辅助检查］MRI示右髋关节滑膜增厚，存在关节积液。

［主要诊断］中医诊断：痹证（湿热蕴结证）。

西医诊断：右髋关节滑膜炎。

［处置方法］针刀松解术。

［操作方法］依治疗点位置不同，患者分别取仰卧位、侧卧位、俯卧位于治疗床上，术者立于治疗床的右侧，常规消毒、铺巾，戴无菌手套，采用

Ⅰ型 4 号 0.8mm 针刀，刀口线与肌肉纵轴平行，有松动感后退出针刀。

(1) 股直肌点：在右侧髂前下棘股直肌起点压痛点处进针，刀口线与肌纤维方向一致，针刀经皮肤、皮下组织达髂前下棘骨面，在骨面上铲剥 2～3 刀。

(2) 转子间嵴点：在转子间嵴内侧骨缘点处进刀，刀口线与转子间嵴平行，针刀与皮肤垂直，针刀直达骨面。调转刀口线到转子尖嵴内侧骨面，沿骨面切开 2～3 刀。

(3) 髂胫束点：在大转子高处下 1cm 处进针刀，刀口线与髂胫束走行方向一致，针刀与皮肤垂直，当刀下有韧性感时，纵疏横剥 2～3 刀。

(4) 臀大肌点：沿臀大肌肌肉走行方向上压痛点处进刀，刀口线与臀大肌肌纤维纵轴一致，针刀与皮肤垂直，针刀经皮肤、皮下组织，直达骨面，向下纵行铲剥 2～3 刀，再横行剥离 1～2 次。

(5) 臀中肌点：沿臀中肌压痛点定点处进刀，与臀中肌肌纤维走行方向一致，针刀与皮肤垂直，针刀经皮肤、皮下组织，直达髂骨翼外侧骨面，向下铲剥 2～3 刀，横行剥离 1～2 次。

(6) 梨状肌点：在股骨大转子尖压痛点处进针，刀口线与下肢纵轴方向一致，针刀与皮肤垂直，快速刺入皮肤，直达股骨大转子尖骨面，然后调整刀锋达转子尖的内侧骨缘，调转刀口线 90°，沿骨缘切开梨状肌肌腱 2～3 刀，先纵行疏通，再横行剥离 1～2 次。

诊后 1 周随访，患者临床症状及体征消失。

［操作要点］

(1) 谨记局部解剖，针刀快速刺入皮下后进行分层次突破，松解幅度不宜过大，刀下有松动感出刀，减少损伤及出血。

(2) 髋关节活动受限疾病中首先松解的肌肉是股直肌，是屈髋功能的重要肌肉。

(3) 梨状肌查体特点：患肢直腿抬高前 60° 时，臀及下肢疼痛较重，但抬腿不受限，超过 60° 后疼痛反而减轻。

(4) 髋关节滑膜炎还可见其他症状带和治疗点，如内收肌群、腰大肌、缝匠肌、梨状肌、坐骨结节点等。

(5) 针刀松解术后，行髋关节各方向的运动以增加髋关节的运动范围，进一步松解关节囊、滑囊、各肌群等。在手法操作时要注意手法的力度，应以试探式、逐渐加大力度的方法为宜。

(6) 中老年人群罹患髋关节滑膜炎，多合并骨质疏松、肌肉减少症，增加能量摄入和抗阻力运动非常必要。

（7）伴见饮停湿滞、瘀留痰结、肾精亏虚诸症，须辨证应用温阳益气填精活血之品，可事半功倍。

（8）必要时可以结合关节穿刺和药物灌注治疗，如正清风痛宁等。

诊疗体会： 髋关节滑膜炎以髋部肿胀疼痛、重着、活动障碍等为主要临床表现，多数学者将该病归属于中医学"痹证"范畴。《医林改错》曰："凡肩痛、臂痛、腰痛、腿痛或周身痛，总曰痹证。"《素问·痹论》曰："风寒湿三气杂至合而为痹也。"风寒湿邪外袭或内生为导致该病的主要病因。《灵枢·百病始生》曰："风雨寒热不得虚，邪不能独伤人，卒然逢疾风暴雨而不病者，盖无虚，故邪不能独伤人，此必因虚邪之风，与其身形，两虚相得，乃客其形。"肝肾亏虚致筋骨失养，脾胃虚弱致气血生成不足，营卫之气亏虚，水湿运化失司是致痹的根本原因；亦有学者认为痰湿瘀血凝集，气血运行不畅是该病的重要原因。本案用针刀将髋关节周围筋结点组织进行直接松解、剥离、铲削等，降低炎症区域组织内压，阻断神经血管的恶性刺激，改善血液循环，利于炎症消退、吸收，改善组织新陈代谢，促进修复，起到祛风散寒、除湿化痰、疏通经络、扶正祛邪、调整阴阳的作用。

（叶承莉）

四十二、髋关节骨性关节炎

刘某，男，59岁，重庆市巴南区某厂工人。

[就诊时间] 2022年8月26日。

[就诊地点] 重庆市巴南区中医院针灸康复科。

[主诉] 右臀部胀痛伴右大腿根部牵扯痛1年，加重5天。

[现病史] 患者自诉1年前下蹲负重后突然出现右侧臀部胀痛，伴右侧大腿根部牵扯痛，髋屈、伸，内、外旋等活动时症状均加重，平卧休息后减轻，未及时诊治。其后，上述症状时轻时重，严重时右髋关节僵硬，活动后稍减轻，曾在当地诊所多次针灸理疗缓解症状。5天前，因吹空调受凉后症状较前明显加重，疼痛区域发展到膝关节前内侧，站立、行走、下蹲困难，遂来我科就诊。

[体格检查] 疼痛步态，站立位右髋关节屈曲状，右臀肌轻度萎缩。右

臀部外侧区域、右腹股沟区按压痛明显，右股骨大转子处叩击痛明显。右侧"4"字试验（+），Ober 征（+），Thomas 征（+），右下肢直腿抬高试验/加强试验（－），右髋关节屈曲小于90°、后伸小于5°、外展小于10°、内旋小于20°、外旋小于20°，右下肢皮肤感觉、肌力、肌张力及腱反射正常，病理征未引出。

［辅助检查］右髋关节 MRI 示右髋关节退行性变，关节间隙变窄。右股骨头关节面下囊性变。右髋关节腔少量积液。

［主要诊断］髋关节骨性关节炎（右）。

［处置方法］针刀松解术。

［操作方法］

(1) 术前准备：常规消毒、铺巾，戴无菌手套、选用汉章 Ⅰ 型 3 号 0.8mm 针刀。

(2) 关节囊松解：患者左侧卧位，在右股骨大转子上缘 2～3cm 处，股骨头投影弧线上定 3 点；刀口线与股骨长轴平行，垂直进针刀，刺破关节囊，切 2～3 刀。

(3) 长收肌松解：患者平卧位，在腹股沟韧带下，长收肌附着于耻骨处定点，刀口线与股骨长轴平行，垂直进针刀，抵到耻骨骨面，然后针刀倾斜45°，沿耻骨面推切 2～3 刀，再调转刀口，垂直长收肌肌腱切割 2～3 刀后退出针刀。

(4) 针刀术后：行髋关节的各个方向的运动以增加髋关节的运动范围，进一步松解关节囊、内收肌等。

［操作要点］

(1) 在整个针刀操作过程中，进针要慢，以免粗暴操作损伤深部血管、神经，造成臀部深部血肿及神经损害。

(2) 在行长收肌针刀松解时，先触摸到股动脉，在向内寻找进针点，以免损伤股动脉。

(3) 对于髋关节强直患者，针刀松解时，要分次进行。

(4) 针刀术后结合手法治疗在改善髋关节活动度方面尤为重要，但要明白本病可有关节功能障碍，甚至关节强直，可合并失用性骨质疏松与骨质破坏。因此，在手法操作时要注意手法的力度，应以试探式、逐渐加大力度的方法，改善关节的屈伸、外展、内旋及下蹲功能，避免急于求成。

［二诊］针刀治疗 1 周后复诊，患者症状明显缓解，疼痛区域局限在右臀部，且疼痛程度相对较轻，能下蹲、站立及行走，但久行、久站后右侧臀部疼痛会加重。于右臀肌痉挛、条索处针刀治疗。

[三诊] 二次针刀治疗 1 周后复诊，诉疼痛症状已基本消失，下蹲、站立及行走活动无明显受限。查体：右侧"4"字试验（–），Ober 征（–），Thomas 征（–），右下肢直腿抬高试验 / 加强试验（–），右髋关节屈曲大于 120°、后伸大于 10°、外展大于 20°、内旋大于 30°、外旋大于 30°。术后 1 个月、2 个月及 6 个月随访，患者能正常生活工作，之前症状消失。

> **诊疗体会：**中医学认为髋关节疼痛属痹证范畴，因肝肾不足，又因感风寒湿三气夹杂，合而为痹，阻滞经脉，致气机运行不畅，气滞血瘀，经脉闭阻，则关节疼痛，气血精气不能濡养筋骨，无以束利关节，则筋骨萎弱，功能障碍，天气变化后时气与伏邪相结，致病情发作加重。《中藏经·论筋痹第三十七》云："筋痹者，由怒叫无时，行步奔急，淫邪伤肝，肝失其气，因寒热所客，久而不去，流入筋会，则是人筋急而不能行步舒缓也，故曰筋痹。"髋关节周围筋结点是痹之气血不通、气滞血瘀之处，亦是气血不调的集中点，《内经》称"邪之所在"或"邪之所凑"之处，为针刀治疗本病获效的关键所在。因此，本例患者治疗以髋关节局部阿是穴为主，疏通局部经络、行气活血，而效佳。

（谭　飞）

四十三、黄韧带肥厚

冯某，女，74 岁，重庆市秀山土家族苗族自治县农民，现在家务农。

[就诊时间] 2023 年 7 月 2 日。

[就诊地点] 秀山土家族苗族自治县中医医院。

[主诉] 腰痛伴左下肢放射痛 10 天。

[现病史] 10 天前，患者无诱因出现腰部疼痛，伴左臀部、左下肢放射痛（大腿和小腿后外侧），疼痛呈持续性，伴间歇性跛行（行走 100m 左右时诱发，蹲下休息 10 分钟后能继续行走），久坐、久行、久站后加重，卧床休息后缓解，疼痛影响日常活动及睡眠。院外给予针灸、电疗、封包等治疗后未见减轻，遂来就诊。

[体格检查] 患者 $L_{4\sim5}$、$L_5\sim S_1$ 棘突及棘突间隙压痛，疼痛可放射至左下肢大腿和小腿后外侧，腰部左侧广泛压痛，集中在 L_4、L_5 横突、关节突部，左臀部深压痛，集中在梨状肌和臀小肌，左下肢直腿抬高试验及加强试

验（＋），皮肤感觉及腱反射正常，病理征未引出。

［辅助检查］腰椎 CT 示腰椎骨质增生。$L_{2/3}$、L_5/S_1 椎间盘膨出。$L_{4/5}$ 椎间盘突出（中央型）。$L_{4/5}$、L_5/S_1 椎间盘及双侧骶髂关节变性。$L_{4/5}$、L_5/S_1 黄韧带增厚。

［主要诊断］黄韧带肥厚；腰椎间盘突出症。

［处置方法］针刀松解术。入路层次：皮肤及浅筋膜 – 棘上韧带及棘间韧带 – 松解椎旁肌 – 确定病变部位 – 松解黄韧带。

［操作方法］患者取俯卧位于治疗床上，腹部垫枕，术者立于治疗床的左侧，常规消毒、铺巾，戴无菌手套，采用 Ⅰ 型 3 号 0.8mm 针刀，术者辅助左手拇指按于 $L_{4\sim5}$、$L_5\sim S_1$ 椎间盘下位椎骨的棘突尖，进针时，针刀与皮肤垂直，刀口线与躯干纵轴平行，对准棘突尖进针，到达棘突尖骨面，再沿棘突侧方骨面下行到棘突根部与椎弓板的连接处，小心移动刀锋至椎弓板上缘（刀锋不离骨面，有滑落感时停止移动），在此处调转刀口线 90°，使之与躯体额状面平行（平行于椎弓板上缘），沿椎弓板上缘小心切割 2～3 下（黄韧带于上下椎弓板之间，在此切割可有效地松解黄韧带），严格控制切割幅度不超过 3mm（黄韧带厚度一般为 2～4mm），完成操作后出针，常规压迫止血，无菌辅料包扎。

［操作要点］在椎弓板上缘切割黄韧带并不能绝对避免针刀切透黄韧带进入椎管，如果针刀穿透黄韧带，将会进入硬膜外腔，硬膜外腔的间隙（黄韧带内侧面至硬膜的距离）一般为 4mm，在硬脊膜的表面，有丰富的静脉丛，针刀进入硬膜外腔有损伤该静脉丛的危险，应予避免。如果不能控制切割幅度，针刀进一步深入就有可能穿过硬脊膜进入蛛网膜下腔，危险性进一步增大，出针后有可能出现脑脊液外漏，为了防止这种情况的发生，无论针刀是否进入了蛛网膜下腔，出针后均应使患者严格平卧 6～8 小时。此外，黄韧带松解的操作必须在消毒严密的无菌环境下进行，以避免造成椎管内感染。

［二诊］首次针刀治疗 7 天后患者复诊，诉左下肢放射痛明显减轻，腰部及左臀部久行、久站后疼痛，行走稍跛行。于 $L_{4\sim5}$、$L_5\sim S_1$ 关节突处进针刀松解关节突关节；于筋结点及条索点处行针刀治疗，以松为度。

［三诊］二次针刀治疗 10 天后患者门诊复诊，诉腰部及左臀部、左下肢轻微疼痛，行走活动可。予中药温通经络、强壮筋骨，方选补肾壮筋汤加减；麝香追风止痛膏外用止痛。

2023 年 8 月 5 日电话随访，患者诉腰痛未再发作，生活工作自如。嘱其可加强背伸肌、腹肌的肌力锻炼，使腰椎的稳定性增加，从而推迟腰椎关节退变演变的速度。

诊疗体会：腰椎黄韧带肥厚易致腰椎椎管狭窄，主要表现为腰椎椎管狭窄的临床症状，黄韧带对于脊柱的解剖学和生物学具有十分重要的功能意义。研究发现黄韧带的肥厚变性与局部力学因素相关。当黄韧带退变肥厚后，其弹性纤维减少，胶原纤维增加，弹性降低，故皱褶的黄韧带突入到椎管内，使硬膜或神经根受压。中医无"黄韧带肥厚"病名，多归属"腰痛""痹证"等范畴，认为本病主要是肾气亏虚，肾精不足，以及外伤、劳损或受风寒湿邪气侵袭引起。如《素问·脉要精微论》曰："腰着肾之府，转摇不能，肾将惫矣。"又如《诸病源候论·腰痛候》曰："夫腰痛，皆由伤肾气所为。"本案针刀治疗选点为督脉腰阳关，《素问·气府论》曰："十六椎下有阳关。"本穴是督脉经气出入之所，穴当腰部之要冲，为下焦关藏元气之窟宅与腰部运动之机关。故以此穴作为针刀治疗点，具有温肾通督之效。此外，针刀对黄韧带松解减压，减轻肥厚韧带对椎管的压力，恢复椎管空间，从而减轻了硬膜及神经根受压，故病痛可解。

（高小龙）

四十四、腰椎退行性病变

周某，男，56岁，重庆市忠县人。

[就诊时间] 2022年1月7日。

[就诊地点] 重庆市忠县中医医院。

[主诉] 双侧腰部疼痛6$^+$年，加重半月。

[现病史] 6$^+$年前，患者因长期从事重体力劳作，出现腰部胀痛，疼痛发作时无法步行及站立，腰部活动严重受限，翻身、起卧困难，严重影响夜间睡眠，无腹胀、腹痛，无恶心、呕吐等，到我院行针刺、理疗及银质针等对症治疗后上述症状有所缓解，此后未见明显发作。半个月前，患者无明显诱因上述症状复发加重，门诊以"腰椎退行性病变"收治我科。入院症见：双侧腰部胀痛，腰部活动严重受限，疼痛发作时无法步行及站立，翻身、起卧时受限，无腹胀、腹痛，无双下肢放射痛、麻木，无间歇性跛行，无足下踩棉感，食眠可，二便调。近期体重无明显变化。

[体格检查] 神清、精神可，腰椎前屈、后伸及左右侧屈、旋转严重受

限，均可引起疼痛加重，L₃～S₁双侧椎旁1.5cm、3cm和臀中肌、臀大肌、阔筋膜张肌均中度压痛，棘突无明显压痛、叩击痛；屈颈试验（−），屏气压腹试验（＋），双下肢直腿抬高试验（−），双侧"4"字试验、骨盆分离挤压试验（＋）。四肢肌力及肌张力正常，各生理反射存在，病理反射未引出。

［辅助检查］2022年1月7日，腰椎（正侧位，双斜位）、骨盆（正位）X线片示腰椎退行性变；骨盆构成骨骨质未见明显异常。2021年12月16日，腰椎CT（平扫）示腰椎退行性变伴侧弯。L₁、₂椎体上缘许莫氏结节形成。L₂～₃、L₄～₅椎间盘膨出，硬膜囊受压。扫描层示右肾囊肿。心电图：窦性心律；正常心电图。

［主要诊断］腰椎退行性病变。

［处置方法］针刀松解术。

［操作方法］患者取俯卧位于治疗床上，腹下垫厚枕，术者立于患者的左侧，定位于双侧L₃～₅椎旁3cm，常规消毒、铺巾，戴无菌手套，采用Ⅰ型3号0.8mm针刀，刀口线与人体脊柱纵轴平行，直达椎体横突，松解2～3刀，有松动感后退出针刀。

［操作要点］腰椎横突位置较深，针刀快速刺入皮下后进行分层次突破，先是浅筋膜，而后深筋膜，经肌肉达到骨面，松解幅度不宜过大，以松为度。

［二诊］首次针刀治疗7天后，患者诉双侧腰部胀痛明显缓解，步行、站立时仍稍有疼痛，腰部活动可。患者取俯卧位，腹下垫厚枕，定点双侧L₁～₅椎旁1.5cm、双侧髂后上棘，常规消毒、铺巾，戴无菌手套，采用Ⅰ型4号0.8mm针刀，刀口线与人体脊柱纵轴平行，直达椎板骨面，松解2～3刀，有松动感后退出针刀。髂后上棘：针刀刀口线与人体脊柱纵轴成45°进针，到达骨面后调转刀口90°，沿着髂后上棘边缘切割，刀下松动即可。针刀到达椎板骨面后局部松解适度，以松为度。

> **诊疗体会：**《医宗必读》云："内经言太阳腰痛者，外感六气也，言肾经腰痛者，内伤房欲也……有寒湿，有风热，有闪挫，有瘀血，有滞气，有痰积，皆标也……肾虚其本也。"本案患者长期体力劳作易致腰部劳损，又年近六旬，有滞气瘀血之标，肾虚之本，造成脊柱骨错缝、筋出槽之态，引起腰部活动受限伴疼痛不适等临床症状。标急则以标，本重则从本，标本不失，病无道状矣。用针刀松解劳损之筋肉组织，恢复脊柱动态平衡，使脊柱达到新的平衡稳

定；在针刀的作用下，疏通太阳经脉，促进血行，气血互补，则骨正筋柔，腰痛可解。

（谢小林）

四十五、骨质疏松症

濮某，女，72岁，重庆市铜梁区，农民。

［就诊时间］2022年12月29日。

［就诊地点］重庆市铜梁区中医院。

［主诉］反复胸腰部疼痛5个月。

［现病史］5个月前患者无明原因出现胸腰部隐痛，呈游走性疼痛，伴腰膝酸软，活动及稍劳作即加重，卧床休息可减轻，自服双氯芬酸钾分散片每次0.1g，每日2次可缓解，停药则疼痛如故。未作检查。来诊时见胸腰部疼痛，腰膝软痛，双下肢无放射性疼痛、麻木。口干饮水不多，纳眠可，二便调。

［体格检查］T_{12}、L_1段轻度后突畸形，棘突间压痛。$L_{2\sim4}$棘突间及两侧棘突旁压痛、肌筋膜紧张。舌质暗红，舌下静脉瘀暗，苔薄黄少津，脉细弱。

［辅助检查］X线片示胸腰椎广泛骨质疏松改变，T_{12}、L_1椎轻度楔形改变。

［主要诊断］骨质疏松症。

［处置方法］针刀督脉经筋松解术。

［操作方法］患者取俯卧位，腹部两侧垫枕，术者立于治疗床的右侧，经手法检查，标记T_{12}、$L_{1\sim4}$棘突及两侧棘突旁2.5cm处。常规消毒、铺巾，戴无菌手套，选用I型3号0.8mm针刀，不麻醉，于各标记点处按四步规程进针刀，刀口线与脊柱纵轴平行，快速刺入皮下，停顿3秒，分层松解，纵行疏通，每点切割松解4刀。退针刀至皮下，十字形切开松解筋膜，出刀，压迫止血，用静脉贴遮盖刀口。嘱患者缓慢做拱桥式锻炼5次，术后观察30分钟，胸腰痛明显减轻。

［操作要点］应严格选择施术范围、进针角度、进针深度，患者如有不适，应立即停止针刀操作，观察。

［二诊］首次针刀治疗7天后患者复诊，诉胸腰疼痛减轻，仍有酸软疼痛感。于L_3、L_5、S_1棘突点，使用针刀刺骨术治疗。术前准备同前，用I型

4号1.2mm针刀,快速进针刀至骨,用叩诊锤轻快叩击针刀尾端,使针刀进入骨皮质约1mm,叩击频率每分钟80~100下,不可入骨过深。嘱坚持做腰部拱桥式功能锻炼。

[三诊]二次针刀治疗7天后患者复诊,诉胸腰部酸软疼痛明显缓解。于 L_3、L_5、S_1 棘突点,再次使用针刀刺骨术。嘱坚持做腰部拱桥式功能锻炼。随访3个月,患者胸腰椎后突畸形消失,疼痛轻微,恢复日常生活。

> **诊疗体会**:《素问·脉要精微论》云:"腰者肾之府,转摇不能,肾将惫矣。骨者,髓之府,不能久立,行则振掉,骨将惫矣。"腰为肾之府,腰痛是骨质疏松症的主要临床表现,也体现了肾虚是骨质疏松症发生的根本原因。《素问·骨空论》云:"督脉为病,脊强反折。"督脉经筋-肌筋膜区带沿骶尾韧带,夹脊上行,达 L_5 棘上筋结点、L_3 棘上筋结点后继续上行。督脉循行过脊柱后正中,为中枢之骨位置所在,充养骨及骨髓,督脉通利,则骨强健,督脉郁滞,骨血脉不通,腰脊疼痛,或督脉空虚,则骨髓亏虚,骨失所养,皆可出现腰脊酸软等临床症状。针刀医学认为,脊柱动静力平衡失调,肌筋膜产生高张力,会造成腰痛。对腰椎棘突及椎旁用触摸法检查、评估,触及的筋膜紧张点及筋结点就是病位,亦是治疗点。本例先采用督脉经筋松解术,松解高张力的督脉经筋及软组织的瘢痕、粘连、挛缩、堵塞,恢复腰部软组织动静力平衡。《素问·骨空论》云:"督脉生病治督脉,治在骨上。"故二三诊采用督脉刺骨术调督,选择督脉之骨的 L_3、L_5、S_1 棘突点治疗,调节脊柱力的失衡,同时有利于肾、脏腑、经络、脊髓神经的调节,从而治疗骨质疏松性骨痛。

(郭 云)

四十六、脊柱侧弯性腰痛

万某,男,70岁,重庆市铜梁区,农民。

[就诊时间]2023年2月14日。

[就诊地点]重庆市铜梁区中医院。

[主诉]右侧腰腿部疼痛1个月。

[现病史]患者1个月前出现右侧腰部疼痛,伴右大腿后侧放射痛、麻

木，麻痛不过膝关节，呈针刺样疼痛。未就诊及用药，经休息无缓解，为进一步诊治，于今日来我院门诊就诊，刻诊：右侧腰痛，久行久立后加重，向右侧臀部至大腿放射，呈针刺样疼痛，时有麻木感。口不干苦，纳食可，眠差，二便调。

[体格检查] 脊柱腰段轻度向左侧侧弯畸形，$L_{3\sim5}$ 棘突间及右侧棘突旁压痛、肌筋膜紧张，右侧髂嵴边缘压痛。梨状肌下缘无压痛，双下肢直腿抬高及加强试验阴性，肌力5级，浅深感觉正常。

[辅助检查] 腰椎MRI示腰椎轻度向左侧侧弯。腰椎退变，$L_{1\sim2}$、$L_{2\sim3}$、$L_{3\sim4}$、$L_{4\sim5}$ 椎间盘膨出。

[主要诊断] 脊柱侧弯性腰痛。

[处置方法] 针刀松解术。

[操作方法] 患者俯卧位，腹部两侧垫枕，术者立于治疗床的右侧，选用Ⅰ型4号0.8mm针刀。经手法检查，用记号笔标记 $L_{3\sim5}$ 棘突间及右侧棘突旁压痛点、肌筋膜紧张点和右侧髂嵴边缘筋结点。常规消毒、铺巾，戴无菌手套，不麻醉，于各标记点处按四步规程进针刀，使针刀刀口线与脊柱纵轴平行，快速刺入皮下，停顿3秒后分层松解，纵形疏通，每点切割松解4刀。退针刀至皮下，十字形切开松解筋膜，出刀，压迫止血，静脉贴遮盖刀口。侧卧位旋扳腰椎，术后半小时观察腰痛明显减轻。嘱患者每日坚持做腰部拱桥式、侧弯和旋转锻炼。

[操作要点] 应严格选择施术范围、进针角度、进针深度，患者如有不适，立即停止针刀操作。

[二诊] 首次针刀治疗7天后患者复诊，诉腰痛减轻，无下肢放射痛及麻木感，右侧髂嵴边缘压痛消失。查 $L_{3\sim5}$ 棘突间及棘突右侧轻微压痛，如前法再次行针刀松解。嘱继续坚持做腰部锻炼。随访3个月，患者腰椎侧弯畸形、腰腿疼痛及麻木消失，恢复日常生活和劳动。

诊疗体会： 脊柱侧弯性腰痛，究其机制，除退行性病变外，腰部用力不当，或受外力损伤，或抬物过重，或外感风寒湿邪等因素，都可以导致腰椎内外生物力学不平衡，影响脊柱的稳定性，特别是在单侧腰肌痉挛时，气血凝滞，脉络不畅，使腰两侧肌肉韧带张力不等，腰部软组织动态平衡失调，累积到一定程度，发生脊柱侧弯畸形。治疗的关键是恢复脊柱正常的生物力学及腰、臀部软组织动态平衡，修复腰、骶、臀部软组织损伤并减轻周围神经受到的卡压。通过针刀的直接作用，一方面剥离、疏通肌肉、韧带间的各种粘连，使肌肉、韧带得以松解、修复，从而恢复腰椎的动静力平衡；另一方面是全身效应，针刀具有针刺的效应，且得气感比针刺更强，能疏通经络，调节脏腑气血功能，激发体内调节作用，达到去痛致松的目的。针刀术后加用斜扳手法，可达到血畅脉通、正骨理筋之目的。

（郭 云）

四十七、椎间盘源性腰痛

刘某，女，60岁，重庆市涪陵区退休工人，从事会计工作。

[就诊时间]2023年5月17日。

[就诊地点]重庆市涪陵区人民医院。

[主诉]反复腰痛伴左下肢痛3$^+$月，加重1$^+$月。

[现病史]3$^+$月前弯腰用力不当后出现腰部、左臀部、左大腿前外侧持续性胀痛不适，于诊所以针灸理疗后疼痛稍好转。1$^+$月前患者剧烈咳嗽后出现腰部、左臀部、左大腿前外侧疼痛程度加重，行走困难，久坐后加重，卧床休息时缓解，NRS评分：6分，自行贴敷膏药后疼痛未见明显好转，食眠可，二便调。

[体格检查]精神可，神志清，L_2～S_1棘突、左臀部、左大腿前外侧压叩痛明显，左直腿抬高试验、左股神经牵拉试验（−），双下肢近端及远端肌力、肌张力正常，左侧腹股沟、左下肢浅感觉相对右侧减退。双侧肱三头肌、膝腱、跟腱反射对称。病理征未引出。

[辅助检查]腰椎MRI示$L_{2/3}$、$L_{3/4}$椎间盘轻度膨出。

[主要诊断]椎间盘源性腰痛。

[处置方法]针刀松解术。

[操作方法]患者取俯卧位，暴露腰部，腹部垫枕。定$L_{3/4}$椎间盘上下腰椎棘突间隙中点及左右各旁开2cm作为进针点。常规消毒、铺巾，戴无菌手套。术者左手拇指触压并固定进针点，1%利多卡因局部浸润麻醉。采用汉章Ⅰ型4号0.8mm针刀，术者右手执刀，刀口线与肌肉肌腱的走行方向一致，严格按照针刀四步进针规程；棘突间隙点针刀先朝上，达到上位棘突下缘切割1刀，再分别向上位棘突两侧各切割1刀，针刀能到达上位棘突根部为佳；

然后提起针刀向下达到下位棘突上缘，切割1刀，再分别向下位棘突上缘两侧各切割1刀，针刀能到达下位棘突根部为佳，后出针刀；椎旁点从棘间隙旁开2cm垂直进针达病变部位后（有坚韧感），即到达关节突关节韧带，纵疏横剥2~3刀，松解关节囊，并将针刀向外上缘移动，有落空感时，即到达关节突关节外上缘及横突上缘的交点，松解2~3刀后出针刀。注意进针刀要缓慢，如有下肢的放射痛，退针刀调整进针刀方向。针眼处创可贴覆盖，3天内保持术区干燥。

[操作要点]操作者需熟悉局部解剖，垂直皮肤进针，在刺入的过程中可能触及上下小关节突骨质，可内外微调针刀寻找小关节间隙，松解幅度不宜过大，不在骨面上过度刺激；注意询问患者是否有下肢窜麻等感受，及时调整针刀方向和深度，以松解每个层面病灶，避免损伤及出血。

[二诊]首次针刀治疗7天后患者复诊，诉腰部、左臀部、左大腿前外侧疼痛程度缓解，NRS评分：4分，久坐后疼痛可加重，行走稍困难。嘱患者卧床休息，下床活动正确佩戴腰围，于疼痛部位压痛点及条索点处再行针刀治疗，以松为度。

[三诊]二次针刀治疗7天后患者门诊复诊，诉腰部、左臀部疼痛已好转，NRS评分：2分，行走无困难，但仍稍感左大腿前侧胀痛不适。嘱患者可使用热毛巾热敷痛处，配合血府逐瘀胶囊每次4粒，每日2次。2023年6月1日随访，患者诉腰腿痛未再发作，生活工作自如。

诊疗体会： 在中医学上，椎间盘源性腰痛归于"痹证""腰痛"等范畴，外邪侵袭、年老体虚、跌仆损伤均为"腰痛"的重要病因。"风、寒、湿"三气杂合为痹：寒邪入侵，筋脉、腠理、经络收缩而挛急；寒气阻滞，耗损阳气，卫阳不固，则筋脉闭阻；湿性黏浊，滞于筋骨，遂气血运行不畅；外邪入侵，闭阻经络，气血不畅，滞于腰府，遂致下腰痛。针刀松解术是基于中医经络学说、现代神经生理学的闭合性疗法，而椎间盘源性腰痛患者慢性软组织存在粘连、瘢痕、挛缩及堵塞表现，采用针刀松解术可通过针刀作用，松解组织粘连，剥离挛缩部位，疏通堵塞部位，调节腰椎力学平衡，减少窦椎神经末梢刺激，缓解患者疼痛程度。

（李 翔）

四十八、髂腰肌劳损

雷某，男，55 岁，重庆市武隆区江口镇人，长期务农。

［就诊时间］2022 年 10 月 16 日。

［就诊地点］重庆市武隆区中医院。

［主诉］反复腰痛半年，加重伴活动受限 3 天。

［现病史］半年前因抬重物时用力不慎出现腰部疼痛伴活动受限，经针灸、膏药等治疗后好转，但久坐久站劳累后容易反复，休息后缓解。3 天前，因搬东西时用力不慎再发腰部疼痛，程度较前加重，呈持续性胀痛，偶有向腹部放射痛，伴活动受限，腰部转侧活动不能，无肢体麻木胀痛，于当地诊所行针灸治疗后未见缓解，遂至我科。

［体格检查］腰部棘突间及棘突旁小关节无明显压痛，双侧 L_5 棘突与髂后上棘之间深部压痛，向髂嵴缘与骶髂关节方向深压痛明显，坐位后转身双侧均疼痛剧烈，臀部及骶髂关节无明显压痛，双下肢直腿抬高试验及加强试验（–），生理反射正常，病理征未引出，VAS 评分：6 分。

［辅助检查］腰椎 MRI 示：腰椎轻度退行性变，骨质增生；$L_{3/4}$、$L_{4/5}$、L_5/S_1 椎间盘不同程度膨出；$L_{4/5}$ 椎体终板炎。

［主要诊断］髂腰韧带劳损。

［处置方法］针刀松解术＋手法松解术＋穴位埋线术。

［操作方法］患者取俯卧位于治疗床上，术者立于治疗床的右侧，于 L_4、L_5 双侧横突端各定一点，于双侧髂嵴内侧边缘（L_5/S_1 棘间旁开 3～4cm）各定一点，共六点。常规消毒、铺巾，戴无菌手套，采用汉章Ⅰ型 3 号 1.0mm 针刀，刀口线与人体脊柱纵轴平行，直达横突端后调转刀口与脊柱垂直，沿外侧骨面找到横突尖端，沿骨面松解髂腰韧带腰椎横突端，针下落空即止，松解 2～3 刀，有松动感后退出针刀；沿髂嵴内侧缘进针点，刀口与人体脊柱纵轴平行，刀体与斜向下约 70° 向髂嵴缘进针，到达髂骨骨面后松解 2～3 刀，有松动感后退出针刀。针刀治疗后让患者侧卧，左右斜板 1 次。

［操作要点］松解 $L_{4、5}$ 横突端时，针下落空即止，不可离开骨面向深部刺入，以免伤及重要神经血管。操作熟练者可采用一刀三向的操作法，于双侧 $L_{4～5}$ 横突中间与髂嵴上缘的等长线上各定一点，分别松解 L_4 横突尖端、腰 5 横突尖端及髂嵴内侧边缘。

［二诊］首次针刀治疗 7 天后患者复诊，诉腰骶部疼痛明显缓解，活动无明显受限，但旋转腰部时仍稍感疼痛，久坐、久站后疼痛明显，活动后减轻。于双侧 L_4、L_5 横突尖，髂嵴内侧缘治疗点及 $L_{4/5}$、L_5/S_1 椎间孔外口行穴

位埋线治疗。

[三诊] 二诊埋线治疗7天后患者门诊复诊，诉腰骶部无明显疼痛，活动自如，但仍于久坐、久站后感腰骶部不适。嘱患者每日行腹式呼吸、桥式运动、小飞燕、五点支撑加强核心训练。2023年7月20日随访，诉腰痛未再发作，生活工作自如。

> **诊疗体会**：髂腰韧带劳损，因所处位置被骨组织遮挡，位置较深，检查时容易漏诊，但根据坐位腰部转侧实验可协助诊断。《灵枢·卫气失常》指出："筋部无阴无阳，无左无右，候病所在。"故治疗经筋病症应以痛为腧，取阿是穴，以起到活血通络、温经散寒之作用；另有导气使气血聚于病处以复原祛邪之意，故本案治疗以髂腰韧带起止点为治疗点。《素问·缪刺论》云："邪客大络者，左注右，右注左。"人体十二经脉左右相对，阴阳气血相互流动，故髂腰韧带损伤治疗中常取双侧，以调理左右阴阳气血，使气至病所，气血和则能濡养经脉。

（熊莲娟）

四十九、银质针治疗椎体压缩性骨折

刘某，女，66岁，重庆市石柱土家族自治县悦崃镇蜜红村农民。

[就诊时间] 2023年6月22日。

[就诊地点] 重庆市石柱土家族自治县中医院。

[主诉] 胸腰背部疼痛1年，加重1周。

[现病史] 1年前，患者因劳作后出现胸背腰部疼痛，呈持续性胀痛，起卧、翻身困难，活动时加重，休息后减轻，咳嗽、喷嚏、用力屏气等均使疼痛加剧，于我院我科行腰椎MRI诊断为"老年性骨质疏松伴病理性骨折"，住院予输液（具体不详）、针灸理疗等治疗后好转。1周前患者感以上症状复发加重，呈持续性胀痛，牵扯左侧胁肋部，余同前。在外敷药、涂药（具体不详）等治疗后症状无明显缓解，遂就诊于我科。

[体格检查] T 36.6℃，P 78次/分，R 19次/分，BP 130/92mmHg，腰部活动受限，起卧、翻身困难，全腹软，上腹部轻压痛，无反跳痛、肌紧张。脊柱侧弯畸形，T_{11}椎体叩击痛。胸背腰部压痛。心肺无特殊。舌质淡，苔薄白，脉沉细。

[辅助检查] 1 年前腰椎 MRI 示 $L_{3/4}$、L_5/S_1 椎间盘膨出；腰椎退行性改变，T_{12} 椎体上缘许莫氏结节形成；T_{11} 椎体陈旧性压缩性骨折改变，L_4 椎体变扁，椎体上缘骨髓水肿，骨折伴骨髓水肿？终板炎？腰背部皮下筋膜炎？

[主要诊断] 中医诊断：骨痹。

西医诊断：老年性骨质疏松伴病理性骨折。

[处置方法] 银质针（芒针）+ 抗骨松药物。

[操作方法] 患者取俯卧位，充分暴露胸腰部，以双侧 $T_{10\sim12}$、$L_{1\sim4}$ 棘突旁开 2cm 为治疗点。常规皮肤消毒、铺巾，戴无菌手套，用配好的 0.5% 利多卡因溶液在每个治疗点皮下注射一个 5mm 大小的皮丘进行局麻。选择 1.1mm×160mm 的银质针，沿标记点垂直刺入皮肤，进针深度以针下感觉触到骨面为度，进针期间患者会出现较强酸胀感。进针结束后在针体之间铺置适当厚度纱布覆盖治疗区皮肤，以防烫伤；然后在每颗针尾上插入约 2cm 的艾球点燃，同时备用 0.9% 氯化钠注射液降温；待艾球燃完熄灭后，取出银质针，压迫止血。最后消毒、纱布覆盖治疗区，嘱保持创口清洁干燥。术中患者清醒、配合，无特殊不适。

[操作要点] 银质针操作前应查血常规、凝血项、血糖、血压，筛查结核、肿瘤等器质性病变；银质针治疗过程中注意避免温度过高灼伤，艾球点燃前必须备好生理盐水降温；出针后常规压迫进针区 10~15 分钟，防止出血；卧床休息，保持创口清洁干燥。

[二诊] 7 天后复诊，患者精神、饮食可，难以入眠较前改善，诉胸背腰部疼痛好转，牵扯左侧胁肋部减轻。起卧、翻身不困难，活动时疼痛稍加重、休息时减轻。咳嗽、喷嚏、用力屏气等稍使疼痛加剧，上腹部疼痛好转。查体：一般情况可。全腹软，上腹部无压痛、反跳痛及肌紧张。脊柱侧弯畸形，T_{11} 椎体轻度叩击痛，胸背腰部轻压痛。继续运用抗骨松药物（依降钙素注射液肌内注射，每次 2ml，每周 1 次，连续 12 周；阿法骨化醇口服每次 0.5mg，每晚 1 次，长期服用，注意定期检查肾功），嘱咐多休息，佩戴腰围。

[三诊] 二诊后 7 天再次复诊，诉胸腰背部、左侧胁肋部及上腹部无疼痛，腰部活动自如，但咳嗽、喷嚏、用力屏气等左侧胁肋部仍有轻微牵扯痛。查体：脊柱侧弯畸形，T_{11} 椎体轻叩击痛，胸背部、腰背部无压痛，腰部活动正常。余无特殊。嘱：注意多卧床休息，多晒太阳，避免重体力劳动、久坐及久站，防止摔倒。持续运用抗骨松药物。我科随诊。

诊疗体会：老年性骨质疏松伴病理性骨折属中医学"腰痛、痹证、腰骨损断"范畴，以胸腰背部疼痛及胁肋部窜痛为主要临床表现，也是患者就诊的主要原因。临床中，多以抗骨质疏松治疗辅以非甾体抗炎药为主，但起效缓慢，不能及时缓解患者疼痛。因此，从新的视角寻求一种快速、安全、无副作用的方法来缓解老年性骨质疏松伴病理性骨折所致的胸腰背部疼痛已成为目前研究的重大课题。银质针是在《黄帝内经》九针的基础上发展而来，结合了大针、长针、圆利针的特点，大针者，可"泄机关之水"；长针者，又叫芒针，可"取远痹"；圆利针者，可"取暴气"，作用部位深，刺激力度大，既可以短期镇痛，又可远期治痛。20世纪70年代我国骨科学家宣蛰人在长期从事人体软组织松解手术治疗中，揭示了软组织损害性压痛点分布规律，采用陆云香医师家传的银质针作密集型针刺，取得了意想不到的疗效，发现其既有即时镇痛作用，又有远期的治痛效果。银质针疗法可消除炎症反应，增加局部血供，松解肌肉痉挛，即通过银质针治疗可改善病变局部的血液循环，加速局部代谢产物和致痛物质的排出，促进局部无菌性炎症的消退，达解除炎症致痛、缺血致痛、痉挛致痛之目的。

（秦中枢）

五十、腰椎骨质增生症

李某，男，86岁，重庆市江津区退休人员。

［就诊时间］2023年6月23日。

［就诊地点］重庆市綦江区人民医院。

［主诉］右腰腿间歇性疼痛30年，复发加重10天。

［现病史］30年前，无明显诱因出现右侧腰部酸胀疼痛，久坐、久站、久行后明显，卧床休息后缓解，于当地诊所、药店反复间断性治疗而后缓解。10天前，劳作后复发，右侧腰臀部及腹股沟区大腿前至膝酸胀疼痛明显，较前加重，呈持续性牵扯痛，弓腰不能直立行走，不能平卧与俯卧位休息，仅侧卧休息，经当地口服镇痛药与针灸理疗治疗无效，遂来就诊。既往冠心病支架术后8年。

［体格检查］患者$L_{3\sim4}$、$L_{4\sim5}$右侧椎旁明显压痛，疼痛可放射至同侧臀

部及腹股沟区大腿前侧，右侧臀部及腹股沟区明显压痛，右下肢直腿抬高试验及加强试验（−），股神经牵拉试验强（＋），大腿前侧及外侧皮肤感觉减弱，膝腱反射减弱，右"4"字试验不能配合检查，病理征未引出。

［辅助检查］腰椎 X 线片示腰椎退行性变，$L_{3\sim4}$、$L_{4\sim5}$ 椎体右侧骨质增生明显呈鸟嘴样改变，无脊柱侧弯；双侧髋关节及骶髂关节间隙正常，对称，骨皮质光滑连续，骨小梁清晰。双侧超声示股动静脉无特殊异常。腰椎 CT 示右侧腰大肌较左侧萎缩状，右侧椎旁及椎体前缘花边样骨质增生明显；$L_{3\sim4}$、$L_{4\sim5}$ 椎间盘"真空"征；椎管硬膜囊轻微受压，双侧椎间孔狭窄。血生化检查正常。

［主要诊断］右侧 $L_{3\sim5}$ 椎体骨质增生症。

［处置方法］针刀松解术 + 23% ng/ml 臭氧水注射治疗。

［操作方法］患者取俯卧位于治疗床上，术者立于治疗床的右侧，定 $L_{3\sim5}$ 棘突旁 2.5cm 处 2～3 个点位，常规消毒、铺巾，戴无菌手套，采用 I 型 4 号 0.8mm 钝性针刀，刀口线与人体脊柱纵轴平行，直达椎旁小关节外侧缘横突根部上缘处，测量针刀进入深度，再缓慢进入横突根部下 2cm，做与脊柱平行方向的疏通剥离术，有明显的酸胀疼痛传导至平时的疼痛部位后，退出针刀。然后，每个点位以 7 号腰椎穿刺针沿着针刀路径穿刺到椎旁疏通剥离部位注射 23% ng/ml 浓度臭氧水 5ml。

［操作要点］操作者需谨记局部解剖，点位局部先用 1% 的利多卡因皮肤注射，9 号穿刺针快速刺入皮下后退出，再以钝性针刀进行分层次缓慢突破，先是浅筋膜，而后深筋膜，逐渐达到横突根部小关节外侧骨面，沿着横突上缘继续推进至横突下 2cm 左右深度，做针刀刀口线与脊柱平行方向的疏通剥离术，幅度不宜过大，小幅度横向摆动针刀尾部，避免过度刺激。

［二诊］首次治疗 7 天后，患者诉右大腿前后侧疼痛明显缓解，能够直腰行走，但时间维持不长，仍感右大腿根部即前外侧牵扯性疼痛。再次于原位点处继续进行一次钝性针刀疏通剥离松解治疗术联合臭氧水治疗观察。

［三诊］7 天后患者疼痛消失，行走自如，但诉右侧腰部有酸胀乏力不适感，嘱其可口服仙灵骨葆胶囊每次 3 粒，每日 2 次，连服半月。平日常规腰部自行拍打搓揉、活动范围内伸屈腰腿功能锻炼。2023 年 7 月 20 日随访，患者诉疼痛未再发作，生活工作自如。

诊疗体会：《素问·脉要精微论》曰："腰者，肾之府，转摇不能，肾将惫矣。"腰为肾之府，肾藏精，肾精亏虚，腰失濡养、温煦则致腰腿疼痛。该例患者为 86 岁的老年男性，腰痛病史 30 年，久病致肾精亏虚，肾主骨功能不能正常发挥而导致腰椎骨质增生。患者因腰椎右侧椎体骨质增生导致腰大肌长期受到刺激而腰腿痛，随着增生逐渐严重，腰大肌与增生粘连，功能受损而萎缩。针刀治疗力求靶点准确，钝性疏通剥离，松解增生组织与腰大肌之粘连，缓解痉挛，使经络疏通，气血流畅，疗效满意。

（李光春）

五十一、腰椎间盘突出症伴梨状肌综合征

病例 1

郑某，男，80 岁，重庆市两江新区，退休教师，在家从事家务劳动。

[就诊时间] 2023 年 6 月 6 日。

[就诊地点] 重庆市两江新区人民医院。

[主诉] 反复腰痛 10 年，复发加重伴右下肢痛 4 天。

[现病史] 10 年前，无明显诱因出现腰部酸胀疼痛伴右下肢后侧牵扯性疼痛，久坐、久行后加重，卧床休息后缓解，在我科住院诊断为腰椎间盘突出伴坐骨神经痛，行针灸、推拿、腰椎牵引等治疗好转出院，10 年来未复发。4 天前，久行后再发腰部胀痛，伴右下肢胀痛，以右小腿后外侧肢体明显，翻身疼痛加重，需要辅助，不能下床站立行走。近期无消瘦，无大小便失禁，无潮热盗汗，无尿频尿急尿痛。在当地医院经输液（用药不详）、理疗后无好转，转来我院求治。

[体格检查] L_4、L_5、S_1 棘突部压痛，$L_{4、5}$ 椎体右侧横突压痛明显，并向右小腿放射，右臀部深压痛，梨状肌压痛明显，左侧髂骨翼上缘深压痛，右下肢直腿抬高试验及加强试验（+），皮肤感觉及腱反射正常，病理征未引出。

[主要诊断] 腰椎间盘突出症伴坐骨神经痛；梨状肌综合征。

[处置方法] 针刀松解术（采取纯针刀治疗方式）。

[操作方法] 患者取俯卧位于治疗床上，术者立于治疗床的右侧，定位于 L_3 横突，$L_{4～5}$、$L_5～S_1$ 棘突旁开 1.5cm 处，左侧髂骨翼外上缘（左侧腰方肌起点，以棘突为界向外，以患者同身寸手掌宽度与髂骨翼交点为中心）。常规消毒、铺巾，戴无菌手套，采用 I 型 4 号 0.8mm 针刀，刀口线与人体脊柱纵轴平行，术者右手中指按压住 L_3 横突（指切进刀方式），以四步进刀法进

刀，寻找到达横突尖后，调转刀口90°，在横突尖端及尖端下进行切割5刀出刀。以同法在$L_{4～5}$、$L_5～S_1$棘突旁1.5cm处，按四步进刀法直达椎旁小关节处，松解2～3刀，有松动感后，再沿骨面向下移动针刀，在骨面边缘缓慢进刀，患者有放射感时，稍回退，患者放射感消失，并轻轻提插2刀出刀。术者调换位置，立于患者左侧。在左侧髂骨翼外上缘指切进刀，找到髂骨翼上边缘，切割6刀，范围0.5～1cm。术后即予手法斜板疏松腰部，并结合针灸、推拿、电脑中频、艾灸、穴位注射等理疗方法。

[操作要点]操作者需将局部解剖谨记于心，针刀所达之处了然于心。针刀快速破皮后，缓慢逐层突破，先浅筋膜，后深筋膜，最后到达骨面，边进刀边询问患者感受，松解幅度不宜过大，不在骨面上过度刺激，以减少损伤及并发症。

[二诊]首次针刀治疗7天后查房，诉腰部及右下肢牵扯性胀痛缓解，但仍感腰部及右臀部胀痛，可在床上自由翻身等活动，未下地站立行走。因疼痛明显给予彩超检查，显示梨状肌肿胀，坐骨神经增粗，考虑腰椎间盘突出症合并梨状肌综合征。于梨状肌压痛及梨状肌起点股骨大转子压痛点处再行针刀治疗，松解坐骨神经梨状肌出口处筋膜及梨状肌紧张度，特别注意松解梨状肌时刀口始终与坐骨神经平行，逐层进入，破皮后缓慢进刀，并询问患者感受，避免伤及坐骨神经。术后结合右侧梨状肌微波、蜡疗等治疗。并嘱咐卧床休息，适当臀桥运动。

[三诊]二次针刀治疗7天后彩超复查梨状肌，水肿明显好转，诉右下肢疼痛好转，可行走，但仍于久坐后感腰骶部酸胀不适。嘱患者每日行小飞燕、臀桥腰部功能锻炼，适当拄拐、带腰围以减轻椎间盘压力，并建议回家休养。2个月后随访，患者腰部、右臀部及右下肢疼痛消失，能自由活动。嘱避免弯腰、负重，腰围带固定，适当腰部锻炼。

诊疗体会：《诸病源候论·腰痛不得俯仰候》说："肾主腰脚。""劳损于肾，动伤经络，又为风冷所侵，血气击搏，故腰痛也。"《杂病源流犀烛·腰脐病源流》指出"腰痛，精气虚而邪客病也"。《医宗必读》认为腰痛的病因"有寒有湿，有风热，有挫闪，有瘀血，有滞气，有积痰皆标也，肾虚其本也"。腰为肾之府，肾藏精，肾精亏虚，腰失濡养、温煦则致腰痛。该例患者80岁高寿，久行后腰痛加重，肾虚在先，久行后腰部瘀血阻滞而使疼痛加重，疼痛部位与足太阳膀胱经的循行路线重合，取足太阳膀胱经大肠腧、关元腧为主穴，疏通膀胱经络，即可强肾壮腰而取效；又瘀血阻滞于膀胱经环跳穴，予以针刀疏通，疼痛得以缓解。针刀治疗疏通经络治其标，强肾壮腰治其本，达标本兼治之效。结合现代解剖学理论及筋膜理论、纯针刀理论，针刀可松解粘连，缓解肌肉紧张，从而松解神经牵拉，缓解疼痛，避免误伤神经等风险。特别是纯针刀理论，个人认为，纯针刀的运用，不使用麻药、激素，既充分体现中医相关理论和现代解剖学的深度融合，又巧妙运用了"痛则不通，通则不痛"的道理，而且在治疗过程中有效避免神经损伤等严重并发症，开创了中西医结合中医微创治疗在临床中运用的实用技术。

（赵　勇）

病例 2

刘某，男，48 岁，潼南区事业单位工作人员。

[就诊时间] 2023 年 4 月 16 日。

[就诊地点] 重庆市潼南区中医院。

[主诉] 反复腰痛 1 年，加重伴左下肢麻木 1 个月。

[现病史] 患者自诉 1 年前因弯腰抬重物后出现腰部疼痛，当时在私人诊所治疗后疼痛缓解。1 个月前，不慎再扭伤腰部后腰痛复发，程度较前加重，呈持续性胀痛，伴左臀部、大腿后侧、左小腿后外侧胀痛麻木，行走、站立时疼痛加重，在某医院针灸科治疗半月症状缓解不明显，为寻求更好的治疗，遂来我科就诊。

[体格检查] 患者 $L_{3\sim4}$、$L_{4\sim5}$、$L_5\sim S_1$ 椎旁压痛，$L_5\sim S_1$ 椎旁压痛可放射至左臀部和大腿后侧、左小腿后外侧。左臀部梨状肌体表投影位置按压疼痛明显，并有条索状硬物感。左下肢直腿抬高试验及加强试验（＋），小腿皮肤感觉稍减退，腱反射正常，病理征未引出。

[辅助检查] 腰椎 MRI 示 $L_5\sim S_1$ 椎间盘突出（左后外侧型）；$L_{3\sim4}$、$L_{4\sim5}$ 及 $L_5\sim S_1$ 椎间盘变性，$L_{3\sim4}$、$L_{4\sim5}$ 椎间盘膨出；腰椎轻度退行性变。

[主要诊断] 腰椎间盘突出症，梨状肌综合征。

[处置方法] 针刀松解术。

[操作方法] 患者取俯卧位于治疗床上，腹部垫枕，术者立于治疗床的左侧。常规皮肤消毒、铺巾，戴无菌手套。采用一次性汉章Ⅰ型 4 号 0.8mm 针

刀，于 $L_{3\sim4}$、$L_{4\sim5}$、$L_5\sim S_1$ 椎间盘同位棘突旁开 0.5cm 处进针，刀口线与人体脊柱纵轴平行，直达下关节突骨面内缘，松解 2～3 刀，有向下肢放射的酸胀感或触电感后退出针刀，按压止血 3 分钟，针眼处用无菌敷料覆盖，3 天内保持干燥，防止感染。

[操作要点] 操作者需熟悉进针部位的解剖结构，严格无菌操作。针刀快速刺入皮下后进行分层次突破，达到下关节突骨面内缘，一般深度不超过 0.5cm，贴骨面松解 2～3 下，有突破感即可，患者有向下肢的酸胀感；若无可将针刀紧贴下关节突内缘骨面，继续缓慢深入 1.5cm，若有触电感或放射感则出针停止治疗；若无，可将针刀向内下方稍做摆动 1～2 下，幅度不超过 0.5cm，松解后出针。操作时以患者感觉调整进针方向和深度，不强求酸胀感和触电感，针下有松动感即可出针。

[二诊] 首次针刀治疗 1 周后患者复诊，诉腰部疼痛缓解，但仍感左臀部胀痛，久行、久站后疼痛明显。于梨状肌起点、止点和压痛最明显处行针刀治疗，操作要点和注意事项同前，以松为度。

[三诊] 二次针刀治疗 7 天后患者门诊复诊，诉腰臀部疼痛和左下肢麻木胀痛明显好转，行走活动自如，但久站久坐后腰臀部仍有不适感，小腿外侧稍感麻木。查体后见 $L_5\sim S_1$ 椎旁压痛，梨状肌条索状消失，但仍有压痛。再次在 $L_5\sim S_1$ 棘突旁 0.5cm 和梨状肌压痛点处行针刀松解。嘱患者加强功能锻炼，予中药独活寄生汤加味，口服 1 周。治疗后 1 个月、3 个月电话随访，患者诉腰腿疼痛麻木症状消失。

诊疗体会：腰椎间盘突出症和梨状肌综合征属中医学"腰痛""痹证"范畴。《素问·痿论》云："宗筋主束骨而利关节也。"骨靠筋的舒缩实现运动功能，筋靠骨的支撑和承载协助身体完成各项运动。在生理状态下，筋与骨处于平衡状态，当外伤、劳损、寒湿侵袭等打破这种平衡，就会出现"筋出槽，骨错缝"的病理状态。从现代医学来看，就是指骨关节正常间隙和相对位置发生细微变化，引起关节活动受限或局部小关节错位，由此产生腰及肢体疼痛麻木等症状。筋的病症主要表现为经筋循行所过筋肉、关节出现疼痛或运动障碍。有学者指出，对于筋骨失衡，治疗应"以筋为先"，这一理论在腰椎间盘突出症中亦具有重要指导意义。《灵枢·经脉》指出"膀胱足太阳之脉……是主筋所生病者"，说明足太阳膀胱经是主治腰经筋病变的主要经脉。患者反复扭伤腰部，筋骨错位，血瘀气滞，筋失所养，经络不通则腰痛腿麻。故本案在选择针刀进针点的时候，主要在足太阳膀胱经的循行路线上寻找，以疏通膀胱经筋，纠正"筋出槽，骨错缝"的病理状态，筋骨复位，经脉得养，则疼痛麻木自消。

（邹旭东）

跋

初识陈永亮院长，是我入职报到当天，那时他是医院针灸科主任。细观其神态，倾听其话语，欣赏其举止，品味其气质，我真实地感受到他身上的不凡谈吐和进取精神。在短暂的交谈中，我更加确信，他温文尔雅，平易待人，学识渊博，是可以成为良师益友般的人生导师，是我崇拜学习的榜样。更难忘的是，他还不时提醒我这个刚步入社会的毛头小伙子，说话做事，要讲究分寸，性子不要太急太直，不能太浮躁，凡事要三思而后行，不然会吃大亏的。尽管我没能改掉这毛病，也确实因此吃了不少苦头，但陈院长的提醒却一直感恩于心。

陈永亮院长对中医，尤其是对经典中医有着一份不同寻常的执着与热爱。他一直强调要增强中医师的中医理论功底和中医经典运用能力，必须遵循"诵经典、跟名师、勤临床"的中医人才培养规律，坚持"学经典、诵经典、用经典"的良好习惯，炳若观火，烂若披掌。他首提在全院推行中医经典背诵月考，进而建言在全县推广，幸获采纳。他自己也从未间断过对中医经典的学习，无论寒冬还是酷暑、晨辉还是晓露，每天早晨，他都会准时6点起床，用1小时来朗读、背诵中医经典；晚上不管有多少应酬，都会坚持抄写中医经典，并一直坚持临床应用。我觉得这代表着未来中医的希望。中医学的将来需要千千万万个像陈永亮院长这样，全身心投入到探索中医宝库奥秘中去的人。

近年来，陈永亮院长在针刀领域建树颇多，不仅获批了全国首个省市级及以上的针刀医学创新团队——重庆市忠州纯针刀特色技术创新团队、全国首个省市级及以上的针刀医学学术流派——巴渝忠州针刀流派，还获批省部级重点针刀医学科研课题2项，举办"忠州纯针刀"培训班29期，培训来自全国各地学员近200人；先后主编出版发行了《针刀治疗颈椎病》《岐黄薪传录》，以及这本《针刀治疗腰腿痛》；作为第一副主编参编（岐黄工程）首届全国中医临床骨干人才培训班标志性结业成果——《岐黄纵横辑录》（主编为班主任），这些书都深受针刀医学和中医学爱好者的欢迎和好评。同时，陈永亮院长30余次受邀到全国各地讲学，参加各种针刀医学和中医学术研讨会，传播纯针刀医学理念，将针刀医学技术在全国各地开枝散叶，发展壮大。

在工作中，陈永亮院长展现出了过硬的专业知识和技术水平，但更让我佩服欣赏的是他自律自强、勤学刻苦的精神，他总是能把碎片时间利用得淋漓尽致，让知识的花朵盛开得绚烂多姿。他的勤学并不是机械的，而是带着明确的目标和计划，因此他的学习和工作效率都是极高的。他自律自强、勤学刻苦的精神为他赢得了无数的赞誉，使他在行业中始终保持领先地位。他也一直教导我们要做一个自律自强、勤学刻苦的人；他说只有自律自强，不轻易地被外界的诱惑所影响，放弃自己的目标，才能够更好地保持积极的心态，更加坚定自己的信念。"一勤天下无难事，一懒世间万事休"，只有刻苦勤学，才能变理想为现实，才能真正实现人生抱负。

陈永亮院长主编的这本《针刀治疗腰腿痛》，倾注了他对针刀医学的心血，在针刀医学领域具有较强的学术价值，也为后学者运用针刀治疗腰痛病提供了指路明灯，具有较好的参考价值和指导作用，是一本不可多得的、可读性极强的参考书。

北京中医药大学本硕连读研究生

忠县中医医院医务科科长　艾　韩

2024 年 1 月 8 日于忠州

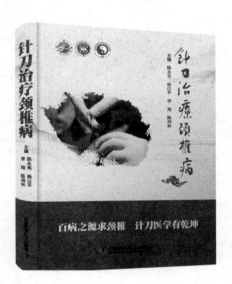

主编 陈永亮 杨以平 李 翔 陈润林

定价 58.00 元

《针刀治疗颈椎病》一书，简要概述了针刀医学发展、创新的历史、现状及其八大理论学说，逐一阐释了颈椎病的诊断分型与鉴别诊断、针刀治疗的机制、要点。全书重点详解了帽状腱膜挛缩、枕后八肌劳损、斜方肌劳损、胸锁乳突肌劳损、项韧带劳损、头夹肌劳损、颈夹肌劳损、肩胛提肌劳损、菱形肌劳损、颈阔肌劳损、颈椎小关节综合征、颈椎间盘突出症、脊髓型颈椎病、颈源性眩晕、颈源性头痛、颈源性高血压、颈源性交感神经炎、颈源性神经根炎、颈源性面瘫 19 种颈椎病的解剖结构、病因病机、诊断、鉴别诊断、治疗及真实医案讨论。本书图文并茂，语言简洁，病案典型，分析透彻，适合针刀临床医护人员及中医爱好者阅读参考。